U0388138

常见眼病 诊断图谱

第②版

主　编　闵寒毅

副主编　华　夏　高　斐　陈　迪

编　者　（以姓氏汉语拼音为序）

曹向荣	陈　迪	陈　欢	陈露璐	陈有信	董方田	杜　虹	杜晓岚
段文利	高　斐	巩向敬	谷　威	华　夏	赖宗白	李　辉	李东辉
李富华	李绍伟	李文兰	梁伟彦	刘　曼	刘春艳	刘小伟	卢莹莹
卢玥竹	闵寒毅	闵小耘	宋慧雯	王　杰	王　璐	王　谭	王尔茜
王金铎	王文泽	吴　晗	吴艳红	徐海燕	叶俊杰	叶亲颖	于伟泓
袁　娟	张　荣	赵　波	赵新宇	祝晶晶	邹　绚		

人民卫生出版社

·北　京·

图书在版编目（CIP）数据

常见眼病诊断图谱 / 闵寒毅主编 . -- 2 版 . -- 北京 ：人民卫生出版社，2024. 11. -- ISBN 978-7-117-37268-8

I. R771-64

中国国家版本馆 CIP 数据核字第 202435CE13 号

| 人卫智网 | www.ipmph.com | 医学教育、学术、考试、健康，购书智慧智能综合服务平台 |
| 人卫官网 | www.pmph.com | 人卫官方资讯发布平台 |

常见眼病诊断图谱

Changjian Yanbing Zhenduan Tupu

第 2 版

主　　编：闵寒毅
出版发行：人民卫生出版社（中继线 010-59780011）
地　　址：北京市朝阳区潘家园南里 19 号
邮　　编：100021
E - mail：pmph @ pmph.com
购书热线：010-59787592　010-59787584　010-65264830
印　　刷：天津市银博印刷集团有限公司
经　　销：新华书店
开　　本：787 × 1092　1/16　　印张：19
字　　数：368 千字
版　　次：2011 年 12 月第 1 版　　2024 年 11 月第 2 版
印　　次：2024 年 12 月第 1 次印刷
标准书号：ISBN 978-7-117-37268-8
定　　价：168.00 元
打击盗版举报电话：010-59787491　E-mail：WQ @ pmph.com
质量问题联系电话：010-59787234　E-mail：zhiliang @ pmph.com
数字融合服务电话：4001118166　E-mail：zengzhi @ pmph.com

前　言

目前,各学制眼科教材不断翻新,内容不断增加,篇幅不断扩容,而教学改革要求不断压缩课堂教学时间;疾病也在不断地变异,新病种随仪器的更新而不断被提出;同时,各种眼病图谱层出不穷、精彩纷呈;老师和学生如何在短时间内完成教学任务,并对各种常见眼病有深刻的认识? 为此,我们利用中国医学科学院北京协和医院和天津大学爱尔眼科医院长期积淀的教学资源,参照眼科各种教材,编写了本图谱,希望为眼科专业本科生、研究生、进修生和全科医生,以及相关科室医生提供常见眼病典型信息。

本图谱在编写过程中,充分体现"三基"(基础理论、基本知识、基本技能)和"五性"(思想性、科学性、先进性、启发性、实用性),遵循"常见""典型"原则,力求概念清楚、言之有图;同时,涵盖眼科近年来各种诊断新技术的内容,如吲哚青绿血管造影(ICGA)、相干光断层扫描(SS-OCT/OCTA)、GDX、HRT-Ⅲ和超声生物显微镜检查(UBM)等信息;我们还利用绘制的插图来讲解一些概念和疾病,以飨读者。

本书首版获得北京协和医学院"精品教材基金"资助,自发行以来十余年,得到广大读者高度认可,多次加印。时代更替,科技日新月异,人们对疾病的认识进一步加深,各类检查仪器和设备不断推陈出新,对临床和教学工作也提出了更高的要求,原版已经不能满足时代的要求。为此,在天津大学爱尔眼科医院基金的支持下,我们进一步丰富、夯实和更新原版,并加入了一些新的概念,比如IgG4相关眼病、Dellen斑、急性黄斑旁中心中层视网膜病变(PAMM)/急性黄斑视神经视网膜病变(AMN)等,增加了一些新设备检查内容,以及其他图谱没有涉及的手术相关诊断,使本版内容更加充实、完善,希望大家在有限的时间内获得更全、更深、更精的眼病知识。

由于水平、时间和篇幅所限,一定存在许多不足之处,敬请读者不吝指正。

闵寒毅

2024 年 10 月

目 录

10 第十章　葡萄膜疾病 ·······113

19　第十九章　眼科手术并发症···279

关注人卫眼科公众号
新书介绍 最新书目

01

眼科实用解剖

第一节　眼附属器的解剖

　　眼睑覆盖保护眼球,分为上睑和下睑,其游离缘称为睑缘。睑缘之间的空间称为睑裂,内、外相连处称作内眦和外眦,分别由内、外眦韧带固定在骨壁上。内眦处有一小的粉色隆起称为泪阜。正常上睑遮盖角膜上部 1~2mm,上下睑缘内侧各有一乳头状突起,并有一开口称泪点。睑缘被中间的灰线分为前唇和后唇,前唇有 2~3 行睫毛,睫毛周围有皮脂腺(Zeiss腺)和变态汗腺(Moll 腺)。灰线后有一排 10~12 个小孔,为睑板腺开口。眼睑从外至内分为皮肤层、皮下组织、肌层(含眼轮匝肌和提上睑肌)、睑板层和结膜层。提上睑肌分为前中后三部分,前部为薄、宽的腱膜,止于睑板前;中部为 Müller 肌,附于睑板上缘;后部为一腱膜,止于穹窿部结膜(图 1-1-1)。

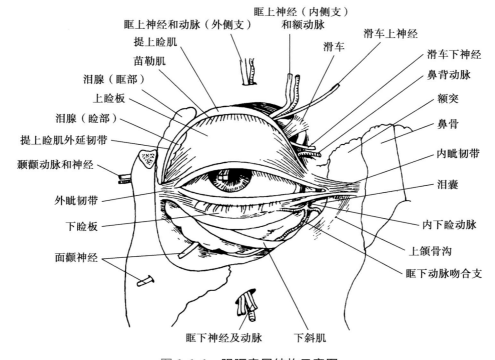

图 1-1-1　眼眶表层结构示意图

结膜分为睑结膜、球结膜和穹窿部结膜,这三者形成类似以睑裂为开口的囊袋,称为结膜囊。结膜分为上皮层和固有层,后者含 Krause 腺和 Wolfring 腺,分泌浆液。

眶外上侧有泪腺窝,内下侧有泪囊窝,内上有滑车窝。泪囊窝前缘为泪前嵴。眼眶容纳眼球及附属器,眶内无淋巴管和淋巴结,眼眶前部有一弹性结缔组织膜,连接眶骨膜和睑板,形成隔断并支撑眼球,称为眶隔。

泪器分为泪腺和泪道两部分。泪腺位于泪腺窝,被提上睑肌肌腱分割为眶部和睑部。有 10~12 根管道开口于外上穹窿部结膜。副泪腺是指位于穹窿部结膜的 Krause 腺和 Wolfring 腺(图 1-1-2)。

泪道是泪液从结膜囊进入下鼻道的通道,包括上下泪点、泪小管、泪总管、泪囊和鼻泪管。鼻泪管下端有半月形瓣膜,称为 Hasner 瓣,起到阀门的作用(图 1-1-3)。

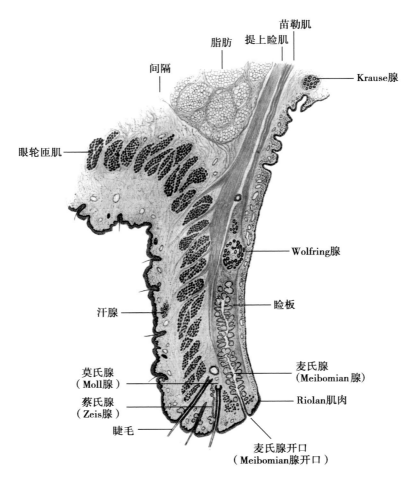

图 1-1-2　眼睑矢状切面图

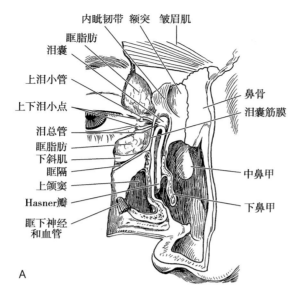

内眦韧带 额突 皱眉肌

眶脂肪
泪囊
上泪小管
上下泪小点
泪总管
眶脂肪
下斜肌
眶隔
上颌窦
Hasner瓣
眶下神经
和血管

鼻骨
泪囊筋膜

中鼻甲

下鼻甲

A

双侧泪囊

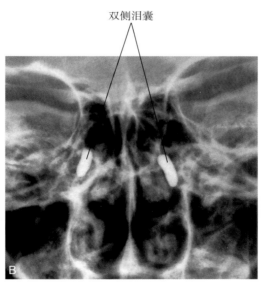

B

图 1-1-3　泪道
A. 泪道示意图;B. 泪囊造影。

　　眼外肌是控制眼球运动的肌肉,每眼有6条肌肉:4条直肌,2条斜肌。4条直肌起源于视神经孔周围的总腱环,止于巩膜上,内、上、外、下直肌止点分别距角膜缘 5.5mm、6.5mm、6.9mm、7.7mm,直肌止点与内眼相应位置锯齿缘邻近,连接成 Tillaux 环。上斜肌起于总腱环旁蝶骨体骨膜,穿过滑车走行于上直肌下,止于外上巩膜。下斜肌起于眶下壁前内侧上颌骨

3

眶板上,经下直肌和眶下壁之间,向后外行走,止于巩膜赤道部后外侧(图1-1-4)。除内、外直肌以外,其他各条肌肉分具有3个方位的功能(图1-1-5)。下斜肌肌止端是黄斑定位的重要眼球壁位置(图1-1-6)。

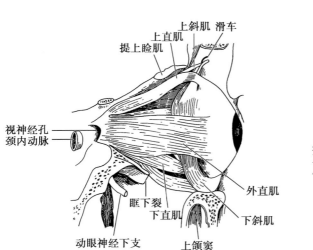

图 1-1-4 眼外肌外侧面示意图

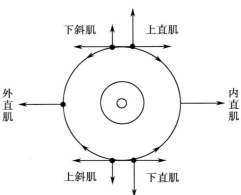

图 1-1-5 眼外肌作用力方向(此图以右眼为例,顺时针方向为内旋)

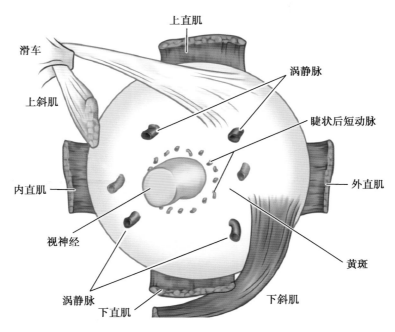

图 1-1-6 眼外肌后面观示意图

　　眼眶是一个开口朝后内侧的四边锥形腔样结构。眶壁由 7 块骨组成,分别为额骨、蝶骨、筛骨、腭骨、泪骨、上颌骨和颧骨,它们相互还形成一些特殊结构在眼病中有重要意义(图 1-1-7)。眶上裂位于外侧壁和上壁的交界处,与颅中窝相通,有第Ⅲ、Ⅳ、Ⅵ和第Ⅴ脑神经第一分支、眼上静脉和交感神经通过。眶下裂位于外侧壁和下壁之间,有第Ⅴ脑神经的第二分支、眶下神经和眶下静脉通过。眶上、下切迹分别位于眶上、下缘的内 1/3 处,有同名神经血管通过。视神经孔位于眶尖部,朝向后内侧,视神经通过此视神经管进入颅内,伴行有眼动脉和交感神经(图 1-1-8)。

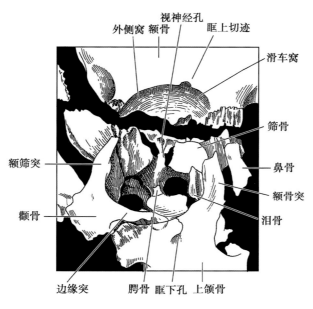

图 1-1-7　眶壁构成

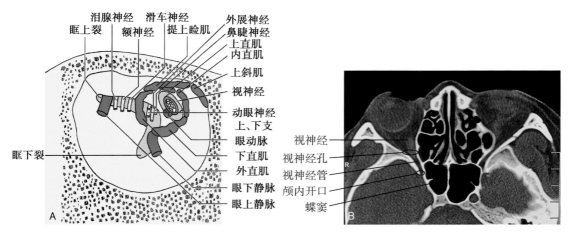

图 1-1-8　眶尖结构
A. 眶尖结构;B. CT 示视神经管。

第二节　眼　　球

眼球近似球形,出生时眼球长16mm,3岁时达23mm,成人眼球直径24mm。正常眼球突出外侧眶缘12~14mm,双眼差别小于2mm。眼球由球壁和球内容物组成。晶状体以前的眼球称为前节,晶状体后囊后的部分称为后节(图1-2-1)。

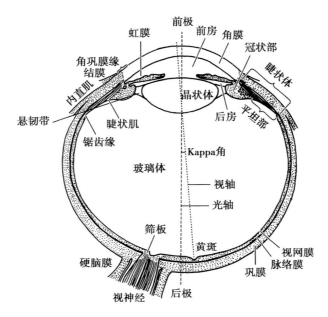

图1-2-1　眼球剖面示意图

上下睑缘之间,包括结膜、角膜上皮和其表面覆盖的一层液态结构称为眼表。泪膜是通过瞬目将泪液均匀涂布为7~11μm的超薄层,从外向内分为脂质层、水样层和黏蛋白层(图1-2-2)。

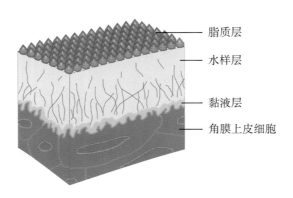

图1-2-2　泪膜结构示意图

球壁分为 3 层,外层为纤维膜,前方 1/6 是透明的角膜,后方 5/6 是白色的巩膜;角膜 11.5~12mm×10.5~11mm,中央厚 0.5~0.55mm;从外向内分为上皮细胞层、前弹力层(Bowman 层)、基质层、后弹力层和(Descemet 层)内皮细胞层(图 1-2-3)。

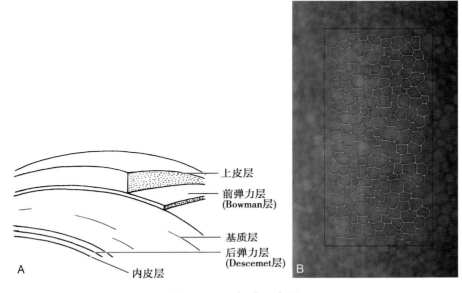

图 1-2-3 角膜示意图

A. 角膜从前往后分为 5 层,分别为上皮细胞层、前弹力层、基质层、后弹力层和内皮细胞层;B. 角膜内皮细胞呈规则的六角形。

巩膜质地坚韧,眼外肌附着处最薄(0.3mm),视神经周围最厚(1.0mm)。分为表层巩膜,巩膜实质层和棕黑板层。在角膜缘处角膜、巩膜和结膜三者结合。

中层为葡萄膜,富含血管和色素。从前到后为虹膜、睫状体和脉络膜。在巩膜突,涡静脉出口和视神经三个部位与巩膜牢固相连。其余处为潜在的腔隙,称为脉络膜上腔。虹膜中央有一 2.5~4mm 的圆孔,称为瞳孔。虹膜由前面的基质层和后面的色素上皮层构成。基质层含瞳孔括约肌,色素上皮层的前层扁平细胞分化出肌纤维,形成瞳孔开大肌。后层在瞳孔缘翻转成一窄环形黑色花边,称为瞳孔领。

睫状体位于虹膜根部和脉络膜之间,宽 6~7mm,环形,矢状面呈三角形。前 1/3 较厚,称为睫状冠,内表面有 70~80 个纵行放射状皱褶,称为睫状突(图 1-2-4B);后 2/3 薄而平坦,称为睫状体平坦部。平坦部和脉络膜之间的连接成锯齿状,称为锯齿缘。平坦部是玻璃体手术切口区,距角膜缘 4~5mm,居平坦部中央。睫状体由睫状肌和色素上皮细胞组成。前者包括外侧的纵行,中间的放射状和内侧的环形肌纤维构成;后者由外层的色素上皮和内层的无色素上皮构成。

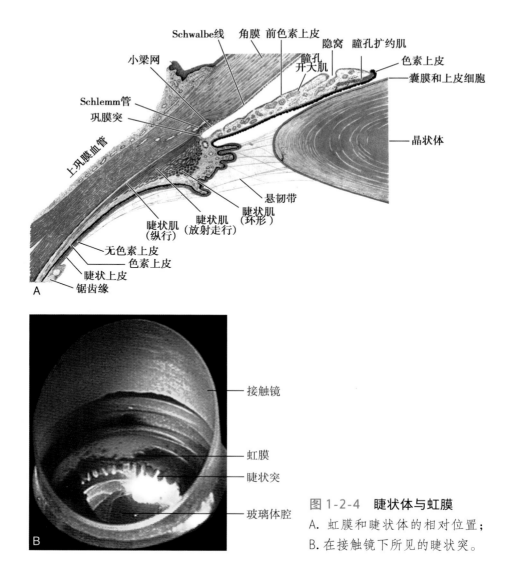

图 1-2-4　睫状体与虹膜

A. 虹膜和睫状体的相对位置；
B. 在接触镜下所见的睫状突。

脉络膜为葡萄膜后部,位于视网膜和巩膜之间。由外向内分别为大血管层、中血管层和内侧毛细血管层。毛细血管层借助 Bruch 膜与视网膜色素上皮（RPE）相连（图 1-2-5）。

角膜缘（其内侧面是前房角）是角膜和巩膜的交界连接区域,是前房角和房水引流系统所在部位,又是许多内眼手术切口的重要标志。前界是前弹力层止端和后弹力层止端的连接面,后界是经过虹膜根部或者巩膜突并垂直于眼表的平面,宽 1.5~2mm。外观上,前部半透明 1mm 区域是前弹力层和后弹力层止端平面,其后 1mm 是后弹力层止端到巩膜突或者虹膜根部区域。前房角矢状面依次可见 Schwalbe 线（角膜后弹力层止端）、小梁网和 Schlemm 管、巩膜突、睫状体带和虹膜根部（图 1-2-6）。

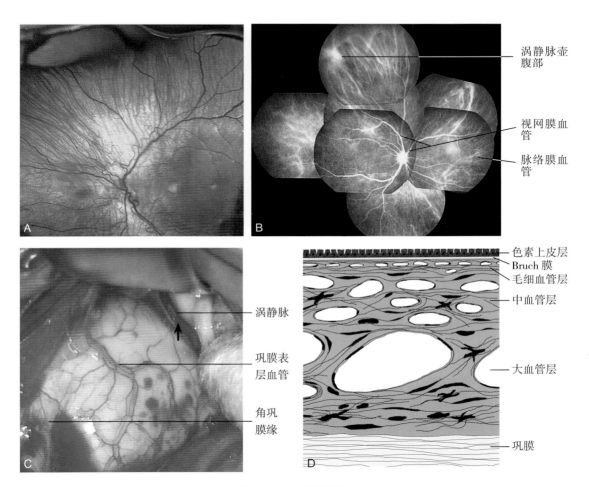

图 1-2-5　脉络膜

A. 全景 200 广角激光眼底镜下脉络膜血管形态;B. ICGA 下脉络膜血管形态;C. 术中照相示巩膜表面涡旋静脉(↑);D. 脉络膜从前至后分别为色素上皮层、Bruch 膜、毛细血管层、中血管层、大血管层。

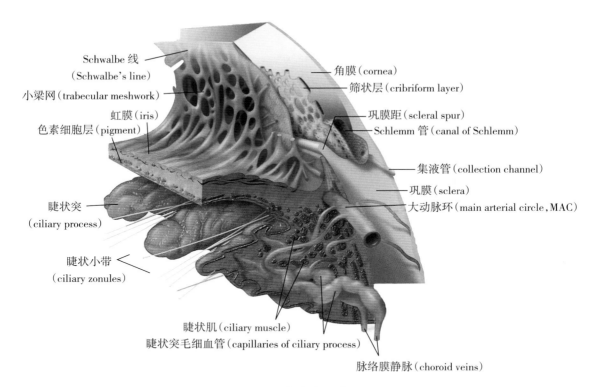

图 1-2-6 前房角示意图

球壁最内层为视网膜。视网膜后极部有一中央无血管区,解剖上称为中心凹,中央有一强反光小凹称为中心小凹,是视觉最敏锐区。距离黄斑鼻侧 3mm 处有一 1.5mm×1.75mm 边界清楚的近似圆盘状结构,称为视盘或视乳头,是视网膜神经纤维汇集出眼球处。中央小凹陷区称为视杯。视盘中央有视网膜动静脉进出,分布在视网膜上。

锯齿缘是睫状体平坦部和脉络膜之间的连接,因呈锯齿状称为锯齿缘。以视网膜终点的锯齿缘为界,向前 2mm,向后 3~4mm 为锯齿缘区,是极周边眼底。视网膜较薄,血供差(视网膜血管距锯齿缘 0.5mm 处逐渐消失)。同时,该区与玻璃体基底部相对应,两者粘连牢固,是各种视网膜变性、玻璃体视网膜牵拉、视网膜裂孔等病变的好发区。涡静脉壶腹部连线是赤道线,其前、后 2PD 区域是赤道区(图 1-2-7)。

视网膜从外向内分别为视锥/视杆细胞层、外界膜、外核层、外丛状层、内核层、内丛状层、神经节细胞层、神经纤维层和内界膜。视网膜色素上皮和 Bruch 膜将视网膜和脉络膜层分隔开来。色素上皮顶部较多微绒毛,将视锥、视杆细胞外节包绕,中部由紧密连接小体相连,色素上皮基底部和脉络膜的 Bruch 膜紧密相连,后两者形成脉络膜-视网膜屏障(外屏障)(图 1-2-8)。

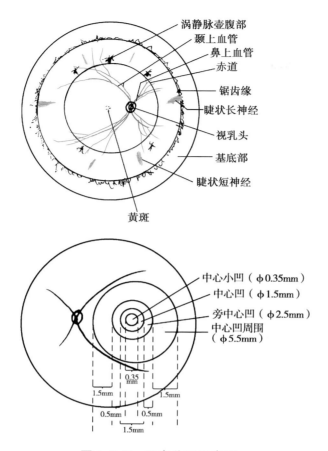

涡静脉壶腹部
颞上血管
鼻上血管
赤道
锯齿缘
睫状长神经
视乳头
基底部
睫状短神经
黄斑

中心小凹（φ0.35mm）
中心凹（φ1.5mm）
旁中心凹（φ2.5mm）
中心凹周围
（φ5.5mm）

图 1-2-7 眼底分区示意图

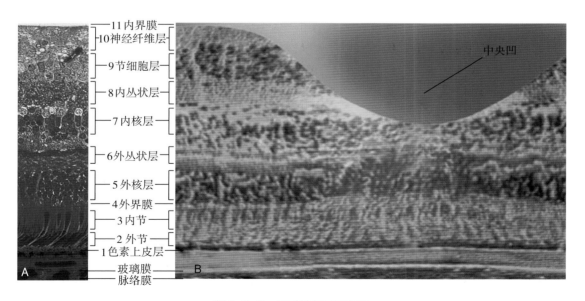

11 内界膜
10 神经纤维层
9 节细胞层
8 内丛状层
7 内核层
6 外丛状层
5 外核层
4 外界膜
3 内节
2 外节
1 色素上皮层
玻璃膜
脉络膜

中央凹

图 1-2-8 眼底剖面示意图

A. 视网膜结构分层; B. 脉络膜-视网膜屏障。

Bruch 膜又分为色素上皮基底膜、内胶原纤维层、弹力纤维层、外胶原纤维层和脉络膜毛细血管内皮细胞基底膜 5 层（图 1-2-9）。

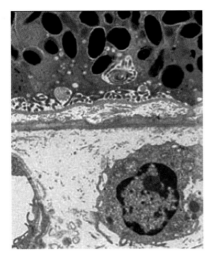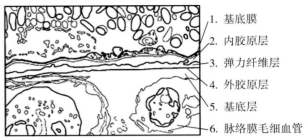

1. 基底膜
2. 内胶原层
3. 弹力纤维层
4. 外胶原层
5. 基底层
6. 脉络膜毛细血管

图 1-2-9 Bruch 膜各层示意图

相干光断层扫描（optical coherence tomography，OCT）先后走过时域（time domain）、频域（spectral domain）和扫频源（swept-source）三代，现在能够对球壁结构，如视网膜、脉络膜和巩膜进行非常清晰地观察，并能够分辨微米级（5μm）各层结构，比如外界膜之后由内向外分别为髓样层、椭圆体带、光感受器外节盘、交互区、RPE/Bruch 膜复合体、脉络膜毛细血管、Haller 层及 Sattler 层，各层清晰可见（图 1-2-10），巩膜的厚度也可以测量。相干光断层血管成像（optical coherence tomography angiography，OCTA）是通过扫描眼底血管内红细胞的运动而发展起来的一种无创、能够高分辨率观察视网膜和脉络膜血管及各层结构的检查设备，分层、无创、可重复、广角是其重要特征（图 1-2-11）。Campbell 等将视网膜血管在 OCTA 成像下结构分为表层视网膜血管复合体（superficial vascular plexus，SVP）和深层血管复合体（deep vascular complex，DVC）（图 1-2-12）。SVP 定义为 80% 的神经节细胞复合体（ganglion cell complex，GCC），含神经纤维层、神经节细胞层和内丛状层。表现为不规则的血管网络，含大一些的动脉、微动脉、毛细血管、微静脉和静脉。表层毛细血管丛（superficial capillary plexus，SCP）是其中一部分，仅含成环状的毛细血管。DVC 包括中间层毛细血管丛（intermediate capillary plexus，ICP）和深层毛细血管丛（deep capillary plexus，DCP）。ICP 由位于 GCC 层外 20% 和内核层内 50% 之间的垂直和斜行的毛细血管构成。DCP 呈一平面，位于内核层外 50% 和外丛状层中（含 Henle 纤维层）。视盘表层放射状毛细血管丛（radial peripapillary capillary plexus，RPCP）由绕视盘一周，平行于神经纤维层的长毛细血管构成。表层血管复合

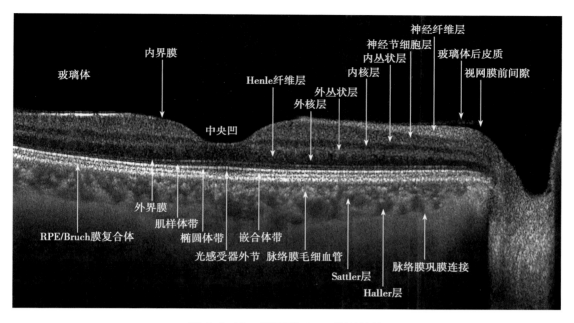

图 1-2-10　视网膜 OCT 分层结构

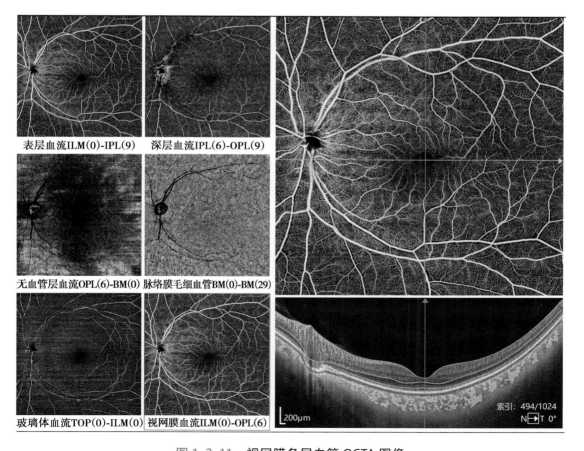

图 1-2-11　视网膜各层血管 OCTA 图像

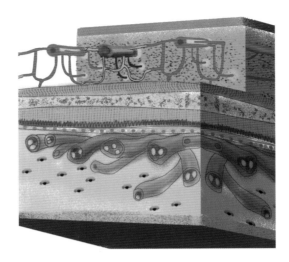

图 1-2-12 视网膜血管示意图

体(superficial vascular complex,SVC)由 RPCP 和 SVP 共同组成。

眼球内容物包括房水、晶状体和玻璃体三种透明物质。房水充满前后房。前房是指角膜后,与虹膜和瞳孔区晶状体前表面之间的空间,约0.2mL。后房是指虹膜后面,睫状体内侧,晶状体悬韧带前面和晶状体前侧面的空间,约 0.06mL。晶状体呈双凸镜,由悬韧带与睫状体相连。前后面交界处称为赤道部,前后面顶点称为前后极。晶状体由晶状体囊和晶状体纤维构成。前囊和赤道部囊下有一层立方上皮,后囊下缺如。晶状体按照顺序分为以下几部分:晶状体囊膜、晶状体皮质、核周皮质、成人核、婴儿核、胎儿核和胚胎核。在胎儿核前后极分别有一直立和倒立的"Y"缝,是晶状体纤维两端相互重叠的结果(图 1-2-13)。

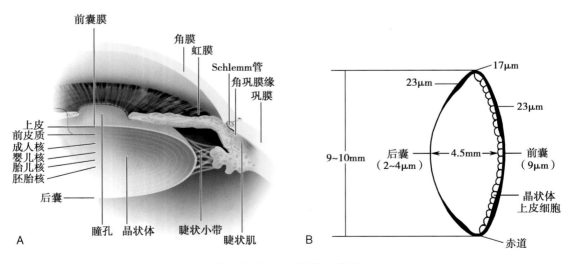

图 1-2-13 晶状体示意图

A. 晶状体各层;B. 晶状体囊膜厚度比较。

玻璃体为透明的胶质体,充满玻璃体腔,占眼球容积的 4/5。玻璃体在视盘,黄斑中心凹周围和玻璃体基底部与视网膜粘连紧密。玻璃体与晶状体交界区有一凹陷,周围通过 Wieger 韧带附着在晶状体上。中央从晶状体后极至视盘前,有一低光学密度区称为 Cloquet 管,为原始玻璃体的残留,胚胎时曾存在玻璃体血管。Cloquet 管凝聚在晶状体后,宽 1~2mm,称为 Mittendorf 点。另一端附着在视盘边缘胶质上,如果没有完全退化,视盘前可见一半透明残端,称为 Bergmeister 视盘(图 1-2-14)。后节 OCT 能够一定程度上分辨玻璃体前后界膜与其周围组织的关系(图 1-2-15)。

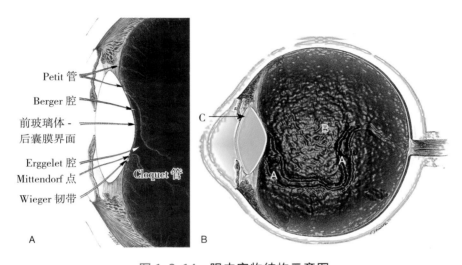

图 1-2-14　眼内容物结构示意图

A. 晶状体玻璃体界面结构;B. 图中 A、B、C 分别示初级、次级和三级玻璃体。

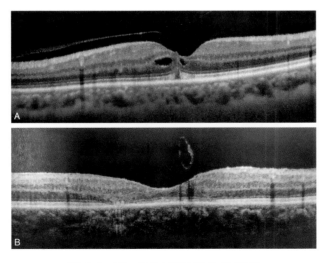

图 1-2-15　OCT 示玻璃体后脱离

A. 黄斑区玻璃体后脱离;B. Weiss 环。

第三节　视神经及视路

　　视路是视神经纤维由视网膜到达视觉中枢的传导通路,依次为视网膜、视神经、视交叉、视束、外侧膝状体、视放射和视皮质。视神经纤维通过筛板进入眼眶,呈 S 形,全长42~50mm,为第 Ⅱ 对脑神经。分为眼球壁内段、眶内段、视神经管管内段和颅内段。视神经髓鞘终止于筛板。视交叉位于蝶鞍(垂体)正上方,前上方为大脑前动脉和前交通支,后面为第三脑室底部的前部,两侧有颈内动脉。此处双眼的视神经鼻侧纤维交叉至对侧,颞侧纤维不交叉。视束由同侧视网膜颞侧非交叉纤维和对侧视网膜鼻侧交叉纤维构成,向后行走,并发生 90° 内旋,并分两支绕大脑脚至外侧膝状体。视网膜神经节细胞在外侧膝状体换元,再发出轴索至枕叶皮质。同侧的视网膜神经纤维终止于 2,3,5 层,对侧为 1,4,6 层;α 细胞终止于 1,3 大细胞层,β 细胞终止于 3,4,5,6 小细胞层。视放射是换元后的神经纤维越过内囊和豆状核的后下方呈扇形散开,分为背、外和腹侧三支绕侧脑室颞侧角形成 Meyer 襻,到达枕叶。枕叶视皮质位于距状裂上、下唇和枕叶纹状区,黄斑部纤维终止于枕叶纹状区后极部(图 1-3-1)。

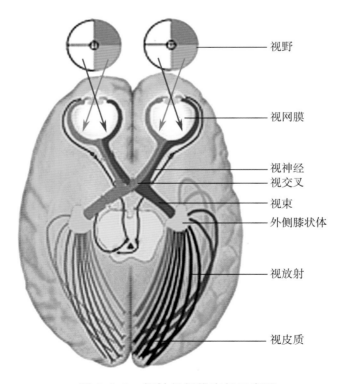

　　　　　　　　　　　　　　　　　　　　　　　　视野

　　　　　　　　　　　　　　　　　　　　　　　　视网膜

　　　　　　　　　　　　　　　　　　　　　　　　视神经
　　　　　　　　　　　　　　　　　　　　　　　　视交叉
　　　　　　　　　　　　　　　　　　　　　　　　视束
　　　　　　　　　　　　　　　　　　　　　　　　外侧膝状体

　　　　　　　　　　　　　　　　　　　　　　　　视放射

　　　　　　　　　　　　　　　　　　　　　　　　视皮质

图 1-3-1　视神经纤维走行示意图

瞳孔反射纤维与视路相伴而行。光线照射时,传入纤维在视交叉处分为交叉和不交叉进入视束,在外侧膝状体之前离开视束,进入中脑顶盖前区,止于顶盖前核。换元后,一支绕大脑导水管到同侧缩瞳核(Edinger-Westphal 核,E-W 核),一支到对侧 E-W 核。两侧的 E-W 核发出纤维进入动眼神经,至睫状神经节换元后,由节后纤维经睫状短神经到眼球内瞳孔括约肌。近反射是指视近物时,眼球内转,同时瞳孔缩小。当信息通过视路到达视皮质后,视皮质发出的纤维经枕叶-中脑束到达中脑核和动眼神经的内直肌核,再发出指令到瞳孔括约肌和内直肌(图 1-3-2)。

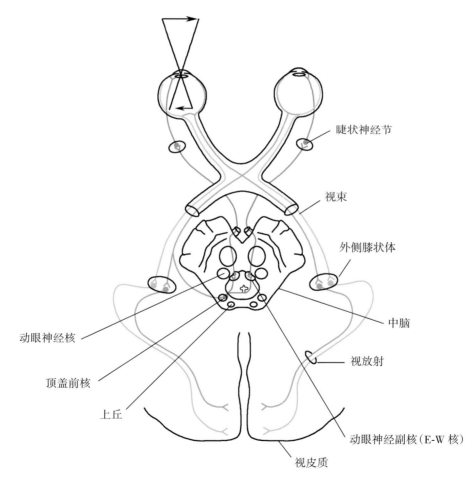

睫状神经节

视束

外侧膝状体

中脑

视放射

动眼神经副核(E-W 核)

动眼神经核

顶盖前核

上丘

视皮质

图 1-3-2　瞳孔光反射示意图

第四节　眼部血管和神经

眼部血供来自两大系统,颈内动脉和颈外动脉(图 1-4-1)。它们的主要分支和供应区见表 1-4-1。静脉与同名动脉伴行,主要有视网膜中央静脉、涡静脉和睫状前静脉(图 1-4-2)。前两者回流到海绵窦,后者通过眼上下静脉后,多数回流至海绵窦,部分进入面静脉和颈外静脉。

表 1-4-1　眼部血管供应

颈内动脉-眼动脉,进入眼眶后
• 视网膜中央动脉,供应视网膜内层
• 泪腺动脉,供应泪腺和外直肌-睑外侧动脉
• 睫状后短动脉,供应脉络膜和视网膜外层
• 睫状后长动脉,供应虹膜、睫状体、前部脉络膜
• 肌动脉分支,供应眼外肌-睫状前动脉
□ 虹膜睫状体
□ 角膜缘血管网(供应角膜)
□ 结膜前动脉(供应前部球结膜)
• 眶上动脉(供应上睑及额部皮肤)-结膜后动脉(供应睑结膜及后部球结膜)
• 额动脉(供应额部皮肤)
• 鼻梁动脉(供应鼻根部及泪腺)-睑内侧动脉-睑动脉弓
颈外动脉
• 面动脉-内眦动脉(供应内眦,泪囊和下睑内侧皮肤)
• 颞浅动脉(供应上下睑外侧皮肤和眼轮匝肌)
• 眶下动脉(供应睑内侧及泪囊下)

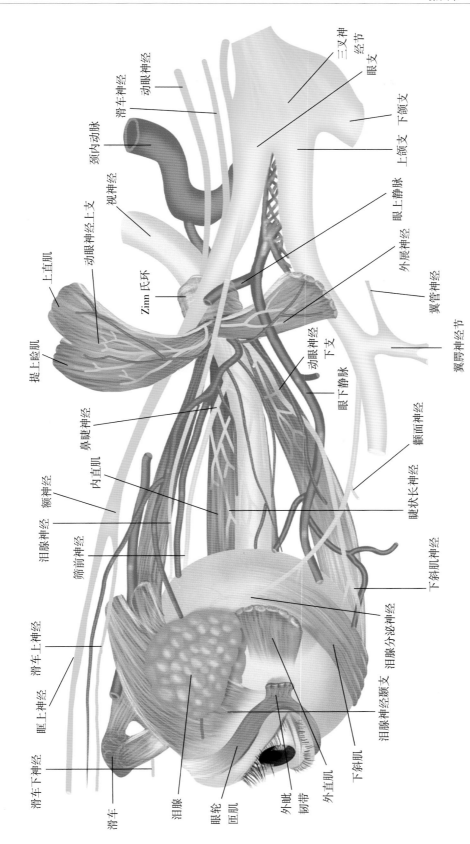

图 1-4-1 供应眼部的神经和血管示意图

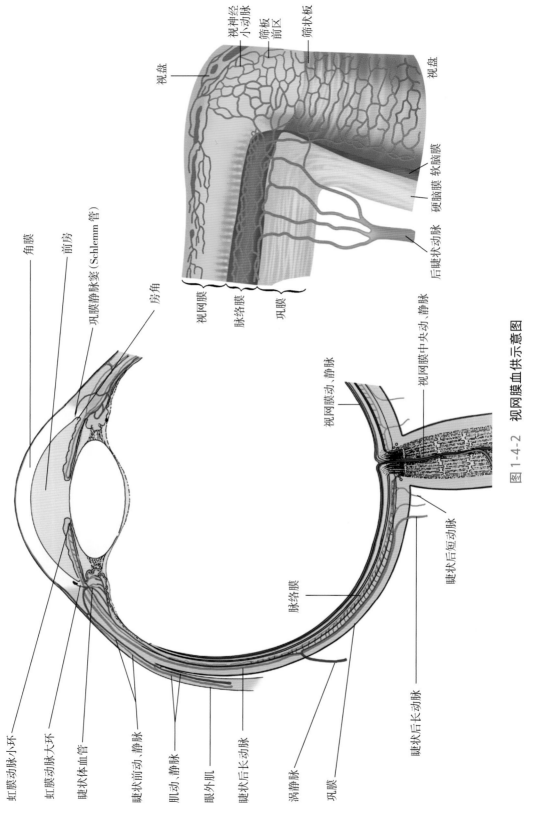

图 1-4-2　视网膜血供示意图

　　视盘血供来自视网膜中央动脉的毛细血管,筛板和筛板后的血供来自睫状后短动脉的分支在视盘周围巩膜内组成的 Zinn-Haller 环。部分分支与视网膜中央动脉沟通。视神经周围由软脑膜延伸的鞘膜血管供应(图1-4-3)。

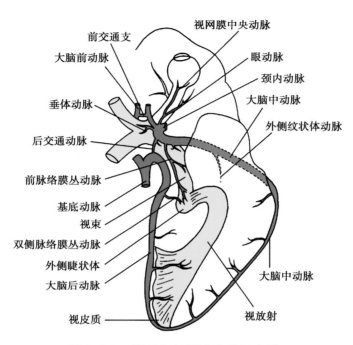

图 1-4-3　视神经及视路血供示意图

　　人体共有 6 对脑神经与眼有关:视神经是第Ⅱ对脑神经;动眼神经是第Ⅲ对脑神经,入眶后分为两支,上支支配上直肌、提上睑肌,下支支配内直肌、下直肌和下斜肌;第Ⅳ对脑神经是滑车神经,支配上斜肌;第Ⅴ对脑神经是三叉神经,主管面部感觉;第Ⅵ对脑神经是展神经,支配外直肌;第Ⅶ为面神经,支配眼轮匝肌。同时还有它们形成的睫状神经节和鼻睫神经,在眼科有重要意义。

　　鼻睫神经是第Ⅴ对脑神经眼支的分支,司眼部感觉,在眶内分出睫状节长根、睫状长神经、筛后神经和滑车下神经。

　　睫状神经节位于视神经外侧,视神经孔前 10mm。球后麻醉时,即阻断此神经。其节前纤维由 3 根组成:①长根为感觉根,来自鼻睫神经;②短根为运动根,来自动眼神经的副交感神经纤维;③交感根,从颈内动脉旁交感神经丛发出,支配眼部血管舒缩。节后纤维是睫状短神经(图1-4-4)。

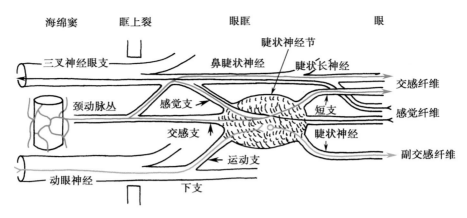

图 1-4-4　睫状神经节示意图

第二章

眼睑病

02

眼睑由皮肤、肌肉、睑板和结膜等构成,覆盖在眼球表面,起保护眼球的作用。眼睑皮肤是全身最薄的皮肤之一,富含腺体、神经和血管。眼睑静脉与面静脉相延续,缺少静脉瓣,眼睑的炎症切忌挤压,以免感染扩散到眶深部及颅内。

第一节 眼睑炎症

一、睑腺炎

睑腺炎(hordeolum)旧称麦粒肿,俗称针眼。是发生在眼睑不同腺体的急性感染。如果是毛囊,皮脂腺或者变态汗腺的感染,称为外睑腺炎(图 2-1-1A),如果是睑板腺感染,称为内睑腺炎(图 2-1-1B)。大多数是葡萄球菌感染,尤其是金黄色葡萄球菌。表现为眼睑局部隆起,具有红肿热痛等急性炎症的特点。如果炎症较重,附近眼睑或者全眼睑可已有红肿。儿童、老人及体弱者可发展成眼蜂窝织炎(图 2-1-1C)。发生 24~72 小时可有黄色脓点,部分患者可能向皮肤面或者结膜面破裂。后者可以在原来的基础上长出肉芽肿(图 2-1-1D)。早期睑腺炎须滴用抗生素,适当热敷。对有脓肿者,及时切开排脓,由于腺体走行方向不同,选择皮肤横切口或者结膜面纵切口。睑面部静脉由于没有静脉瓣,切勿挤压病灶,防止感染扩散。

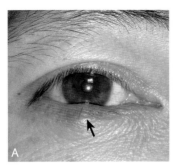 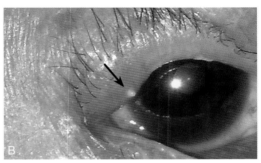

图 2-1-1　睑腺炎

A.下睑外睑腺炎,局部隆起,红肿;B.上睑外侧内睑腺炎,睑缘有脓点;

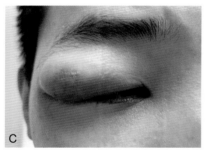
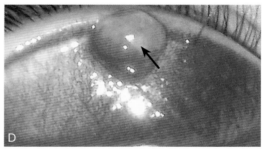

图 2-1-1(续)

C.上睑外睑腺炎,感染向周围组织扩散,引起眶隔前蜂窝织炎;D.内睑腺炎向结膜面破溃后,结膜面肉芽组织增生,附近血管显著充血。

二、睑板腺囊肿

睑板腺囊肿(chalazion),又称霰粒肿,是睑板腺特发性无菌性慢性肉芽肿性炎症。正常睑板腺在灰线附近有一排开口排出分泌物(图 2-1-2A)。多见于青少年,眼睑皮下类圆形结节,大小不等(图 2-1-2B)。对应结膜面呈灰紫色,无疼痛(图 2-1-2C)。小的可以自行吸收,大的可以压迫眼球,产生散光。病理示为一由结缔组织包裹,内含睑板腺分泌物、巨细胞等慢性炎症性囊样结构,可有肉芽增生(图 2-1-2D)。

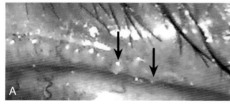
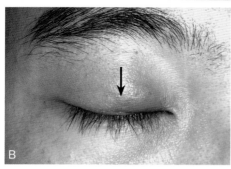
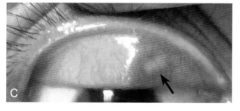

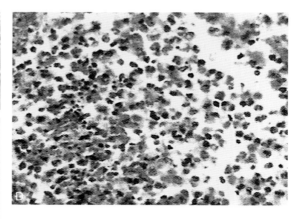

图 2-1-2 睑板腺囊肿

A.睑板腺开口腺体堵塞;B.睑板腺囊肿,上眼睑内侧局部隆起;C.睑板腺囊肿,睑板面可见局部充血,围绕一浅灰白色改变;D.睑板腺囊肿,病理可见不均质睑板腺分泌物和炎性细胞浸润(淋巴细胞和巨细胞等)。

三、睑缘炎

睑缘炎是指发生在睑缘(包括睑缘附近皮肤、睫毛及腺体组织)的亚急性慢性炎症,主要分为鳞屑性、溃疡性和眦部睑缘炎(图 2-1-3)。它们都可以出现刺激、烧灼、流泪等不适,常常并发角膜炎、结膜炎,但是各有特点,具体鉴别见表 2-1-1。

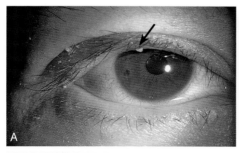
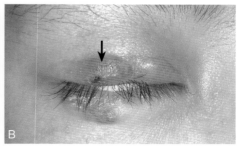
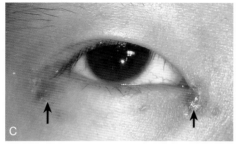

图 2-1-3 睑缘炎

A.鳞屑性睑缘炎,可见睑缘附近较多鳞屑样物附着;B.溃疡性睑缘炎,睑缘肥厚不等,有红肿、结痂、溃疡等;C.眦部睑缘炎:内外眦部糜烂。

表 2-1-1 睑缘炎的诊断和鉴别

	鳞屑性	溃疡性	眦部
病因	卵圆皮屑菌产生的皮脂,营养不良,劣质化妆品等	化脓性炎症,如金黄色葡萄球菌、表皮葡萄球菌、凝固酶阴性葡萄球菌	莫-阿双杆菌、金黄色葡萄球菌
部位	睑缘皮肤及睫毛根部	睫毛毛囊及腺体	外眦角
突出表现	鳞屑,皮脂溢出,没有溃疡,睫毛脱落、再生	干痂,小脓疱,皮肤溃疡,睫毛乱生,眼睑形态改变	糜烂,浸渍

睑缘炎相关角结膜病变(blepharokeratoconjunctivitis,BKC)是继发于睑缘炎的一系列角膜结膜病变,主要临床表现包括结膜充血、乳头增生、滤泡形成、泡性角结膜炎、点状角膜上皮糜烂、角膜基质浸润、角膜溃疡、角膜瘢痕及新生血管形成(图 2-1-4);严重者角膜可变薄,甚至穿孔。临床上 BKC 易与病毒性角膜炎混淆,尤其是儿童 BKC 由于症状隐匿,体征不显,主诉不明,误诊误治率更高,可严重影响患儿视力预后,临床上需要仔细鉴别(图 2-1-5)。BKC常有反复发作的睑腺炎或睑板腺囊肿病史,面部可见红斑痤疮,常双眼发病且伴有明显的睑缘炎体征,更容易出现角膜血管翳和边缘性角膜溃疡,对局部激素药物治疗反应较好等。

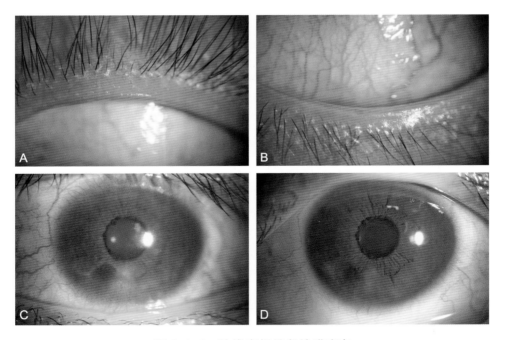

图 2-1-4　睑缘炎相关角结膜病变

A、B. 左眼上、下睑缘充血增厚,血管扩张,睑板腺开口模糊;C. 结膜充血,角膜缘血管扩张,下方形成束状角膜新生血管,顶部角膜基质浸润;D. 经过治疗后结膜充血明显缓解,角膜新生血管消退,残留角膜浅基质云翳。

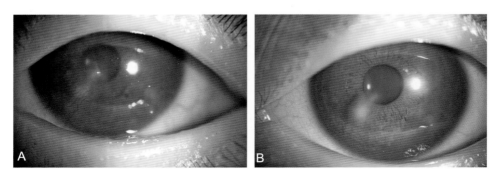

图 2-1-5　儿童睑缘炎相关角结膜病变

患儿 4 岁女童,因"左眼反复眼红、畏光 6 个月"就诊,抗病毒治疗无改善。A. 睑缘充血红肿,结膜充血,角膜鼻下束状新生血管,侵及瞳孔区,顶端角膜基质浸润水肿;B. BKC 治疗 3 周后角膜新生血管消退,角膜基质残留斑翳。

四、病毒性睑皮炎

带状疱疹病毒性睑皮炎(herpes zoster palpebral dermatitis)是水痘-带状疱疹病毒感染了三叉神经的半月神经节或者三叉神经的第一支、第二支所致。老龄、接受放射治疗和免疫抑制治疗者易患此病。表现为三叉神经分布区域剧烈的疼痛,数日后出现成簇的疱疹,限于面部的一侧,病变不超过中线为其特点。3~4 天后疱疹内液体化脓,形成溃疡,2 周结痂脱落。病变深达真皮层,愈合后可有瘢痕,色素沉着,知觉要数月后才能恢复(图 2-1-6)。治疗措施主要包括休息、避光、给予止痛和镇静剂,同时局部和全身使用抗病毒药物。有角膜炎或者虹膜炎时,积极对症治疗。

单纯疱疹病毒性睑皮炎(simplex herpes viral dermatitis)为三叉神经分布范围内的皮肤丘疹,呈簇状半透明水疱,破裂后流出黄色黏稠液。1 周后减轻,结痂脱落,不留瘢痕。可反复发作,感冒、高热或者抵抗力低时出现(图 2-1-7)。

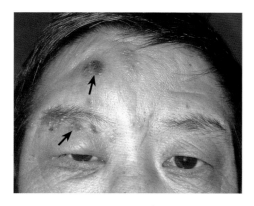

图 2-1-6　带状疱疹病毒性睑皮炎 发生在前头部、额部及上睑皮肤齐中线的成簇状疱疹。

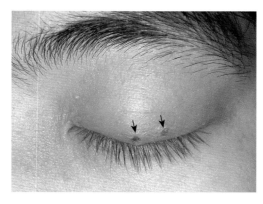

图 2-1-7　单纯疱疹病毒性睑皮炎,可见两个破裂的水疱

五、接触性睑皮炎

接触性皮炎(contact dermatitis)是指皮肤接触外界某些物质后,在接触部位因过敏或强烈刺激而发生的炎症反应。主要分为原发性刺激和接触性致敏。引起接触性皮炎的物质很多,如动物的皮、毛、羽毛、毒素等,植物的叶、茎、花及果实等,化学物质如化妆品,生活用品如肥皂、洗衣粉,重金属如镍、铬、汞等。接触性皮炎一般起病较急,在接触部位发生瘙痒和烧灼感。出现边界清楚的红斑、丘疹,严重者可有水泡,甚至溃破。皮炎发生的部位及范围与接触物一致(图 2-1-8)。去除病因后,经适当治疗 1~2 周痊愈。但再次接触过敏原可以再发。治疗应尽快去除病因,避免再接触致敏物或刺激物。局部或者全身使用抗组胺、激素等治疗。

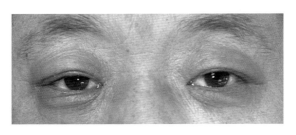

图 2-1-8　眼睑接触性皮炎

双眼睑出现突发眼睑红肿、皲裂和丘疹。

第二节　眼　睑　异　常

一、睑内翻

睑内翻（entropion）是指眼睑，尤其是睑缘向眼球方向卷曲的一种位置异常。睑内翻严重可以导致睫毛触及角膜，称为倒睫。上下睑都可以内翻。根据发病原因可分为瘢痕性睑内翻、痉挛性睑内翻（图 2-2-1）和机械性睑内翻。及时治疗原发病。

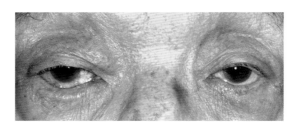

图 2-2-1　痉挛性睑内翻

老年人痉挛性眼睑内翻，右下睑睫毛接触角膜，
对侧眼睑正常位置。

二、睑外翻

睑外翻（ectropion）是指睑缘远离眼球，导致不同程度的睑结膜暴露和眼睑闭合不全。由于睑外翻破坏了眼睑和眼球之间的接触，毛细管作用消失，出现泪溢。重者睑结膜长期暴露，失去泪液的湿润，发生充血，分泌物增加，久则角化、肥厚和粗糙，导致暴露性角膜炎和角膜溃疡。常分为瘢痕性睑外翻、老年性睑外翻（图 2-2-2）和麻痹性睑外翻（图 2-2-3）。睑外翻绝大多数是下睑外翻。

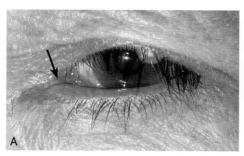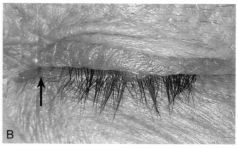

图 2-2-2　**老年性睑外翻**

A. 内侧眼睑轻度远离眼球,泪点与内侧球结膜分离,眼泪积存在内眦处,泪河线增宽(箭头示);B. 内侧眼睑闭合不全,睑结膜部分外露。

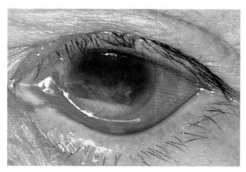

图 2-2-3　**麻痹性睑外翻**

麻痹性下睑外翻,闭合不良,角膜溃疡,前房积脓。

三、倒睫

倒睫(trichiasis)是指睫毛向眼球方向生长。乱睫(aberrant lashes)是指睫毛不规则生长(图 2-2-4)。

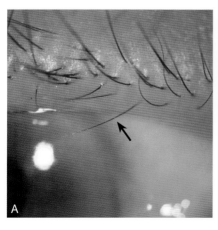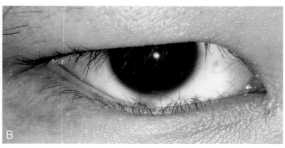

图 2-2-4　**倒睫**

A. 触及角膜的单根倒睫毛;B. 内侧睫毛乱生,部分触及角膜。

四、上睑下垂

上睑下垂(ptosis)是指上睑的提上睑肌或者 Müller 平滑肌的功能不全、丧失或受限,导致上睑部分或者完全下垂。常见原因分为先天性(图 2-2-5)和获得性两大类(图 2-2-6)。前者主要是动眼神经核或者提上睑肌发育不良所致,获得性包括重症肌无力、眼外伤、动眼神经麻痹、沙眼、老年性改变和上睑的炎性肿胀等。

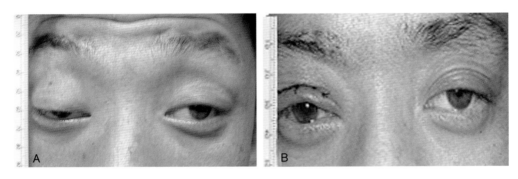

图 2-2-5　先天性上睑下垂

A.先天性上睑下垂,右侧上睑缘过瞳孔,额部皱纹加深,眉毛呈弓形,同时伴左眼外斜视;B.手术治疗后,双侧基本对称,额纹消失,眉毛恢复原位。

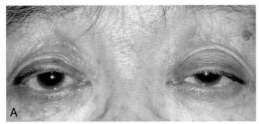
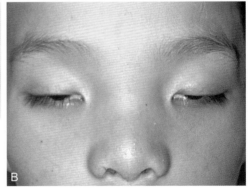

图 2-2-6　获得性上睑下垂

A.老年性双眼上睑下垂,左眼明显;B.儿童重症肌无力上睑下垂,双眼明显抬举无力。

正常平视正前方时,上睑缘位于角膜缘和瞳孔缘上界之间。上睑下垂患者可为单侧或者双侧出现。瞳孔被上睑遮盖,患者为获得视力,被迫仰视或者企图使用额肌的力量提高上睑缘的位置,导致额部皮肤皱纹加深,呈弓形。注意区分先天性、睑裂狭小、Marcus Gunn 下颌瞬目综合征、获得性和假性上睑下垂。先天性上睑下垂可伴斜视、弱视和眼距过宽。获得性上睑下垂有相应的病史。

五、眼睑闭合不全

眼睑闭合不全（hypophasis）是指在睡眠或者用力闭眼时部分结膜、角膜不能够被眼睑覆盖而暴露在空气中，也称兔眼（lagophthalmus）。常见于面神经麻痹（图 2-2-7A）、瘢痕性睑外翻、甲状腺相关性突眼（图 2-2-7B）、眼眶肿瘤等。

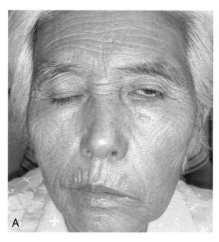
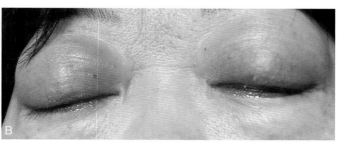

图 2-2-7　眼睑闭合不全

A. 面瘫所致眼睑闭合不全，口角歪斜，额纹变浅，角膜和结膜暴露；B. 甲状腺相关性突眼闭合不全。

第三节　眼　睑　肿　物

一、眼睑皮肤疣

眼睑皮肤疣是由于皮肤感染病毒后皮肤组织变异形成的增生物，主要为人类乳头瘤病毒（HPV）感染，常见的类型：扁平疣、寻常疣（丝状疣、指状疣）、跖疣等（图 2-3-1）。

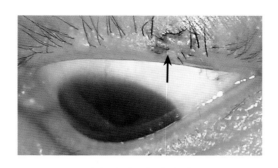

图 2-3-1　眼睑皮肤疣，上睑睑缘一灰色赘生物

二、眼睑鳞状细胞乳头状瘤

眼睑鳞状细胞乳头状瘤(squamous cell papilloma)是眼睑最常见的良性肿瘤。位于睑缘部或者睑皮肤,可见乳头状肿物,其内有血管,带蒂或者宽基底(图 2-3-2A)。病理显示为鳞状上皮覆盖的纤维结缔组织,表面角化不全或者过度角化(图 2-3-2B)。

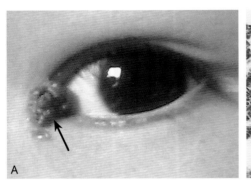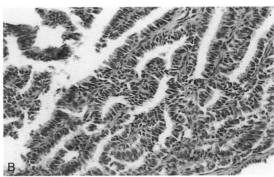

图 2-3-2　睑缘鳞状细胞乳头状瘤

A. 内眦部可见乳头状赘生物,有蒂相连于睑缘皮肤;B.乳头状瘤病理显示鳞状上皮覆盖的纤维结缔组织。

三、眼睑血管瘤

眼睑血管瘤(hemangioma of the lid)是血管组织先天发育异常,分为毛细血管瘤和海绵状血管瘤。前者多见,分为火焰痣和草莓痣两种,后者呈乳头状隆起(图 2-3-3)。海绵状血管瘤病变较深,可深入眶内,合并其他异常(如 Sturge-Weber 综合征)。

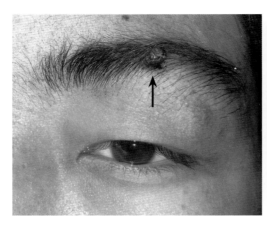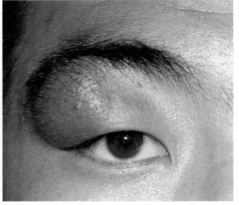

图 2-3-3　眼睑血管瘤,眉弓处一草莓痣,附近皮肤略微高起,青紫色

四、眼睑太田痣

眼睑太田痣(naevus of ota)也称伊藤痣,东方民族常见,是一种以眼周区域青褐色斑痣为特点的色素胎记,与三叉神经第一、二分支分布相一致的真皮层黑色素增多性疾病。表现为眼睑淡青色、灰蓝色、褐青色至蓝黑色或黄褐色的斑片及密集斑点,斑片边缘常渐变淡,斑点呈集簇分布,疏密不一,或中央为斑片边缘为斑点(图 2-3-4)。可因日晒、劳累、月经期、妊娠而加重。单侧分布为主,约 2/3 的患者可以有巩膜、结膜、虹膜、视网膜蓝染。

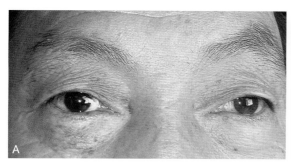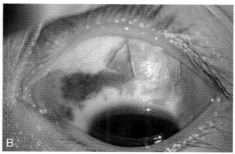

图 2-3-4 太田痣

A.右侧眼睑上下皮肤淡青色色素增多;B.巩膜太田痣。

五、眼睑分裂痣

眼睑分裂痣又称为吻合痣,眼睑分裂痣发生于胚胎时期上、下睑尚未分开时,当眼外胚叶发育成熟,上、下睑之间睑裂形成时,则将痣一分为二,是眼睑色素痣的一种特殊的临床表现(图 2-3-5)。

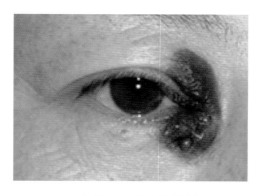

图 2-3-5 眼睑分裂痣

六、眼睑黄色瘤

眼睑黄色瘤(xanthelasma)是比较常见的眼睑皮肤的良性病变,是一种老年性结缔组织脂肪变性和色素沉着,多见于中老年女性,多双眼发病。约半数患者可伴有血脂代谢异常,类脂质物质长期沉积在真皮组织内甚至达到皮下组织。临床多见最早发病部位为上睑近内眦部,黄白色扁平隆起,质地软,慢性扩大,相对对称分布,病程较长时可遍布整个上睑,甚至内外眦及下睑(图 2-3-6)。

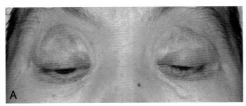

图 2-3-6　黄色瘤
A. 眼睑黄色瘤累及整个上睑、内眦部、下睑及外眦部;B. 黄色瘤病理切片,示脂质物质沉积,皮下可见大量泡状组织细胞。

七、基底细胞癌

基底细胞癌(basal cell carcinoma)是我国常见的眼睑恶性肿瘤,中老年好发。好发于下睑内眦部,初期为质地坚硬结节,无疼痛。随后出现皮肤溃疡,边缘潜行,向周围组织侵犯,破坏严重(图 2-3-7)。罕有转移,对放疗敏感。

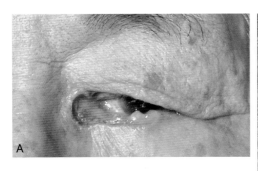

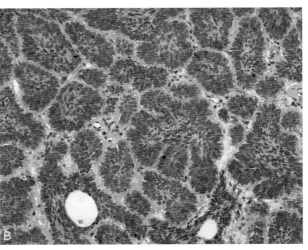

图 2-3-7　基底细胞癌
A. 下眼睑内 2/3 溃疡;B.基底细胞癌病理:肿瘤细胞呈巢状生长、巢边缘细胞栅栏状排列。

八、鳞状细胞癌

鳞状细胞癌(aquamous cell carcinoma)是一种较少见的眼睑恶性肿瘤。好发于睑缘皮肤黏膜移行处,缓慢生长如乳头,边缘隆起,质硬,逐渐生长,坏死成溃疡(图2-3-8)。可局部和全身转移。病理切片可见含丰富细胞质的多形性细胞,在角化不全细胞内可见角化珠。

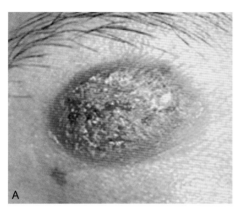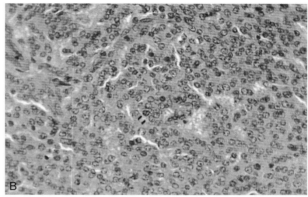

图 2-3-8 **鳞状细胞癌**

A.眉弓下方可见一椭圆形带结痂病灶;B.病理示多形性细胞,胞浆(胞质溶胶)丰富,在角化不全细胞内可见角化珠。

九、皮脂腺癌

皮脂腺癌(sebaceous gland carcinoma)是一种常见的眼睑肿瘤,好发于中老年妇女,上睑多见。最常起源于睑板腺和睫毛的皮脂腺。前者初如睑板腺囊肿,其后逐渐增大,睑板弥漫呈斑块状增厚,对应结膜黄色隆起(图2-3-9A、B)。因此对老年性睑板腺囊肿要警惕,常规行病理检查。后者为睑缘黄色结节,增大肿块可呈溃疡或者菜花状(图2-3-9C)。两者可向眶内扩展,通过淋巴结转移。早期切除效果好,晚期及切除不彻底容易复发。

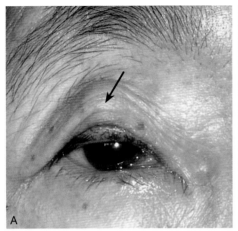

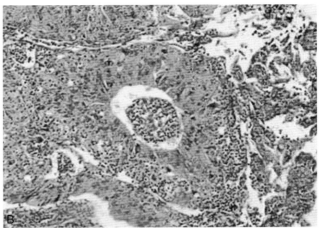

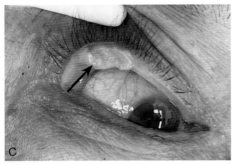

图 2-3-9 皮脂腺癌

A.右眼上睑局部隆起,可见 5mm×5mm 大小结节;B.肿瘤排列不规则,分叶状,中央区有坏死;C.右上睑缘黄色质硬肿物,表面不规则菜花状,界线不清。

第三章

泪器病

03

　　泪器结构上分为泪液分泌部和泪液排出部,泪器病的主要症状是流眼泪(tear),泪液排出受阻称为泪溢(epiphora),分泌过多称为流泪(lacrimation)。

第一节　泪道阻塞或者狭窄

　　泪道各个部分都有可能因为阻塞或者狭窄而导致流泪。主要包括眼睑外翻导致泪点不能接触泪湖,泪点闭塞、赘肉、狭窄,泪小管至鼻泪管因为炎症、肿瘤、手术、外伤、异物和先天原因狭窄或者阻塞,其他如鼻阻塞导致鼻泪管不通等(图 3-1-1)。泪点膜闭(punctal stenosis)是指泪点因为长期的炎症刺激被新生的一层带血管的纤维膜部分或者完全覆盖,而引起流泪(图 3-1-2)。

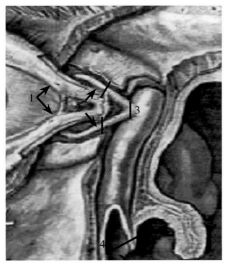

图 3-1-1　常见泪道阻塞部位示意图

1、2、3、4分别指泪点、泪小管、泪总管、鼻泪管阻塞。

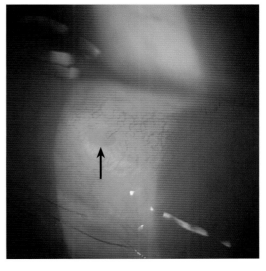

图 3-1-2　泪点膜闭

泪点被一层起于泪点上方边缘带血管的纤维膜覆盖。

第二节　慢性泪囊炎

慢性泪囊炎(chronic dacryocystitis)是因鼻泪管狭窄或者堵塞,导致细菌滞留于泪囊从而引起的一种慢性细菌感染。中老年女性鼻泪管细长,较为常见。危险因素主要包括:沙眼、泪道外伤、鼻炎、下鼻甲肥大、鼻窦手术和以增生为主的结缔组织病如韦格纳肉芽肿。常见致病菌为肺炎双球菌、链球菌、葡萄球菌等。主要表现为泪溢,挤压泪囊区或冲洗泪道可有脓性分泌物(图 3-2-1)。泪道造影是从泪点注射超液态碘,在 X 线或者 CT 下显影(图 3-2-2A、B),以明确泪囊的大小、形态和阻塞位置,对指导治疗有重要意义。

慢性泪囊炎是一种潜伏的细菌感染灶,对于老年性顽固的角膜炎、结膜炎,应该考虑它的可能。外伤或者内眼手术容易激发病灶、导致感染扩散,引起细菌性角膜炎或者化脓性眼内炎,因此,任何内眼手术前应该首先排除或治疗慢性泪囊炎。目前的治疗方法包括泪道探通术、泪道激光手术、泪道插管术、鼻腔泪囊吻合术、经鼻内镜鼻腔泪囊吻合术或者泪囊摘除术。

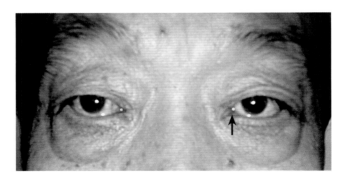

图 3-2-1　慢性泪囊炎
可见泪点、内眦部有脓性分泌物。

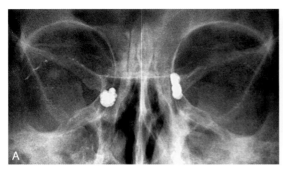
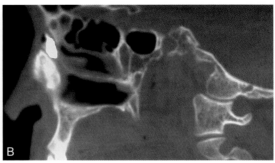

图 3-2-2　慢性泪囊炎
A. 超液态碘泪囊造影可见泪囊下端堵塞,泪囊形态各异;B.CT 泪囊造影可见泪囊下部盲端,形态呈类椭圆形。

第三节　急性泪囊炎

急性泪囊炎(acute dacryocystitis)大多数在慢性泪囊炎基础上发生,常见致病菌为链球菌,新生儿为流感嗜血杆菌。表现为眼部充血、流泪、疼痛,泪囊区皮肤红肿、疼痛。感染灶可以扩散到附近组织,甚至引起眶蜂窝织炎(图3-3-1)。数日后可出现脓点,皮肤破溃后脓液排出。部分患者可形成窦道,病程迁延不愈。急性期应积极抗感染治疗,如果脓肿形成,可以切开排脓。炎症缓解后按照慢性泪囊炎处理。

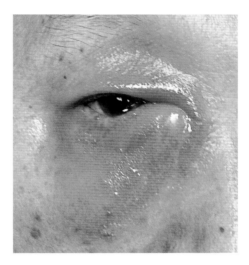

图 3-3-1　急性泪囊炎

泪囊区及其附近皮肤红肿,皮肤变薄。

第四节　泪　腺　炎

泪腺炎(dacryoadenitis)分为急性泪腺炎和慢性泪腺炎。前者多为细菌、病毒感染所致。金黄色葡萄球菌和淋病双球菌常见,多由附近病灶蔓延扩散,或其他部位感染灶转移而来。表现为泪腺睑叶和眶叶肿胀,眼眶外上方皮肤肿胀,局部肿块,上睑水肿呈S形(图3-4-1A、B),可伴有眼睑充血、压痛、睑裂缩小和耳前淋巴结肿大。B超和CT示泪腺增大,边界不整齐,内部回声不均(图3-4-1C)。MRI的T_1和T_2加权像呈中等强度信号,炎性肿块弥散增强,可突出于眼眶之外。

慢性泪腺炎可由急性泪腺炎进展而来,也可以是原发或者全身免疫反应的一部分,表现为泪腺肿大,可扪及结节,伴有上睑下垂。如果同时出现唾液腺炎症和肿胀,则称为 Mikulicz病。B超显示泪腺区边界清楚,内部病灶呈中等或较弱回声。

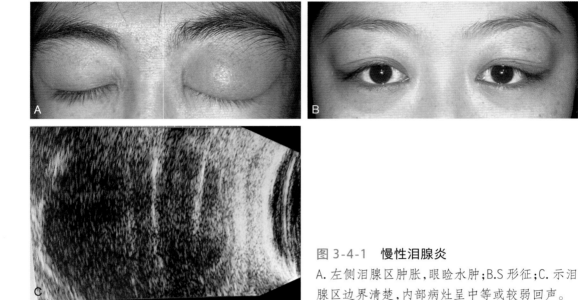

图 3-4-1 **慢性泪腺炎**
A. 左侧泪腺区肿胀,眼睑水肿;B.S 形征;C. 示泪腺区边界清楚,内部病灶呈中等或较弱回声。

第五节 泪 腺 肿 瘤

泪腺肿瘤 50% 为炎性假瘤或淋巴样瘤(见眼眶病章节),25% 为良性混合瘤(多形性腺瘤),12.5% 为囊样腺癌,5% 为恶性混合瘤,其他肿瘤占 7.5%。

多形性腺瘤多为眼眶外上侧的固定包块,CT 可显示肿瘤的大小和泪腺窝骨质被侵蚀的情况。病理显示肿瘤除包含双层腺管上皮外,还有脂肪、纤维和软骨样组织等(图 3-5-1)。

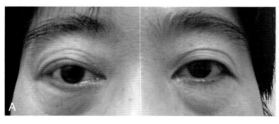

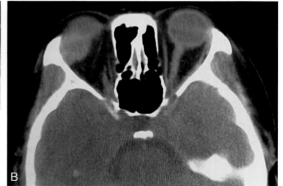

图 3-5-1 **多形性腺瘤**
A. 右眼较左眼突出;B.CT 示右眼眶外侧一实性占位,骨质轻度破坏;

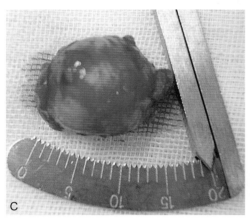
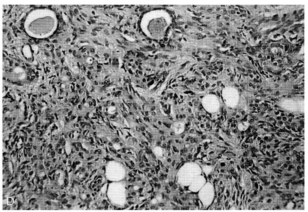

图 3-5-1(续)

C.肿瘤切除;D.病理显示为双层腺管,伴有脂肪和纤维样组织。

第六节 泪 小 管 炎

泪小管炎(dacryocanaliculitis)是泪小管慢性感染性炎症,主要致病菌以厌氧菌感染为主,常见病菌有沙眼衣原体、白色念珠球菌、曲霉菌,以及放线菌等。表现为反复发作的眼红,流泪,分泌物增多,抗生素眼药水等效果有限,并发顽固性结膜炎和/或角膜炎。可见泪点及附近组织发红,白色脓栓覆盖,挤压内眦部泪小管走行区,可见脓性物溢出(图 3-6-1)。常合并泪小管狭窄、泪小管结石、泪囊炎等,很少单独发生。免疫力低下或女性更多见。需要行多次泪道含抗生素药水冲洗,必要时行泪管切开才能痊愈。

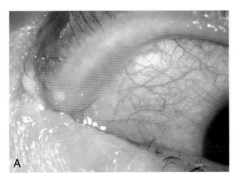
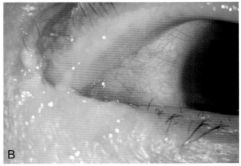

图 3-6-1 泪小管炎

A.上泪点被脓栓覆盖,睑球结膜充血明显;B.挤压时上泪点溢脓。

第四章

干眼

04

干眼（dry eye）是眼科门诊最常见的病种之一，近年来得到了广泛的重视和大量研究。2020年发表的《中国干眼专家共识》将干眼定义为"多因素引起的慢性眼表疾病，是由泪液的质、量及动力学异常导致的泪膜不稳定或眼表微环境失衡，可伴有眼表炎性反应、组织损伤及神经异常，造成眼部多种不适症状和/或视功能障碍"，并根据我国临床诊疗实际制定了三种干眼的具体的分类方法（图4-0-1）。

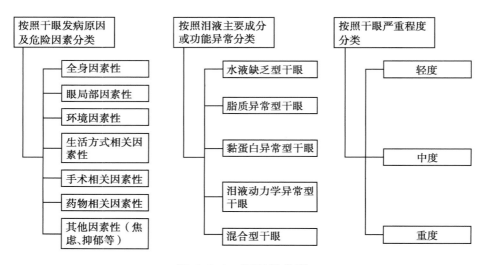

图 4-0-1　干眼的分类

患者主诉有眼部干涩感、异物感、烧灼感、疲劳感、不适感、眼红、视力波动等主观症状，中国干眼问卷量表≥7分或眼表疾病指数（ocular surface disease index，OSDI）≥13分；同时，患者Schirmer Ⅰ试验（无麻醉）≤5mm/5min（图4-0-2）或荧光素染色泪膜破裂时间（fluorescein breakup time，FBUT）≤5s（图4-0-3）或非接触式泪膜破裂时间（noninvasive breakup time，NIBUT）<10s（图4-0-4），可诊断干眼。患者有干眼相关症状，中国干眼问卷量表≥7分或OSDI≥13分；同时，患者FBUT>5s且≤10s或NIBUT为10~12s，Schirmer Ⅰ试验（无麻醉）>5mm/5min且≤10mm/5min，则须采用荧光素钠染色法检查角结膜，染色阳性（≥5个点）可诊断干眼。

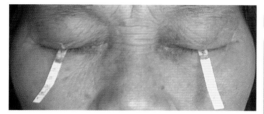

图 4-0-2 Schirmer 试验及结果比较

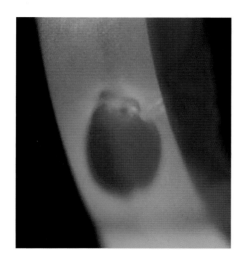

图 4-0-3 荧光素
染色泪膜破裂时
间（FBUT）检查
黑色区域为泪膜
先行破裂区。

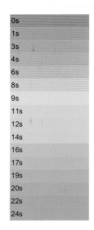
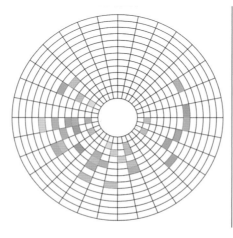

首次破裂：2.90s

平均破裂：3.90s

观察时间：11.00s

图 4-0-4 非接触式泪膜破裂时间（NIBUT）检查
基于 Placido 环投射原理，结合自动分析软件，检测泪膜随时间破裂的位点和时间。

近年来,干眼检查技术发展迅速。角膜荧光素染色能够显示不同程度的角膜上皮缺损,病情可继续进展为丝状角膜炎,严重时会导致反复的角膜感染、角膜溃疡甚至穿孔(图 4-0-5A~C)。检查干眼其他方法还包括:泪液渗透压测定(>312mOsm/L 为异常)、乳铁蛋白和溶菌酶测量、活检及印迹细胞检查、泪液蕨类试验等。泪液镜能够了解泪膜脂质层情况(图 4-0-6)。泪液干涉成像设备可分析患者眨眼频率和完全度,自动测量泪膜脂质层厚度(图 4-0-7)。泪河高度测量下睑缘泪河高度,对眼部刺激性小,但易受眼睑解剖因素影响(图 4-0-8)。采用红外线成像技术可透视睑板腺的形态,观察睑板腺有无缺失及形态变化,是评估睑板腺形态改变的客观检查方法(图 4-0-9)。

干眼的治疗原则是根据干眼的类型和程度给予长期和个体化治疗,同时使患者适应慢病管理体系。治疗方案的基本选择原则是从简单到复杂,从无创到有创。

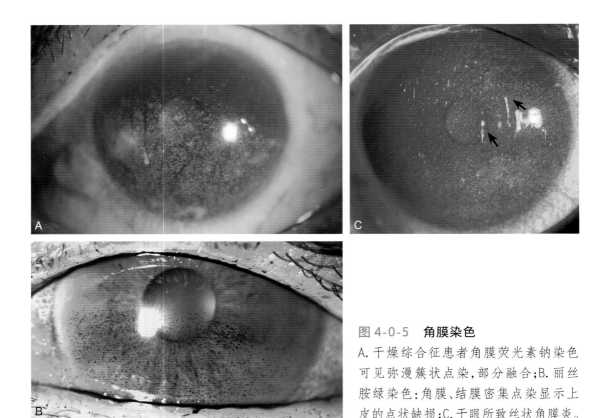

图 4-0-5　角膜染色

A. 干燥综合征患者角膜荧光素钠染色可见弥漫簇状点染,部分融合;B. 丽丝胺绿染色:角膜、结膜密集点染显示上皮的点状缺损;C. 干眼所致丝状角膜炎。

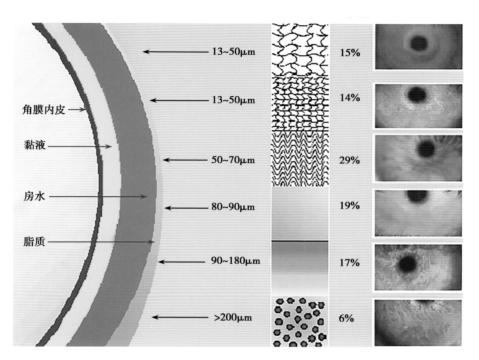

图 4-0-6 泪液镜检查

泪液镜检查常见模式及对应的泪膜可能厚度。

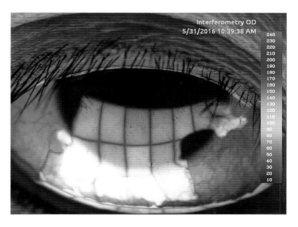

图 4-0-7 采用泪液干涉仪测量泪膜脂质层厚度

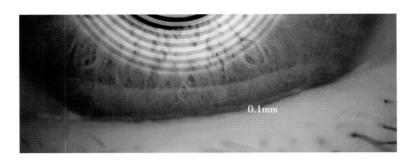

图 4-0-8 泪河高度测量

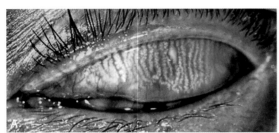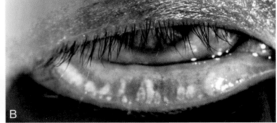

图 4-0-9 睑板腺红外成像

A.睑板腺红外成像可见上睑纤细弯曲的睑板腺腺体结构;B.睑板腺红外成像可见下睑睑板腺存在明显的腺体萎缩。

第五章

结膜疾病

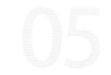

第一节　结膜病常见体征

结膜富含神经和血管,大部分暴露在外界,易受到外部环境刺激和微生物感染。正常情况下有一定的防御和自我调节能力,当防御能力减弱或外界致病因素增强时,将引起结膜组织的炎症,统称结膜炎。按病因分为微生物和非微生物两大类。微生物感染包括细菌、病毒、衣原体、真菌和寄生虫。非微生物感染包括物理性刺激如风沙、烟尘、紫外线及电子显示屏等;化学性刺激包括药品、化妆品、酸碱及有毒气体。其他病因包括免疫性疾病(过敏)和全身性疾病(结核、梅毒)。临床上除按病因分类外,还可按照病程分为超急性、急性、亚急性和慢性结膜炎;按照病理形态分为乳头性、滤泡性、膜性、瘢痕性和肉芽肿性。常见的临床体征包括以下几种。

一、结膜充血和水肿

结膜充血即结膜血管的扩张,是结膜炎的基本体征(图 5-1-1)。睑结膜充血为弥散性,球结膜充血与其同时存在,可以是弥漫性,也可局限于某一象限。结膜水肿是因为结膜血管扩张、渗出液积存导致水肿,严重者可突出于睑裂之外(图 5-1-2)。

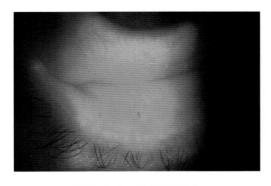

图 5-1-1　睑结膜充血
下睑结膜充血,血管纹理不清。

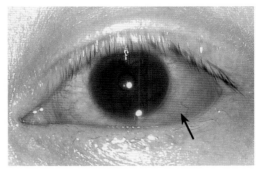

图 5-1-2　球结膜水肿

二、分泌物增多

主要成分是泪液、睑板腺分泌物、黏液、脱落的上皮细胞、病原体和渗出物等。分泌物可呈浆液性、黏液性和脓性。病毒感染为浆液性或水样分泌物(图5-1-3);对于细菌感染,上述三种均有可能;大量的脓性分泌物是淋球菌结膜炎的特征性改变。

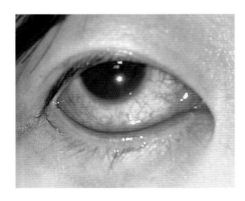

图5-1-3 结膜囊内大量水样分泌物

三、结膜乳头

睑结膜上皮过度增生和多形核白细胞浸润,在结膜表面出现红色点状突起,称为结膜乳头增生(图5-1-4)。裂隙灯显微镜下睑结膜可见中心有扩张的毛细血管到达顶端,呈轮辐样散开。小的乳头呈天鹅绒样外观。直径大于1mm的称为巨大乳头,主要见于免疫性结膜炎。

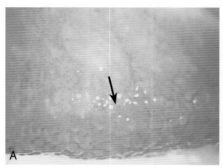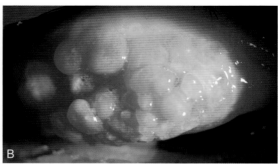

图5-1-4 结膜乳头

A:结膜乳头增生,箭头示结膜表面红色点状突起;B:结膜巨大乳头。

四、结膜滤泡

睑结膜下腺样组织受刺激后引起的淋巴增殖,局限聚集,表现为 0.5~2.0mm 大小、白色或者灰色半球形隆起,中央无血管,小血管在周围绕行(图 5-1-5)。可见于正常人和各类结膜炎。

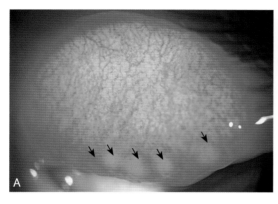

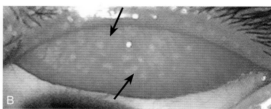

图 5-1-5　结膜滤泡

五、结膜下出血

严重的结膜炎可以出现点、片状睑结膜和球结膜下出血(图 5-1-6、图 5-1-7)。

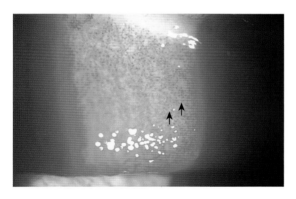

图 5-1-6　睑结膜点状出血

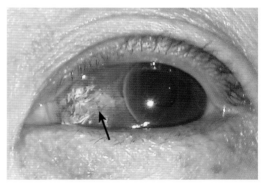

图 5-1-7　球结膜下出血

六、膜或假膜

脱落的结膜上皮细胞、白细胞、病原体和富含纤维蛋白的渗出物混合后,可在结膜表面凝结成膜或假膜。真膜剥离困难,容易出血。前者见于白喉杆菌结膜炎,后者见于多种结膜炎,没有特征性(图 5-1-8)。

七、结膜瘢痕

长期的结膜滤泡产生融合和坏死,愈合后留下瘢痕(图 5-1-9)。常见于沙眼、外伤手术后、各种化学烧伤、类天疱疮、Stevens-Johnson 综合征,以及其他迁延不愈的结膜炎。

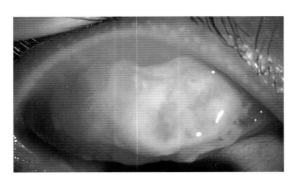
图 5-1-8　结膜膜样物覆盖

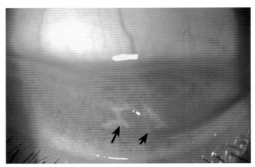
图 5-1-9　下睑结膜瘢痕

第二节　细菌性结膜炎

细菌性结膜炎是一种由细菌感染所致,较为常见的结膜炎症之一。临床根据发病的快慢分为慢性(数天至数周)、急性或者亚急性(几小时至几天)、超急性(24 小时之内)。按照病情程度又可分为轻、中、重度。均表现为结膜充血,结膜囊内有脓性、黏液性和黏液脓性分泌物。各种类型结膜炎的常见细菌类型见表 5-2-1。主要根据临床表现,如结膜分泌物、结膜充血、水肿、乳头、滤泡甚至结膜出血,辅以分泌物涂片或结膜刮片进行诊断(图 5-2-1)。

表 5-2-1　各类型结膜炎的常见病原体

发病快慢	病情	常见病原体
慢性 (数天至数周)	轻至中度	金黄色葡萄球菌 Morax-Axenfeld 双杆菌 变形杆菌 大肠杆菌 假单胞菌属
急性或者亚急性 (几小时至几天)	中至重度	流感嗜血杆菌 肺炎链球菌 Rock-Week 杆菌 金黄色葡萄球菌
超急性 (24 小时内)	重度	奈瑟淋球菌 奈瑟脑膜炎球菌

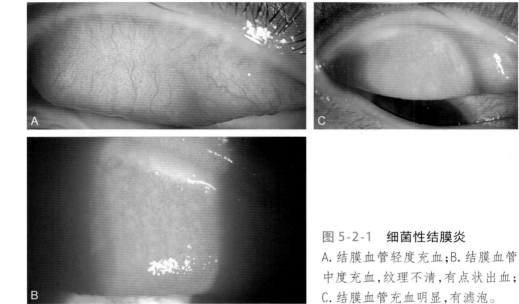

图 5-2-1　细菌性结膜炎
A.结膜血管轻度充血;B.结膜血管中度充血,纹理不清,有点状出血;C.结膜血管充血明显,有滤泡。

第三节　衣原体性结膜炎——沙眼

　　沙眼(trochoma)是由 A、B、C 或 Ba 抗原型沙眼衣原体感染所致的一种慢性传染性结膜角膜炎。此病在睑结膜面形成粗糙不平的外观形似砂粒,故称沙眼。沙眼衣原体是由我国汤飞凡、张晓楼于 1955 年用鸡胚培养的方法在世界上首次分离。1950 年以前,沙眼曾在我国广泛流行;1970 年后,卫生条件显著改善,发病率大大降低。由于与其他结膜炎具有共性,早期沙眼有时只能诊断为疑似沙眼,诊断沙眼必须要有至少两项以下临床表现(图 5-3-1):①上睑结膜滤泡;②角膜缘滤泡及后遗症(Herbert 小凹);③典型的睑结膜瘢痕;④角膜缘上方血管翳。国际上通用的沙眼 MacCallan 分期法:Ⅰ期(浸润初期),上睑结膜与穹窿部结膜充血肥厚,上方较下方明显,发生初期滤泡及早期沙眼血管翳;Ⅱ期(活动期),上睑结膜有明显活动病变,即乳头和滤泡,角膜缘有血管翳;Ⅲ期(瘢痕前期),上睑结膜自瘢痕开始出现至大部分变为瘢痕;Ⅳ期(瘢痕期),上睑结膜活动性病变消失,代之以瘢痕,无传染性。沙眼严重者发生各种并发症,如睑内翻、倒睫、上睑下垂、睑球粘连、实质性角结膜干燥症、慢性泪囊炎和角膜混浊。

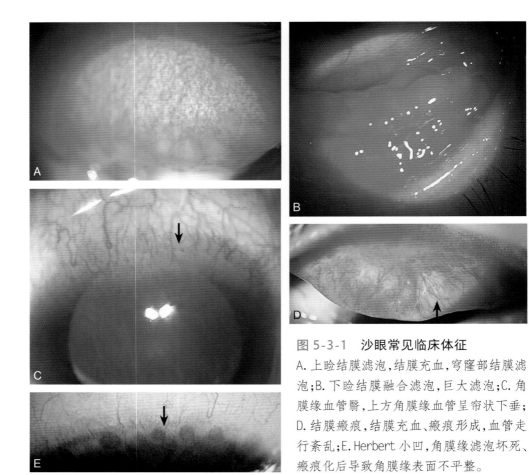

图 5-3-1 沙眼常见临床体征

A. 上睑结膜滤泡,结膜充血,穹窿部结膜滤泡;B. 下睑结膜融合滤泡,巨大滤泡;C. 角膜缘血管翳,上方角膜缘血管呈帘状下垂;D. 结膜瘢痕,结膜充血、瘢痕形成,血管走行紊乱;E. Herbert 小凹,角膜缘滤泡坏死、瘢痕化后导致角膜缘表面不平整。

第四节 病毒性结膜炎

　　病毒性结膜炎(viral conjunctivitis)是一种常见的结膜炎,临床上归为两组。一组是以急性滤泡性结膜炎为主要表现,包括流行性角结膜炎、流行性出血性角结膜炎、眼结膜热、单纯疱疹病毒性结膜炎和新城鸡瘟结膜炎;一组是亚急性或者慢性结膜炎,包括传染性软疣性睑结膜炎、水痘带状疱疹性结膜炎和麻疹性结膜炎。

　　流行性角结膜炎是由腺病毒 8,19,29,37 引起,急性发病,传染性强,潜伏期 5~7 天。表现为异物感、水样分泌物、疼痛、畏光和流泪。睑球结膜显著充血、水肿,睑结膜和穹窿部结膜 48 小时内出现大量滤泡。可有假膜和结膜下点状出血,角膜上皮下或者浅基质层多发的点状浸润(图 5-4-1)。部分耳前淋巴结肿大。本病传染性极强,易流行。传染期间(发病后 7~10 天)注意隔离。避免交叉感染。治疗以抗病毒治疗为主,伴随细菌感染需要加用抗生素,冷敷和血管收缩剂可以缓解症状。

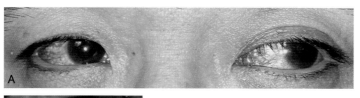

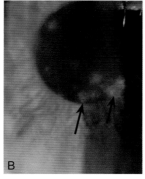

图 5-4-1 流行性角结膜炎

A. 双眼睑、球结膜显著充血;B. 腺病毒感染后角膜浅层遗留钱币样云翳。

流行性出血性结膜炎(epidemic hemorrhagic conjunctivitis)是一种暴发流行的自限性眼部传染病,号称阿波罗 11 号结膜炎。病原体为肠道病毒 70 型,除急性滤泡性结膜炎的症状和体征外,可有球结膜点状和片状出血(图 5-4-2)。

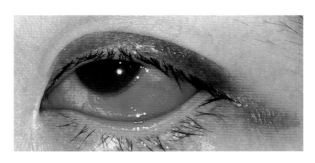

图 5-4-2 流行性出血性结膜炎

眼睑皮下、睑球结膜出血和结膜囊内大量水样分泌物。

急性滤泡性结膜炎好发于青少年,表现为结膜分泌物,穹隆区结膜可见排列整齐、粗大的滤泡(图 5-4-3)。

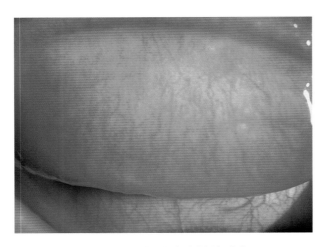

图 5-4-3 急性滤泡性结膜炎

睑结膜充血,穹窿部可见较多滤泡。

第五节 免疫性结膜炎

免疫性结膜炎(immunologic conjunctivitis)是结膜对外界过敏原的一种超敏反应。结膜长期暴露在外,容易接触各种致敏原,如花粉、尘埃和动物羽毛;容易遭受细菌及其他微生物的感染,微生物的结构蛋白可致敏;各种药物、化妆品也可发生过敏反应。常见的免疫性结膜炎有春季角结膜炎、过敏性结膜炎、泡性角结膜炎和自身免疫性结膜炎。

春季角结膜炎也称为春季卡他性结膜炎(vernal keratoconjunctivitis),是一种季节性、反复发作的免疫性结膜炎。常见于男性青年,季节性发作,奇痒。体征包括:结膜充血、少量黏性分泌物,上睑结膜乳头增生呈铺路石样是典型表现(图 5-5-1A)。常分为睑结膜型、角膜缘型和混合型。累及角膜者可在角膜缘见到白色的 Trantas 结节,活检可看到较多嗜酸性粒细胞和嗜酸性颗粒(图 5-5-1B)。春季角结膜炎的角膜受损多为点状上皮缺损,严重者可形成无菌性盾形角膜溃疡(图 5-5-1C)。

过敏性结膜炎(allergic conjunctivitis)专指由于接触药物或其他过敏原产生的结膜炎。常分为速发型和迟发型两种。发病急,眼睑皮肤红肿,出现小丘疹和渗出液,可伴轻度的浸润性结膜炎:结膜充血,乳头增生,滤泡形成(图 5-5-2)。

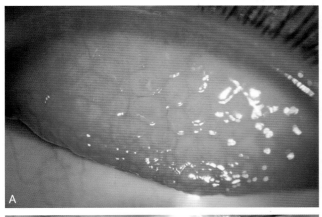
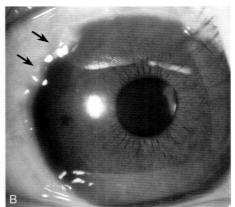
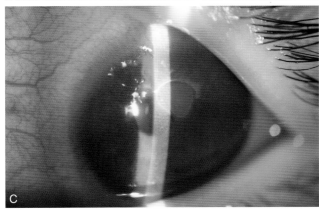

图 5-5-1 **春季角结膜炎**
A.上睑结膜充血,可见铺路石样乳头;
B.Trantas 结节,角膜缘不规则灰白
色浸润(箭头所示),周围球结膜充血;
C.盾形角膜无菌性溃疡。

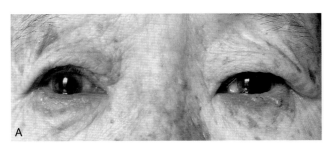
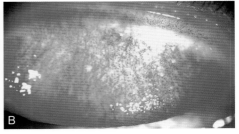

图 5-5-2 **过敏性结膜炎**
A.过敏性结膜炎,眼睑充血水肿,有小丘疹和渗出液;B.结膜充血,有乳头和滤泡。

泡性角结膜炎(phlyctenular keratoconjunctivitis)是指以角结膜泡性结节形成为特征的迟发性免疫反应。主要是针对微生物,如结核分枝杆菌、金黄色葡萄球菌、表皮葡萄球菌的迟发过敏。球结膜出现微隆起的实性疱疹,周围充血,呈灰红色,顶端可以有溃疡。位于角膜缘者,泡较小,呈灰白色浸润。如果溃疡愈合后有新生血管长入,称为束状角膜炎(图 5-5-3)。

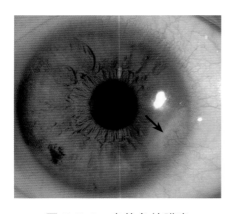

图 5-5-3　束状角结膜炎

角膜缘舌状浸润,有新生血管伸入。

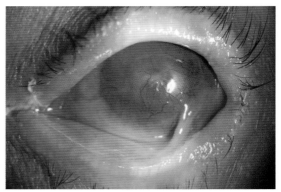

图 5-5-4　结膜瘢痕性类天疱疮

睑球粘连,角膜浅层较多新生血管。

自身免疫性结膜炎主要指 Sjögren 综合征、结膜瘢痕性类天疱疮、Steven-Johnson 综合征三类疾病。Sjögren 综合征眼部主要表现为干眼(见第四章干眼)。结膜瘢痕性类天疱疮好发于老年人,初期主要临床表现为治疗无效的非特异性结膜炎,眼部表现有慢性角结膜炎、黏性分泌物、结膜上皮下瘢痕、穹窿缩窄、睑球粘连、睑内翻、倒睫、干眼、睑板腺破坏、角膜新生血管和瘢痕形成,预后较差(图 5-5-4)。Steven-Johnson 综合征是一种累及皮肤和黏膜的急性致命性水疱病变,药物的不良反应是发病的主要原因,发病时斑疹迅速扩展并融合,导致表皮水疱、坏死和松解(图 5-5-5A),急性期眼部可出现结膜充血和假膜形成(图 5-5-5B),慢性期可出现睑球粘连(图 5-5-5C)、瘢痕化和角膜缘干细胞衰竭(图 5-5-5D)。

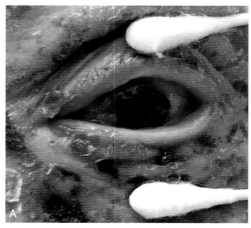
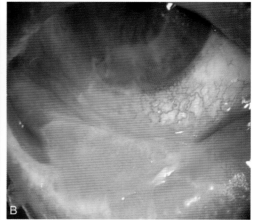

图 5-5-5　Steven-Johnson 综合征眼部病变

A. 眼睑周围皮肤大片水疱和坏死,痂皮形成,结膜充血水肿;B. 结膜假膜形成;

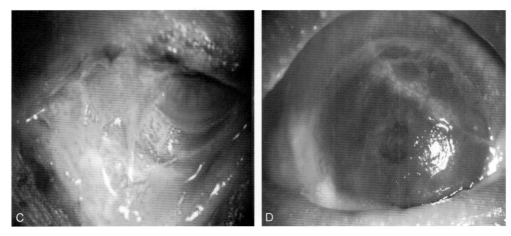

图 5-5-5(续)

C.睑球粘连;D.角膜缘干细胞衰竭导致角膜上皮广泛糜烂。

第六节　巨乳头性结膜炎

巨乳头性结膜炎(giant papillary conjunctivitis,GPC)是一种以上睑结膜巨乳头(直径≥1.0mm)表现为特征的免疫性结膜炎,是过敏原长期慢性刺激所致的Ⅰ型和Ⅳ型变态反应(图 5-6-1)。常见于春季结膜炎、过敏性结膜炎、配戴软性接触镜、青光眼滤泡、暴露的角膜缝线、义眼、巩膜扣带突出和带状角膜病变者。配戴软性接触镜的患者发生 GPC 的概率为1%~5%。终止戴镜和经过药物治疗后可以痊愈。

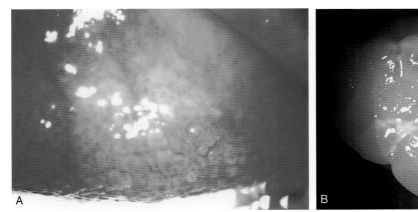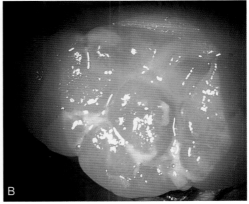

图 5-6-1　巨乳头性结膜炎

A.上睑结膜面可见铺路石样乳头;B.上睑穹窿附近可见巨大的乳头增生。

第七节 翼状胬肉

翼状胬肉(pterygium)是从睑裂区球结膜跨越角膜缘生长到角膜的异常纤维血管组织(图 5-7-1)。最常见于赤道区居民和长期户外工作人群,可能与光照、风沙等慢性刺激有关。病理检查可见上皮下纤维血管组织增生和胶原纤维变性。严重时可遮挡瞳孔区、导致角膜散光和睑球粘连,必要时手术治疗。

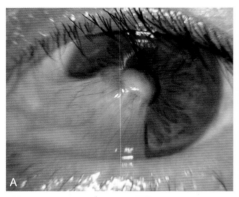
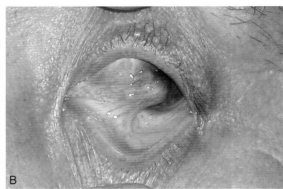
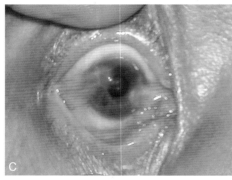

图 5-7-1 翼状胬肉
A.鼻侧翼状胬肉,已经跨越瞳孔区;B.翼状胬肉,睑球粘连;C.双侧翼状胬肉。

第八节 睑 裂 斑

睑裂斑(pinguecula)是指出现在球结膜睑裂区的黄白色结膜变性斑块,略呈三角形,基底朝向角膜缘,为上皮下脂质等沉积(图 5-8-1)。可能与紫外线和光化学刺激有关。

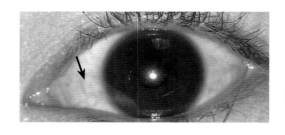

图 5-8-1 睑裂斑
可见鼻侧及颞侧球结膜黄白色斑块。

第九节　结 膜 结 石

结膜结石（conjunctival concretion）是指睑结膜面出现的黄白色凝结物,位于结膜下,部分突出甚至突破结膜面,导致眼磨、眼疼和异物感。可单发、多发、融合成片（图 5-9-1）。常见于沙眼、老年人,以及长期结膜炎的患者。有症状时可在表面麻醉下取出。

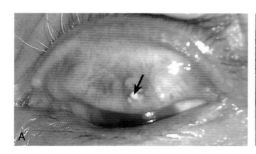 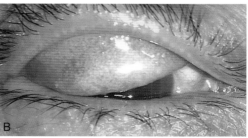

图 5-9-1　结膜结石

A.孤立结膜结石;B.结膜结石融合成片。

第十节　淋 巴 滤 泡

结膜淋巴滤泡是指在球结膜下出现的透明水泡,单个或者多个相连,大小不等,附近结膜不充血（图 5-10-1）。原因不明,据说是结膜淋巴管堵塞所致。大多数没有症状,一段时间后可自行吸收。滤泡较大、影响外观或有不适者可以考虑手术。

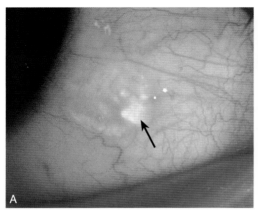 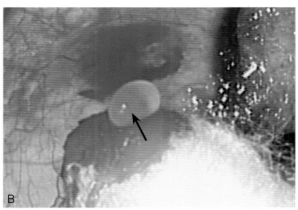

图 5-10-1　淋巴滤泡

A.在睑裂区球结膜下可见透明的水泡;B.手术切除可见一孤立囊状水泡。

第十一节 结膜色素痣

结膜色素痣是一种源于神经外胚层的先天性良性错构瘤。主要表现为角膜缘、睑裂区或内眦泪阜处结膜的黑灰色肿物,边界清楚、血管不丰富、长期无生长、很少恶变。病理可见由典型的痣细胞和巢样结构组成(图 5-11-1)。

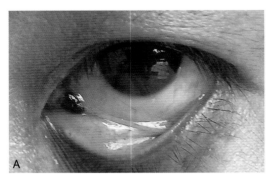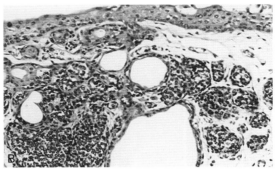

图 5-11-1　结膜色素痣

A. 内眦处球结膜一小的棕黑色肿物;B. 病理可见痣细胞和巢样结构。

炎性青少年型结膜色素痣(inflamed juvenile conjunctival nevus,IJCN)是一种良性、角膜缘附近的无色素或色素较少的结膜色素痣,常见于儿童和青少年,痣周围伴有充血和血管扩张,青春期或孕期色素增多,临床可迅速增长,色素增多(数周或数月内)而怀疑恶性。病理可见大量淋巴细胞、浆细胞、嗜酸性粒细胞和肥大细胞等炎性细胞浸润(图 5-11-2)。

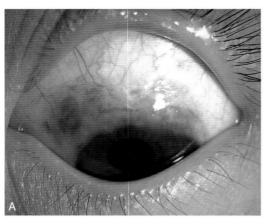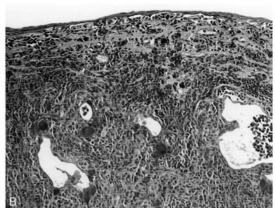

图 5-11-2　炎性青少年型结膜色素痣

A. 上方角膜缘附近色素沉积,周围血管扩张;B. 病理可见上皮内大量淋巴细胞浸润及 PAS 染色阳性的杯状细胞。

第十二节　结膜松弛症

结膜松弛症(conjunctivochalasis,CCh)是由于结膜过度松弛或者下睑缘张力过高,导致球结膜堆积在眼球和下睑缘,以及内外眦之间形成皱褶,引起眼表泪液学异常,伴有眼部干涩、异物感、泪溢等不适症状的一种常见的老年性眼病(图 5-12-1)。1921 年由 Braunschewig医生报告,分为四级:Ⅰ级:无明显症状;Ⅱ级:有泪溢、异物感或干涩等相关症状之一;Ⅲ级:泪溢、异物感或干涩等相关症状明显,困扰生活;Ⅳ级:患者除有泪溢、异物感或干涩等相关症状外,还伴有刺痛、灼痛。眼部刺激症状严重的患者,可以给予泪液补充制剂、润滑剂、糖皮质激素或抗组胺等药物治疗。Ⅲ~Ⅳ级可行结膜新月形切除术、结膜缝线固定术、下睑缘张力减弱术等手术治疗。

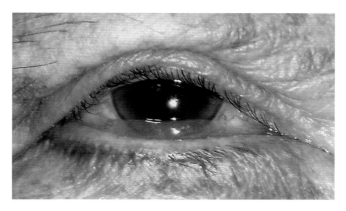

图 5-12-1　结膜松弛症

可见半透明结膜堆积在眼球与下睑缘之间,覆盖部分角膜。

第十三节　结膜血管瘤

结膜血管瘤常见的为毛细血管瘤和海绵状血管瘤。毛细血管瘤表现为结膜下暗红色或紫红色团状或片状毛细血管扩张。海绵状血管瘤为结膜下紫红色隆起物,呈分叶状,有包膜。邻近两眦和穹窿部的血管瘤有时可与眼睑或眼眶的血管瘤相连(图 5-13-1)。

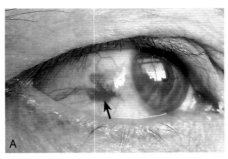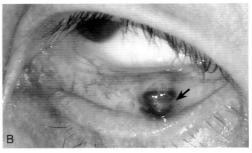

图 5-13-1　结膜血管瘤

A. 结膜毛细血管瘤；B. 结膜海绵状血管瘤。

第十四节　结膜乳头状瘤

结膜乳头状瘤（图 5-14-1）是由乳头瘤病毒引起，瘤体色鲜红，呈肉样隆起。常常有蒂，质软，表面不规则。按其生长部位分为结膜型和角膜缘型两种。病理显示乳头状瘤有覆盖以增殖上皮的结缔组织芯，上皮中度角化，偶有不规则生长。

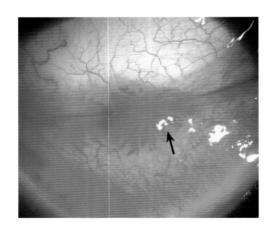

图 5-14-1　结膜乳头状瘤

结膜表面可见带蒂、鲜红色肉样隆起。

第十五节　结膜淋巴瘤

眼附属器黏膜相关淋巴组织淋巴瘤（mucosa associated lymphoid tissue lymphoma, MALToma）是眼附属器最常见的淋巴瘤病理类型（38%~76%），眼附属器也是胃以外 MALToma 最常见的部位。结膜占眼附属器 MALToma 发病部位的 35%~40%。MALToma 是一种结外边缘区的小 B 淋巴细胞的淋巴瘤，相对惰性，发展较慢，可多年无明显增生。虽然是恶性肿瘤，极少发生转移。结膜 MALToma 常呈鱼肉状外观，多位于上下穹窿部。患者常无明显的症状，少数患者有异物感、分泌物增多、眼红等表现。治疗主要以放疗为主（图 5-15-1），手术的目的主要是获得病理标本以确诊。

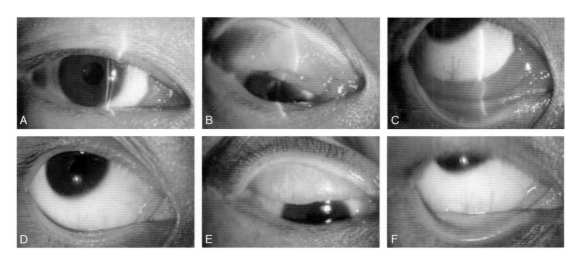

图 5-15-1　结膜黏膜相关淋巴组织淋巴瘤放疗前后比较

放疗前结膜不同部位大量鱼肉样组织增生,放疗 3 个月后对应位置病灶消退明显;A、D. 泪阜部放疗前后;B、E. 上睑结膜穹隆部放疗前后;C、F. 下睑结膜穹隆部放疗前后。

第十六节　结膜鳞状细胞癌

结膜鳞状细胞癌(squamous cell carcinoma,SCC)是最常见的结膜恶性肿瘤,源自结膜复层鳞状上皮的不典型增生,多见于中老年男性,通常单眼发病。结膜 SCC 好发于睑裂区的角膜缘处、睑缘皮肤和结膜的交界处或在内眦部泪阜等部位,很少见于结膜的非暴露区。该病病因不明,可能与长期紫外线照射、病毒感染或者某些遗传因素有关。典型的结膜 SCC 临床表现有三种形式:①局灶性白斑,表面干燥(图 5-16-1A);②结膜胶质样肿物,可类似睑裂斑或翼状胬肉;③结膜乳头状肿物(图 5-16-1B)。如延误诊治,结膜 SCC 可能侵犯巩膜进入

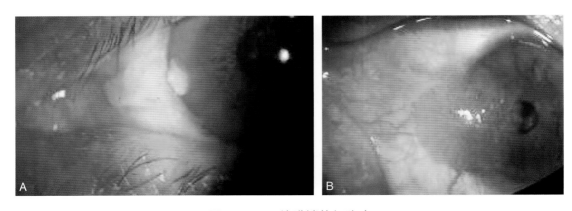

图 5-16-1　结膜鳞状细胞癌

A. 角膜缘白斑状肿物,表面干燥粗糙;B. 角膜缘乳头状隆起肿物,表面血管扩张。

眼内,甚至眶内。因此,结膜 SCC 的成功诊治需要早期诊断,尽早切除,并结合局部冷冻治疗,以减少复发概率。如肿瘤侵犯深层巩膜,可考虑联合放射治疗。结膜 SCC 可能在切除数年后复发,因此,需要长期随诊。

第十七节　结膜黑色素瘤

结膜黑色素瘤(图 5-17-1)是一种较为少见的恶性肿瘤,多为结膜痣突然增大而恶变,或为后天性结膜黑变病由癌前期转化而形成。多见于中老年人,性别无差异,欧罗巴人种发病率较高,在非洲裔和亚洲裔人群中少见。可发生于结膜任何部位(角膜缘、球结膜、睑结膜、穹窿部或泪阜部),以睑裂区角膜缘多见。典型表现为布满结膜血管的棕黑色结节状肿物。结膜黑色素瘤可以侵犯结膜淋巴管系统,通过头颈部淋巴结转移至全身器官。治疗方式包括手术切除联合局部冷冻及放化疗。

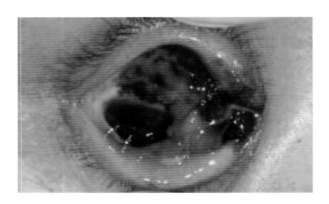

图 5-17-1　结膜黑色素瘤

第六章

角膜疾病

06

第一节　角膜炎总论

　　角膜炎在角膜病中占重要地位。角膜炎的常见原因为:感染,主要包括细菌、真菌、病毒和棘阿米巴原虫感染;内源性角膜炎由全身病导致,如维生素 A 缺乏、自身免疫性疾病;局部蔓延,包括结膜、巩膜和虹膜的病变。

　　角膜病的病因不一,但是病理变化过程有共同特性。致病因子入侵角膜,炎性渗出和炎症细胞聚集,形成局灶的灰白色混浊,上皮失去光泽,称为角膜浸润。经过治疗角膜浸润吸收,恢复透明。如果病情未得到控制,角膜浸润和水肿继续加重,角膜组织因毒素侵袭和营养障碍产生变性、坏死、脱落形成角膜溃疡(图 6-1-1)。如果炎症及时控制,溃疡凹面被瘢痕组织填充,形成不同程度的角膜瘢痕。如果瘢痕位于浅层,通过混浊部分能看清虹膜纹理,称为角膜云翳(corneal nebula)(图 6-1-2);如果混浊略呈白色,能看到虹膜,称为角膜斑翳(corneal macula)(图 6-1-3)。如果瘢痕不透明,无法看见虹膜,称为角膜白斑(corneal leucoma)(图 6-1-4)。如

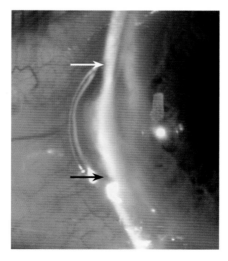

图 6-1-1　角膜溃疡
鼻侧角膜浅表层缺损、变薄。

果角膜溃疡未得到控制,继续进展,导致角膜穿孔。角膜穿孔时,一般伴有虹膜脱出(iris prolapse)。愈合过程中,角膜瘢痕中嵌有虹膜组织,形成粘连性角膜白斑(adherent corneal leukoma)(图 6-1-5)。如果角膜上皮细胞通过小的角膜穿孔长入创口内,阻碍创口愈合,则形成角膜瘘(corneal fistula),使眼球内外相通,很容易引起球内感染。如果白斑面积大,虹膜广泛粘连,会导致眼压升高,发生继发性青光眼。如果虹膜组织和角膜瘢痕膨出呈紫黑色隆起,称为角膜葡萄肿(corneal staphyloma)(图 6-1-6)。

长期角膜内皮功能失调,可引起角膜失代偿,表现为长期角膜水肿,角膜大泡(图 6-1-7)。常见于内眼术后、高眼压、前房积血、长期前房炎症、虹膜角膜内皮综合征,以及高龄患者等。

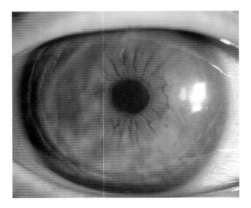

图 6-1-2　角膜云翳

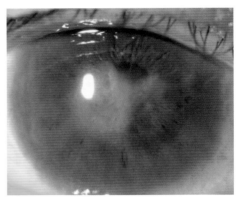

图 6-1-3　角膜斑翳

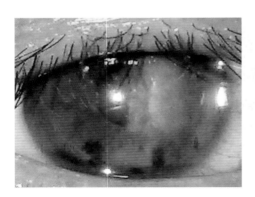

图 6-1-4　角膜白斑

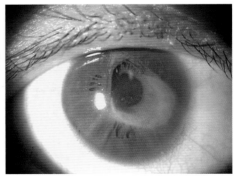

图 6-1-5　粘连性角膜白斑

虹膜和角膜内皮呈 C 形粘连,附近角膜呈瓷白色。

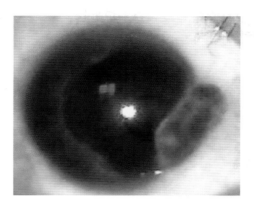

图 6-1-6　角膜葡萄肿

虹膜、角膜相贴,外凸。

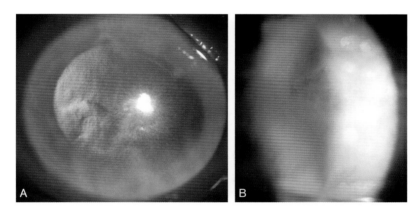

图 6-1-7　白内障术后角膜水肿失代偿

A.角膜混浊水肿;B.角膜混浊,可见部分角膜表层泡状结构。

第二节　细菌性角膜炎

　　细菌性角膜炎是细菌感染所致的化脓性角膜炎。病情多较危重、发病急,24~48 小时出现眼痛、视力障碍、畏光、流泪,伴较多脓性分泌物。早期角膜上出现一个边界较为清楚的上皮溃疡,其下有边界不清、致密的灰黄色混浊灶,周围角膜组织水肿(图 6-2-1)。浸润灶迅速进展,形成溃疡。革兰氏阳性杆菌者为局灶性类圆形脓肿病灶,伴有边界明显的灰白色基质浸润,周边上皮水肿;革兰氏阴性菌表现为快速发展的角膜液化坏死。铜绿假单胞菌发生在角膜异物取出后或者角膜接触镜感染,伤后数小时患病,症状严重,发展迅猛。如不及时正确诊断处理,角膜在蛋白分解酶作用下,病灶迅速扩展,出现黏液状坏死,可合并前房积脓(图 6-2-2),甚至发生角膜穿孔、眼内容物脱出和全眼球炎。当细菌毒性和繁殖力很强时,大病灶周围出现小病灶,容易误诊为真菌性角膜炎的卫星病灶。

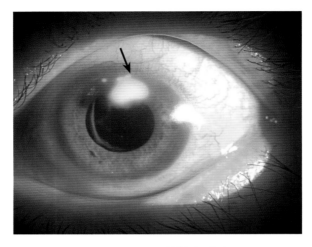

图 6-2-1 细菌性角膜炎

上方可见角膜溃疡,周围小病灶,基质浸润,上皮轻度水肿。

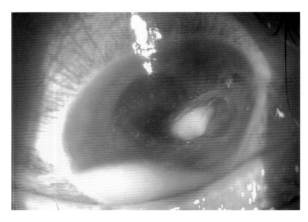

图 6-2-2 细菌性角膜炎

严重角膜溃疡,前房积脓。

第三节 真菌性角膜炎

真菌性角膜炎是由致病真菌引起的致盲率极高的感染性角膜病变。常见真菌有镰刀菌属、念珠菌属、曲霉菌素、青霉菌属和酵母菌属。此病常见于南方,植物性角膜外伤后。起病缓慢,刺激症状轻。角膜呈灰白色,无光泽,外观干燥粗糙,表面微微隆起,溃疡周围因为胶原溶解出现一浅沟或者因为真菌抗原抗体反应形成免疫环。有时可见伪足或者卫星灶,伴有黏稠的前房积脓,甚至导致真菌性眼内炎。角膜共聚焦显微镜扫描、病灶处角膜刮片和病理能够明确诊断和鉴别致病真菌的类型(图 6-3-1)。

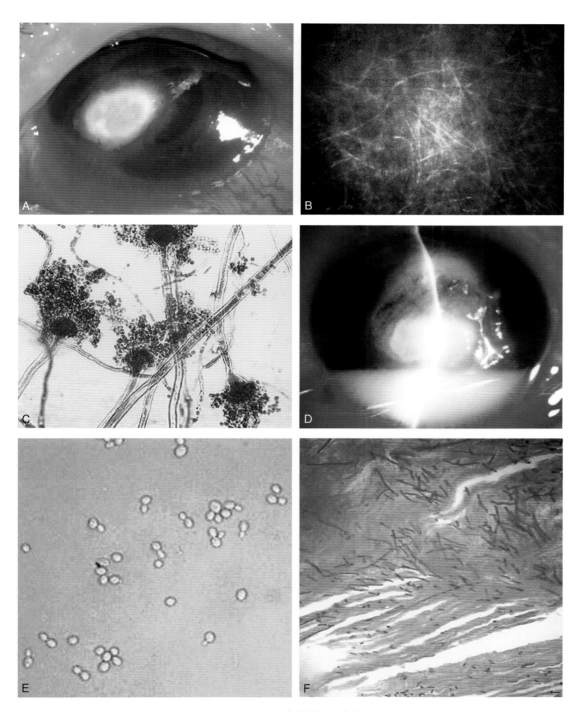

图 6-3-1 真菌性角膜炎

A. 角膜灰白色溃疡,周围形成免疫环;B. 角膜共聚焦显微镜扫描发现真菌菌丝和孢子;C. 真菌涂片显示为曲霉菌菌丝和孢子;D. 真菌性角膜溃疡,前房积脓;E. 涂片可见念珠菌孢子;F. 组织切片过碘酸希夫(periodic acid-Schiff stain,PAS)染色示真菌菌丝。

第四节　单纯疱疹病毒性角膜炎

单纯疱疹病毒性角膜炎(herpes simplex keratitis,HSK)是由单纯疱疹病毒感染引起的角膜炎。单纯疱疹病毒(herpes simplex virus,HSV)是一种常感染人的 DNA 病毒,分为两型:HSV-1 型引起眼部感染,HSV-2 型引起生殖器感染。HSV-1 原发感染常发生在幼儿,随后病毒从感染的上皮细胞到达被感染组织的神经末梢,沿神经轴突进入神经元的细胞核潜伏下来。三叉神经支配的体表原发感染均可成为潜伏感染。角膜的复发感染包括树枝状(图 6-4-1)和地图状角膜炎(图 6-4-2),非坏死性(图 6-4-3)和坏死性角膜基质炎(图 6-4-4),均有典型的形态特征。治疗以抗病毒为主。

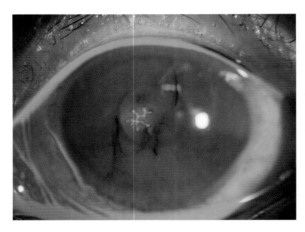

图 6-4-1　树枝状角膜炎

角膜荧光素染色可见典型的树枝状改变。

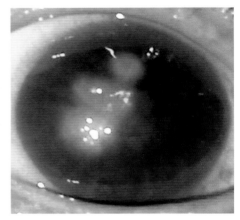

图 6-4-2　地图状角膜炎

角膜荧光素染色可见角膜上皮地图状染色。

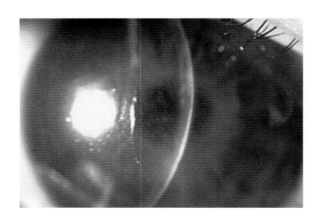

图 6-4-3　非坏死性角膜基质炎

角膜增厚,角膜上皮和基质呈现盘状混浊。

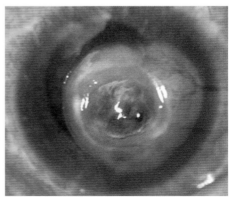

图 6-4-4　坏死性角膜基质炎

角膜各层组织坏死,变薄,中央溃疡,颞侧新生血管长入。

第五节　棘阿米巴角膜炎

棘阿米巴角膜炎（acanthamoeba keratitis）是由棘阿米巴原虫感染引起的慢性、进行性的角膜炎。患者常因为接触了棘阿米巴原虫污染的水源、角膜接触镜或者药液所引发。本病较少见，早期临床表现与其他角膜炎类似；随病程发展逐渐扩展为基质浸润，和沿角膜神经分布的放射状浸润——放射状角膜神经炎，此时疼痛剧烈；最后基质形成浸润环，周围有白色卫星灶，后弹力层皱褶（图 6-5-1）。

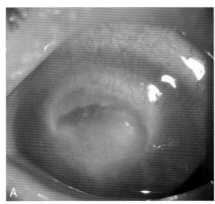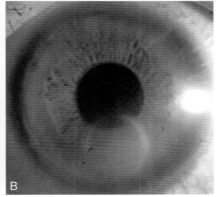

图 6-5-1　棘阿米巴角膜炎

A.角膜溃疡，周围基质浸润，睫状充血；B.角膜基质浸润，形成浸润环。

第六节　角膜基质炎

角膜基质炎（interstitial keratitis）是指角膜基质层的非化脓性炎症。主要表现为角膜基质水肿，淋巴浸润，有深层血管形成（图 6-6-1）。但是内皮和上皮不受影响，不会形成溃疡。可能是一种针对微生物的抗原抗体反应。先天性梅毒最常见，结核、疱疹病毒、麻风等均可以引起此病。

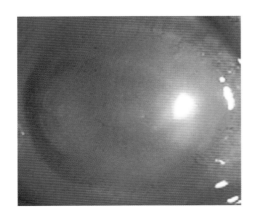

图 6-6-1　角膜基质炎

角膜基质水肿增厚，呈毛玻璃状，下方无菌性前房积脓。

第七节　角膜内皮炎

角膜内皮炎是一种病毒或者自身免疫反应累及角膜内皮所致的炎症。活动期主要表现为角膜内皮细胞肿胀、基质水肿、透明度下降,可以出现角膜后沉着物(keratic precipitate, KP),但是结膜充血轻微,房水闪辉轻微或缺如。前弹力层神经纤维的密度下降甚至消失是角膜内皮炎的特征性改变(图 6-7-1)。根据临床特点和药物疗效,常分为三种类型:Ⅰ型,急性特发性角膜内皮炎;Ⅱ型,急性中央水肿型角膜内皮炎;Ⅲ型,角膜葡萄膜炎型。抗病毒和激素治疗效果尚可。

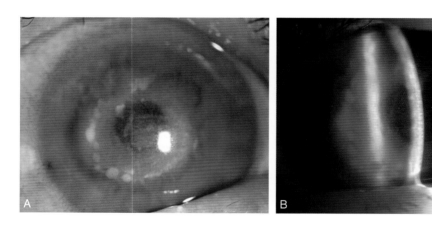

图 6-7-1　角膜内皮炎

A.中央区角膜各层水肿,部分区域不均匀混浊;B.裂隙切面可见角膜不均一混浊,内皮层白色斑块状混浊。

第八节　蚕食性角膜溃疡

蚕食性角膜溃疡(Mooren's ulcer)是一种自发性、慢性、边缘性、进行性、疼痛性的角膜溃疡。可能与外伤、手术或感染后免疫反应有关。多发于成年人,有剧烈的疼痛、畏光、流泪和视力下降。病变早期角膜边缘出现角膜浅基质层浸润,几周内,该区域出现角膜上皮缺损,逐渐形成溃疡,缺损区和角膜缘之间没有正常组织分隔。溃疡呈环形进展,浸润缘呈潜掘状,向中央推进。进展同时,周边溃疡逐渐修复,伴新生血管长入,角膜瘢痕化(图 6-8-1)。

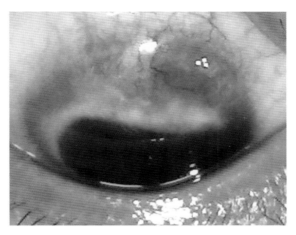

图 6-8-1　蚕食性角膜溃疡

角膜溃疡呈环形进展,部分角膜缘新生血管长
入,瘢痕化。

第九节　神经麻痹性角膜炎

神经麻痹性角膜炎为支配角膜知觉的三叉神经眼支遭受破坏时,角膜敏感性下降,对外界有害因素的防御能力减弱,同时出现角膜神经性营养障碍,导致角膜上皮无痛性缺损,多见于睑裂区,严重者可能会引起角膜溃疡、基质融解和穿孔(图 6-9-1)。本病多继发于颅脑外伤、手术或者单纯疱疹病毒和带状疱疹病毒感染造成三叉神经节损害。本病治疗较为棘手,应积极治疗导致三叉神经损害的原发疾病,早期使用人工泪液保护角膜上皮,局部使用重组人神经生长因子,也可以配戴高透氧的软性角膜接触镜,如以上治疗措施未能奏效,行睑裂缝合术是一种实用的选择,待原发病治愈,角膜知觉逐渐恢复后,再切开缝合的睑裂。

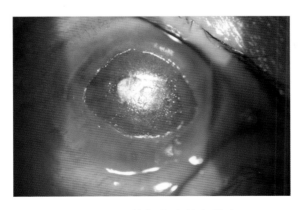

图 6-9-1　神经麻痹性角膜炎

角膜中央大面积上皮缺损,患者无眼部刺激症状。

第十节　药物毒性角膜病变

药物毒性角膜病变通常指全身及眼局部应用药物所致的角膜病理性改变。诊断药物毒性角膜病变需要结合相关的用药史以及相应的眼表改变,其典型表现为角膜上皮点状缺损、糜烂,角膜荧光素钠染色可出现假树枝样、彗星尾样改变,由于角膜上皮的向心性代偿性增生,可出现漩涡样或飓风样改变(图6-10-1、图6-10-2)。由于药物毒性角膜病变常发生于原发病的基础之上且临床表现多样,因此临床上容易被忽略,以致病情迁延不愈,甚至严重影响视功能。临床合理用药是避免或减少药物毒性角膜病变发生的关键。

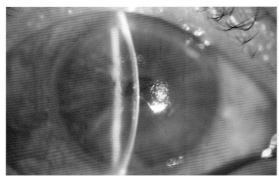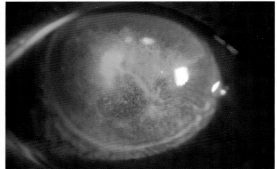

图 6-10-1　药物毒性角膜病变
玻璃体切除术后局部用药不当导致的角膜炎,荧光素钠染色可见彗星尾样改变。

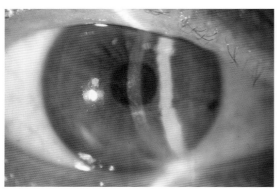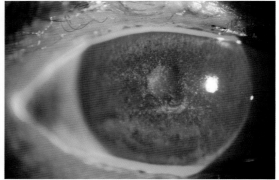

图 6-10-2　药物毒性角膜病变
胰腺癌患者化疗药物导致的角膜炎,荧光素钠染色可见角膜上皮代偿性增生形成漩涡样改变。

第十一节　角膜变性

角膜变性是一组少见的进展性角膜疾病。包括角膜老年环、带状角膜变性和边缘性角膜变性。角膜老年环(corneal arcus senilis)是角膜周边基质内类脂质的沉着,上、下方先发病,环形进展,老年人和非洲裔人常见。环呈白色,1mm左右宽,外侧边界清楚,内侧模糊,与角膜缘之间有一透明分隔带(图 6-11-1)。带状角膜变性(band-shaped keratopathy)是主要累及睑裂区前弹力层的表层角膜钙化变性。起于两侧睑裂区,前弹力层出现细点状灰白色钙质沉着,外侧和角膜缘之间有透明带相隔,内侧逐渐向中央靠拢,汇合呈带状(图 6-11-2)。常见于慢性眼部病变,如葡萄膜炎、角膜基质炎和硅油眼等;亦可见于甲状旁腺功能亢进等高钙血症、遗传性疾病和慢性肾功能不全所致血磷增高。边缘性角膜变性(Terrien's marginal degeneration)是一种病因不明的进展性边缘角膜变薄。多无症状、无充血、无脂质沉积、无血管化、无前房反应。病变起于上方角膜缘,为细小点状基质混浊,环形进展,与角膜边缘有透明隔。病变逐渐变薄、自融,形成平行于角膜缘的沟状凹陷,角膜上皮大多不受累。进展侧边缘较为陡峭,周边则略微平坦。变薄区在正常眼压下可以扩张,出现不规则散光(图 6-11-3)。

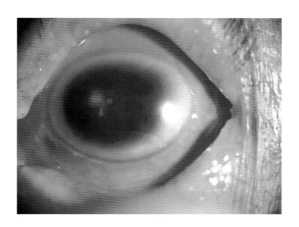

图 6-11-1　角膜老年环
角膜周边灰白色混浊。

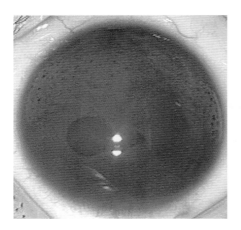

图 6-11-2 角膜带状变性
睑裂区角膜表层呈带状混浊钙化。

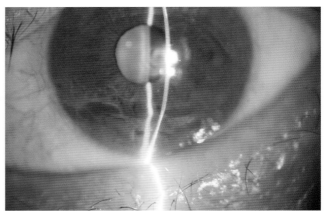

图 6-11-3 Terrien 角膜变性
下方角膜陡峭变薄。

第十二节 角膜营养不良

角膜营养不良（corneal dystrophy）是一组发病率低、有遗传倾向、双眼原发性的具有特征性改变的角膜病变，没有角膜的炎症和系统性疾病。主要包括上皮基底膜营养不良、颗粒状角膜营养不良和 Fuchs 角膜内皮营养不良（图 6-12-1~图 6-12-3）。

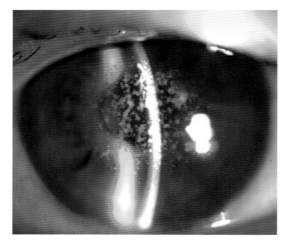

图 6-12-1 上皮基底膜营养不良
角膜中央上皮层及基底膜内见灰白色小点，呈斑片、地图状和指纹状。

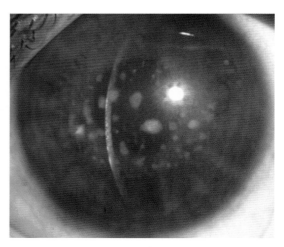

图 6-12-2 颗粒状营养不良
角膜基质内有分散的局灶性白色颗粒状沉积物，深浅不一，其间有透明区间隔。

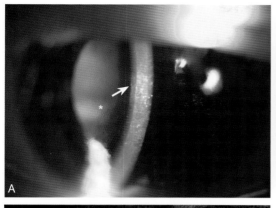
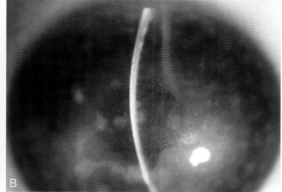
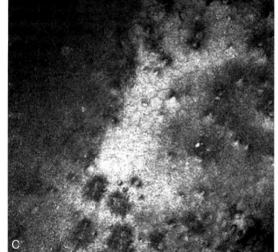

图 6-12-3　Fuchs 角膜内皮营养不良

A.早期,角膜后表面出现细小的向后凸起(corneal guttata,角膜滴状赘疣),常伴有色素堆积,形成金箔样外观(箭头所示),内皮面粗糙不平呈现露珠样或橘皮样改变(星号所示);B.中晚期,大部分区域已经出现角膜基质水肿,上皮下纤维化、角膜变薄;C.Fuchs 角膜内皮营养不良共聚焦显微镜检查典型表现,可见内皮面大量滴状赘疣。

第十三节　角结膜皮样瘤

　　角结膜皮样瘤(dermoid tumor of cornea)是一种类似肿瘤的先天异常,来源于胚胎性皮肤,表面覆盖上皮,肿瘤内有纤维组织和脂肪组织,也含毛囊、毛发、皮脂腺等,是一种典型的迷芽瘤(图 6-13-1)。

　　肿瘤多位于颞下方球结膜及角膜缘处,圆形、淡黄色、实性,表面可有纤细毛发。可以有多个,或者位于角膜中央。一般只侵及角膜浅层,偶尔到达角膜全层甚至前房。一般进行手术切除或者板层角膜移植术。

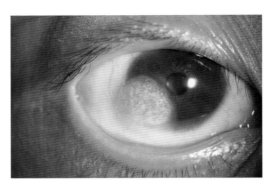

图 6-13-1　角结膜皮样瘤

颞下方角膜缘处一淡黄色实性结节,表面血
管扩张,瘤体周围安静无炎症表现。

第十四节　圆　锥　角　膜

圆锥角膜(keratoconus)是一种以角膜扩张为特征、致中央或旁中央角膜进行性变薄、向前凸起呈圆锥形的角膜病变。本病多发于 15~20 岁青少年,但在 9~40 岁之间均可发病,一般认为发病年龄越小,病程进展越快。圆锥角膜临床并不罕见,通常双眼不平行发病,临床主要表现为单眼变性近视或者散光加重,特别是屈光矫正困难者应注意圆锥角膜可能性。根据临床表现,圆锥角膜分为以下四期。

潜伏期:角膜曲率 <48D,圆锥角膜不明显,常一眼已确诊为圆锥角膜,另一眼可诊断为圆锥角膜潜伏期,角膜厚度正常,角膜地形图表现为角膜散光或轻度后圆锥。

初期:角膜曲率在 48~50D 之间,表现为进展性近视,可以用框架眼镜或者硬性透气性角膜接触镜矫正,角膜厚度变薄,角膜地形图表现为明显后圆锥。

完成期:角膜曲率 >50D,临床出现典型的圆锥角膜症状,由于角膜明显前凸而导致不规则散光,视力下降明显,戴镜不能矫正。典型的圆锥角膜临床体征有:①Munson 征:嘱患者眼向下看时,下睑缘的弯度因前凸角膜的异常支撑而变形(图 6-14-1A);②Fleischer 环:在前凸的角膜锥底部的角膜上皮基底内有铁质沉着,呈棕褐色色素环(图 6-14-1B);③Vogt 线:角膜中央区基质深板层皱褶增多而引起的数条混浊或半透明的白色细线,多为垂直状(图 6-14-1C);④角膜呈明显锥状前凸,中央变薄。角膜明显变薄,角膜地形图检查可见角膜曲率不对称的异常增高呈孕肚状(图 6-14-1D)。

急性期和瘢痕期:角膜中央后弹力层破裂,表现为视力突然下降,角膜中央明显水肿、混浊,自愈后形成白色瘢痕,视力下降不能矫正(图 6-14-1E)。

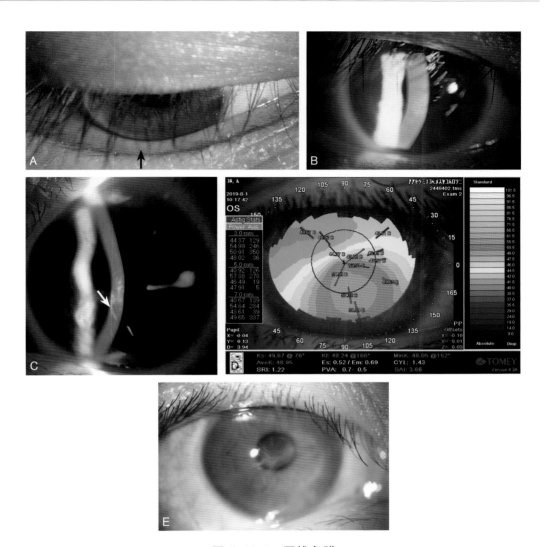

图 6-14-1　圆锥角膜

A. Munson 征：患眼下视，挤压眼睑向下移，角膜畸形被睑缘弯度显现出来；B. Fleischer 环：泪液中的铁质沉积于锥底部角膜上皮基底形成的棕黄色色素环；C. Vogt 线：深层基质的板层皱褶增多引起的垂直性压力线；D. 完成期圆锥角膜的角膜地形图典型改变，左眼角膜曲率非对称性异常增高，以颞下方多见，呈孕肚状；E. 圆锥角膜瘢痕期。

第十五节　大　角　膜

　　大角膜（megalocornea）是指角膜直径 >12mm。是一种先天异常，多为 X 染色体连锁遗传。双侧无进展，角膜透明，边缘清楚（图 6-15-1）。可能有眼球不成比例扩大。少数伴有虹膜、瞳孔异常。应与先天性青光眼鉴别。

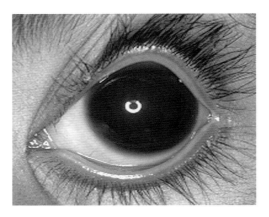

图 6-15-1　**大角膜**

角膜直径 13mm,透明,角膜缘边界清楚。

第十六节　小　角　膜

小角膜(microcornea)是指角膜直径小于10mm,可以单、双侧发生。是一种先天发育异常,为常染色体显性或者隐性遗传。角膜扁平,曲率半径增加,眼球大小可以正常或不成比例缩小(图 6-16-1)。同时可能伴有其他的先天异常如虹膜缺损、白内障、眼球震颤、浅前房等,影响视力。

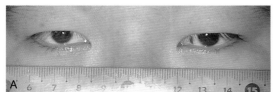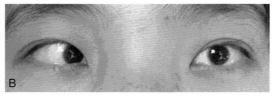

图 6-16-1　**小角膜**

A. 双眼小角膜,右眼 9.5mm,左眼 10mm;B. 双眼小角膜,内斜,眼球震颤。

第十七节　屈光手术相关角膜病变

随着角膜屈光手术的不断普及和广泛开展,屈光手术相关的角膜病变临床也时有发生。角膜屈光手术总体而言是十分安全有效的,但手术改变了角膜原有的结构和形态,在外伤、感染或自身疾病等因素的作用下会形成一些特征性的改变,本节对此进行一个简要的介绍。

　　角膜屈光手术主要分为以准分子激光角膜切削术(photorefractive keratectomy,PRK)为代表的表层手术和以飞秒激光辅助准分子激光原位角膜磨镶术(femtosecond assisted-LASIK,FS-LASIK)和飞秒激光小切口角膜基质透镜取出术(small incision lenticule extraction,SMILE)为代表的角膜基质手术。角膜上皮下混浊(haze)是PRK术后相对较为常见的并发症,表现为角膜基质层间不同程度的混浊,通过局部激素治疗可缓解(图6-17-1)。FS-LASIK和传统角膜刀制瓣的LASIK手术由于术中制作了角膜瓣,而角膜瓣和角膜基质床间存在潜在的间隙,因此在受到某些外力作用时仍有可能出现角膜瓣的破裂、折叠和上皮植入等变化(图6-17-2)。感染是角膜屈光术后的严重并发症,多表现为眼红、眼痛、视力下降、分泌物增多等,早期临床体征主要表现为角膜瓣或者帽下炎性反应浸润灶,范围可局限或弥漫至全角膜基质层间,并可向角膜表层和深层两个方向发展,严格的围手术期管理和及时的识别诊断是治疗关键(图6-17-3)。

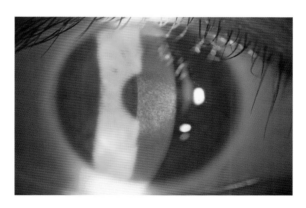

图6-17-1　角膜表层屈光术后上皮下混浊(haze)

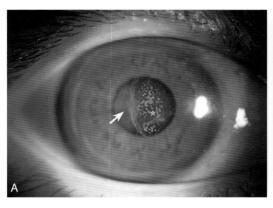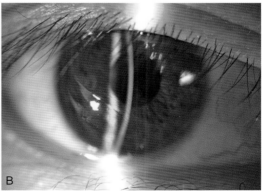

图6-17-2　外伤所致角膜瓣相关并发症

A.外伤导致角膜瓣破裂(箭头所示),角膜瓣下上皮细胞植入呈奶油状(星号所示);B.外伤导致角膜瓣折叠,形成皱褶。

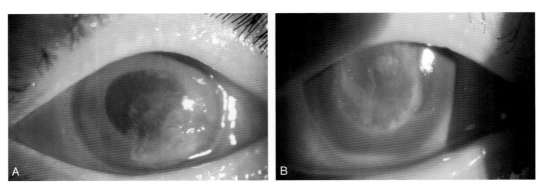

图 6-17-3　角膜屈光术后感染

A. LASIK 术后角膜感染，角膜瓣部分融解；B. SMILE 术后角膜感染伴前房积脓。

第七章

巩膜病

巩膜为眼球壁最外层,由胶原纤维和弹力纤维组成,前半部分表面覆盖有球结膜和筋膜,后半部分位于眼眶内。巩膜组织内细胞和血管很少。因此,巩膜疾病较为单纯,主要是巩膜炎。

巩膜炎(scleritis)是发生于巩膜的自身免疫性疾病。巩膜发炎时所引起的症状,因病变侵犯部位、程度不同而变异颇大。按部位论,巩膜炎为前巩膜炎和后巩膜炎,前巩膜炎占80%,其按病变表现又分为弥漫性、结节状和坏死性。巩膜炎的病因,可与全身结缔组织病有关,或与结核、梅毒等感染性疾病相关,另有一部分病因不清。

第一节　前　巩　膜　炎

前巩膜炎常双侧患病,但病变一般属于良性,病变可以局限在某个象限或较弥漫,但不超过赤道部。患者多觉疼痛,因为睫状神经穿过巩膜,在病变处由于巩膜水肿,睫状神经受到压迫刺激而觉疼痛。裂隙灯显微镜检查可见巩膜组织肿胀、隆起,血管扩张、移位。

巩膜外层炎(episcleritis)常见于睑裂区靠近角膜缘至直肌附着之间的区域,表现为浅层巩膜及表面的球结膜弥漫性充血,巩膜表浅血管扩张、迂曲(图 7-1-1)。

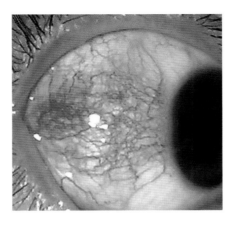

图 7-1-1　**巩膜外层炎**
外直肌附着点附近巩膜血管充血,迂曲。

结节性巩膜炎（nodular scleritis）的患者自觉明显的眼痛，多伴有压痛，患眼可见单个或多个与表层巩膜分开的固定的深红色结节，可合并角膜炎或葡萄膜炎。病程可持续数月，炎症消退后巩膜变薄呈蓝色或瓷白色（图7-1-2）。

弥漫性巩膜炎（diffuse scleritis）是巩膜炎中最良性的一种，少数合并严重的全身性疾病。临床表现为突发的弥漫性充血和巩膜上组织肿胀，病变可局限于一个象限或占据全眼球的前部（图7-1-3）。

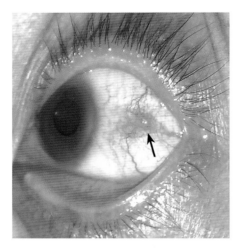

图 7-1-2　结节性巩膜炎

颞侧球结膜下隆起的红色巩膜结节，
边界较清晰。

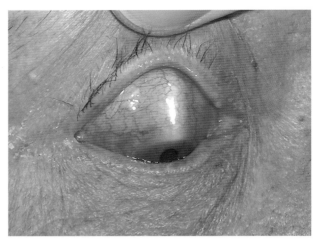

图 7-1-3　弥漫性巩膜炎

巩膜弥漫性充血、球结膜水肿。

第二节　后 巩 膜 炎

后巩膜炎（posterior scleritis）常见于女性患者，多为单侧，仅占巩膜炎的2%，常合并前巩膜炎且后部炎症先于前巩膜炎发病。患者的临床表现各异：可有眼痛、视力模糊、屈光不正、复视及眼球突出等表现，眼底可以正常，也可以伴有视盘水肿，局限的巩膜肿胀导致脉络膜隆起、脉络膜皱褶、视网膜条纹，严重者可出现脉络膜脱离和后极部渗出性视网膜脱离（图7-2-1）。因为病变位于眼球后部、且表现各异，后巩膜炎的早期诊断不易。眼B超检查有助于巩膜炎的诊断。B超提示巩膜后低回声的增厚区（大于2mm），增厚的球壁后的暗区和视神经周围的液性暗区，形成一个水平放置的T形，称为T形征，这是该病的典型表现。后巩膜炎可分为两型：慢性后巩膜炎表现为巩膜脉络膜增厚、脉络膜皱褶，并可维持多年不变；急性后巩膜炎典型表现为急性发作，视力减退，但几周后可自行缓解。眼B超检查见脉络膜-巩膜均增厚，呈高回声；可伴有渗出性视网膜、脉络膜脱离。后巩膜炎从影像学形态上

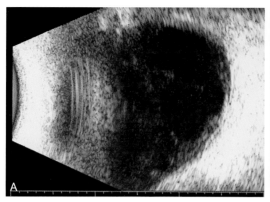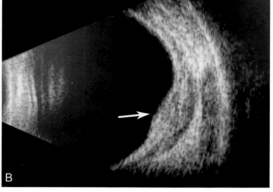

图 7-2-1　后巩膜炎

A. 超声检查示巩膜脉络膜增厚,附近玻璃体混浊,可疑视网膜浅脱离;B.超声检查可见球壁边界不清楚椭圆形结节。

可分为弥漫性和结节性。弥漫性在 B 超或 MRI 上为弥漫增厚的脉络膜和巩膜。B 超可见后巩膜结节的属于结节性。结节性后巩膜炎较常见于儿童。

第三节　坏死性巩膜炎

坏死性巩膜炎(necrotizing scleritis)发病虽少,但病情最为严重、破坏最著。临床上分伴有炎症与不伴炎症两型。发病时眼剧烈疼痛,进展迅速,视力显著下降甚至无光感。眼球突出,球结膜异常充血,呈紫红色。B 超和 MRI 显示后巩膜环显著增厚,回声不等(图 7-3-1)。

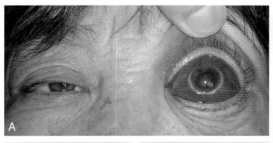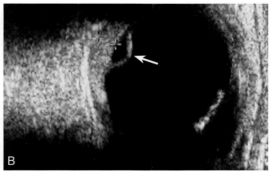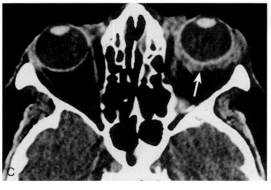

图 7-3-1　坏死性巩膜炎

A.整个巩膜呈紫红色充血,瞳孔中度散大;B.B 超示眼环增粗,脉络膜视网膜增厚,玻璃体混浊;C.MRI 示左眼眼环不均一增厚。

无炎症的坏死性巩膜炎称为穿孔性巩膜软化症（scleromalacia perforans），多见于长期风湿病患者，临床多无症状，只是常规检查时发现。有时也可有很轻微的炎症。并发症为不能耐受眼压而致的葡萄肿；有时因为巩膜软化后，眼球变形导致高度散光，少数病例可发生眼球穿孔。

第四节　巩膜葡萄肿

巩膜在高度近视、炎症、变性、外伤及青光眼等情况下变薄，在眼压作用下，巩膜及脉络膜向外膨出，并显露出葡萄膜颜色，称为巩膜葡萄肿（scleral staphyloma）。分为前巩膜葡萄肿，赤道部巩膜葡萄肿和后巩膜葡萄肿。膨出位于睫状体之前称为前巩膜葡萄肿（图 7-4-1）。后巩膜葡萄肿见于轴性高度近视，多位于后极部及视盘周围（图 7-4-2）。

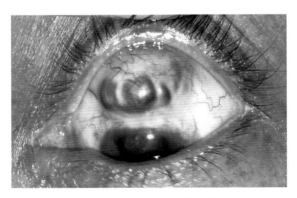

图 7-4-1　前巩膜葡萄肿

巩膜前部变薄，可见其下黑色脉络膜组织凸出，呈分叶状。

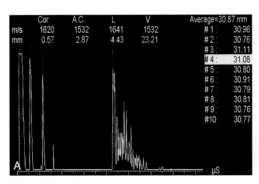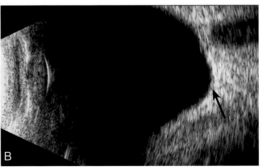

图 7-4-2　高度近视眼后巩膜葡萄肿

A.A 超测量眼轴长 30.87mm；B.B 超示高度近视后巩膜葡萄肿；

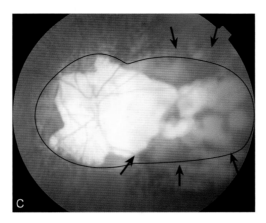

图 7-4-2（续）

C. 含视盘，沿颞上下血管弓的巩膜葡萄肿。

晶状体是眼内双凸、透明、无血管、有弹性的组织,其透明度和位置改变都会引起视力障碍。

第一节　年龄相关性白内障

白内障(cataract)是指晶状体不同程度的混浊。按照病因可分为先天性、年龄相关性、并发性、代谢性、药物中毒性、外伤性和后发性白内障。按照混浊的部位分为皮质、核或后囊下混浊。按照白内障的发展过程可分为初发期、膨胀期、成熟期和过熟期。美国国立眼科研究所制定的晶状体混浊分类系统Ⅱ(Lens Opacities Classification SystemⅡ,LOCSⅡ),广泛用于白内障研究、流行病学调查和药物治疗评价(表 8-1-1)。

表 8-1-1　LOCSⅡ分类系统

晶状体部位	混浊情况	LOCSⅡ分类
核(N)	核透明,胚胎核清楚可见	N_0
	早期混浊	N_1
	中等程度混浊	N_2
	严重混浊	N_3
皮质(C)	皮质透明	C_0
	少量点状混浊	Ctr
	点状混浊扩大,瞳孔区内出现少量点状混浊	C_1
	车轮状混浊,超过两个象限	C_2
	车轮状混浊扩大,瞳孔区约 50% 混浊	C_3
	瞳孔区约 90% 混浊	C_4
	混浊超过 C_4	C_5
后囊膜下(P)	后囊膜下约 3% 混浊	P_0
	约 30% 混浊	P_1
	约 50% 混浊	P_2
	混浊程度超过 P_2	P_3

年龄相关性白内障常见于 50 岁以上患者，是最常见的白内障。经常按照混浊的部位分类。其中典型的皮质性白内障分为四期（图 8-1-1）：

* 初发期（incipient stage）：晶状体可见空泡和水隙，水隙从周边向中央发展为楔形混浊、轮辐状混浊，并逐渐融合。

* 膨胀期（intumescent stage）：晶状体混浊加重，皮质吸水肿胀，体积增大，前房变浅。可诱发急性闭角型青光眼。斜照法检查虹膜可在混浊深层皮质投影形成新月形阴影，称为虹膜投影。

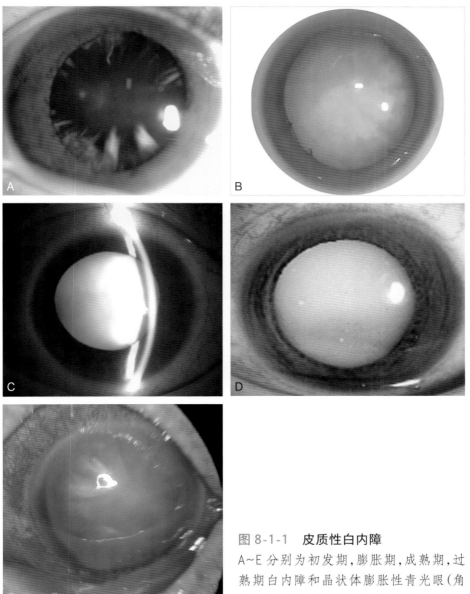

图 8-1-1　皮质性白内障

A～E 分别为初发期，膨胀期，成熟期，过熟期白内障和晶状体膨胀性青光眼（角膜水肿、晶状体膨胀、前房变浅）。

- 成熟期(mature stage):晶状体完全混浊,呈乳白色。此时晶状体水分溢出,肿胀消退,前房深度恢复。
- 过熟期(hypermature stage):晶状体脱水变小,囊膜皱缩,表面钙化或者有胆固醇结晶;纤维分解液化成乳白色颗粒(Morgagni 小体),晶状体核因为重力下沉,成为 Morgagni 白内障。此期晶状体皮质从囊膜溢出,进入前房的晶状体蛋白可能诱发葡萄膜炎,即晶状体过敏性葡萄膜炎(phacoanaphylactic uveitis);如果巨噬细胞吞噬了晶状体颗粒,聚积在房角,堵塞小梁网,眼压升高,称为晶状体溶解性青光眼(phacolytic glaucoma)。

从 40 岁左右开始,晶状体的混浊从胎儿核或者成人核开始,颜色逐渐加深,淡黄色、黄色、棕色、棕黑色甚至黑色。早期由于核屈光力的增强,可以出现晶状体性近视,远视力下降,视近能力增强。由于晶状体核颜色可以反映一定程度上晶状体核的硬度,对超声乳化手术治疗有重要意义。常采用 Emery 核分级法(Emery 分级标准)(图 8-1-2~图 8-1-4):

- Ⅰ级:透明,无核,软性;
- Ⅱ级:核呈黄白色或黄色,软核;
- Ⅲ级:核呈深黄色,中等硬度核;
- Ⅳ级:核呈棕色或琥珀色,硬核;
- Ⅴ级:核呈棕褐色或黑色,极硬核。

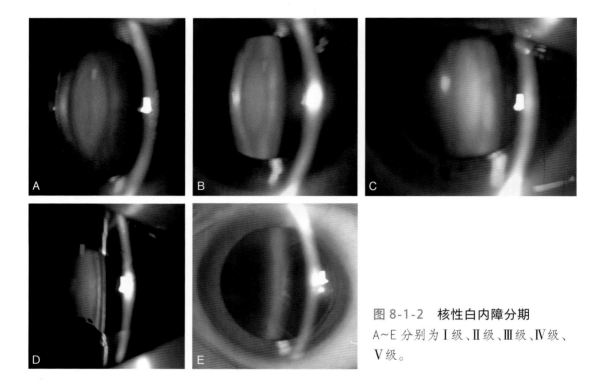

图 8-1-2　核性白内障分期
A~E 分别为Ⅰ级、Ⅱ级、Ⅲ级、Ⅳ级、Ⅴ级。

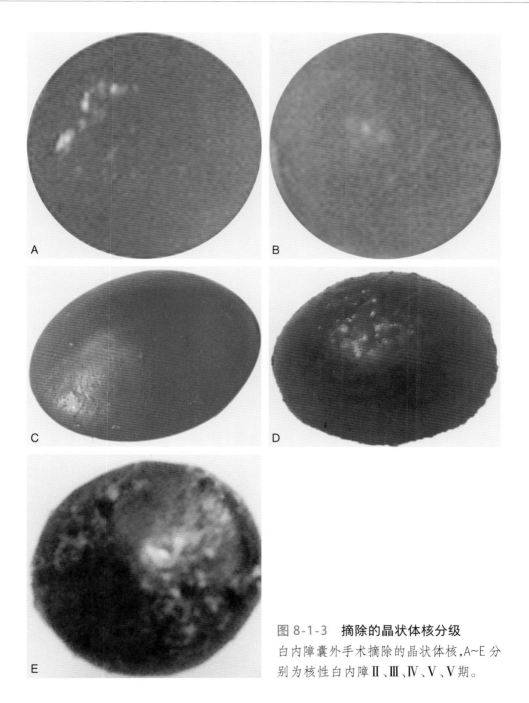

图 8-1-3　摘除的晶状体核分级

白内障囊外手术摘除的晶状体核,A~E 分别为核性白内障 Ⅱ、Ⅲ、Ⅳ、Ⅴ、Ⅴ 期。

后囊下白内障可单独发生,也可合并其他类型白内障。可见后囊下许多黄白色小点、空泡和结晶状颗粒,融合成盘状,或者锅底状,早期表现为明显的视力下降(图8-1-5)。

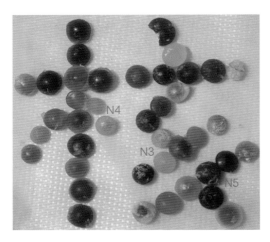

图 8-1-4　核性白内障

不同程度晶状体核排列成的"核"字。

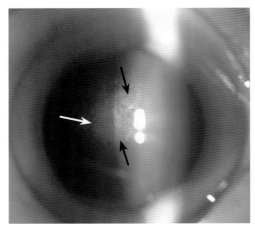

图 8-1-5　后囊下白内障

后囊下呈锅底样混浊。

第二节　先天性白内障

先天性白内障(congenital cataract)是指出生前后即存在,或者出生后逐渐形成的先天性或者发育障碍的白内障,是儿童常见眼病。是造成儿童失明或者弱视的重要原因,也是白瞳征的重要原因。主要致病因素包括遗传因素,环境因素等。先天性白内障遗传方式以常染色体显性遗传多见,还包括隐性遗传和伴性遗传。母亲妊娠3个月内病毒感染是导致胎儿先天性白内障的重要原因,风疹病毒感染性白内障最常见。其他如营养不良、盆腔放射线照射、药物(如激素、水杨酸、维生素D缺乏)、早产儿、宫内缺氧也可导致白内障。先天性白内障多有特征性晶状体混浊形态。常见的形态有膜性、核性、绕核性、前极、后极、盘状(Coppock白内障)、珊瑚状和花冠状等(图8-2-1)。对于单、双眼的完全性白内障和位于视轴中央的白内障,建议出生后及早手术。

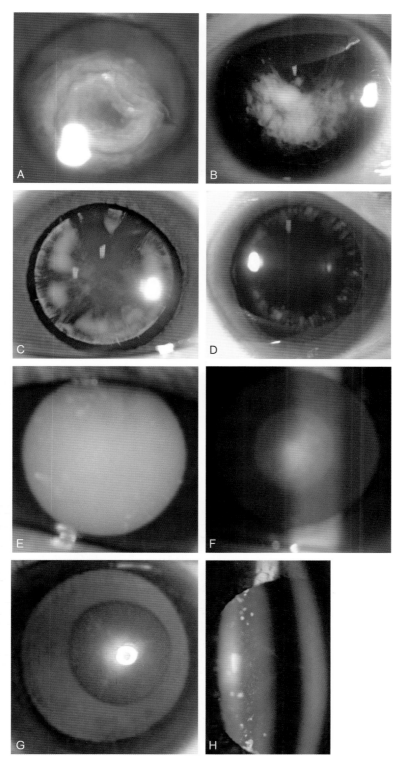

图 8-2-1　各种类型的先天性白内障

A. 盘状；B. 珊瑚状；C. 点状；D. 冠状；E. 全白；F. 后极；G. 核性；H. 颗粒状。

第三节　其他类型白内障

多种因素都可以引起晶状体混浊。如钝挫伤、穿通伤、电击伤和爆炸伤可引起外伤性白内障(图8-3-1)。代谢性白内障包括糖尿病性(图8-3-2)、半乳糖性和手足搐搦性白内障(图8-3-3)。并发性白内障的发病因素包括:葡萄膜炎(图8-3-4)、青光眼、眼内肿瘤、高度近视等。导致药物及中毒性白内障的因素包括:糖皮质激素(图8-3-5)、缩瞳剂、氯丙嗪和三硝基甲苯(图8-3-6)。放射性白内障可因红外线、电离辐射和微波所致。后发性白内障是指白内障术后再次出现的后囊混浊(图8-3-7)。

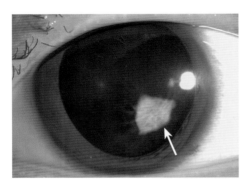

图8-3-1　外伤性白内障

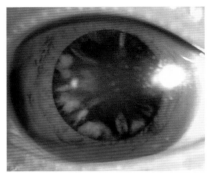

图8-3-2　糖尿病性白内障

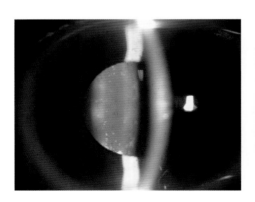

图8-3-3　手足搐搦性白内障

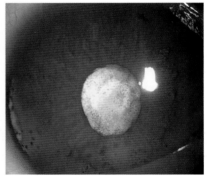

图8-3-4　葡萄膜炎并发白内障

瞳孔区晶状体完全白色混浊。

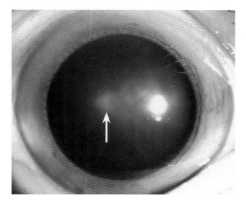

图 8-3-5 激素性白内障
后囊下的混浊。

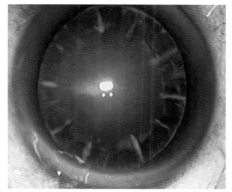

图 8-3-6 三硝基甲苯白内障

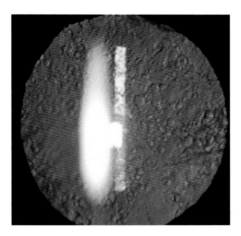

图 8-3-7 后发性白内障
后彻照显示晶状体后囊混浊不均,类
似成簇的珍珠(Elschnig 珠)。

第四节 晶状体脱位

出生时晶状体不在正常位置称为晶状体异位,出生后因为先天、外伤或者其他疾病引起的晶状体位置改变称为晶状体脱位(图 8-4-1)。晶状体全脱位可以脱位于前房,玻璃体腔和嵌顿于瞳孔区。晶状体半脱位时散瞳可见到部分晶状体赤道部,该区悬韧带离断。Marfan综合征的晶状体向上移位,Marchesani 综合征和同型胱氨酸尿症晶状体向下移位。晶状体半脱位常伴虹膜震颤。

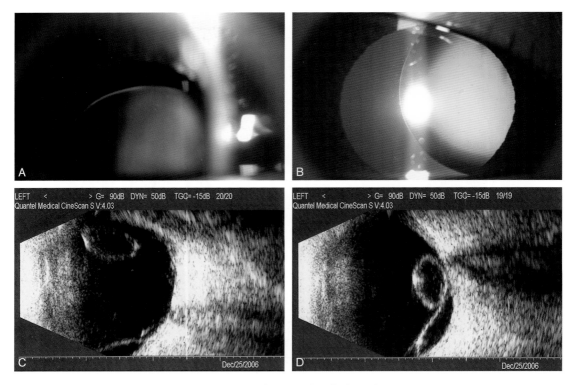

图 8-4-1　各种类型晶状体脱位

A. 晶状体向下脱位;B. 晶状体侧向脱位;C、D.B 超显示不同体位时脱位的晶状体在玻璃体腔的位置(C.坐位,在玻璃体周边部;D.卧位,在视盘前)。

第五节　晶状体形态异常

　　晶状体形态异常包括球形晶状体、圆锥形晶状体、晶状体缺损和晶状体脐状缺陷。球形晶状体(spherophakia)是一种先天性常染色体隐性遗传疾病。是胚胎在 5~6 个月期,晶状体发育呈圆球形时,某种原因使发育停滞所致。也有认为因悬韧带障碍,其纤维过分松弛,晶状体失去了牵引而收缩,致前后径增加,周径缩小而成球形。常见于 Marchesani 综合征,表现为球形晶状体,胸廓圆阔,身材矮胖(图 8-5-1)。晶状体缺损常指晶状体赤道部切迹样缺损,可伴有悬韧带缺损或异常(图 8-5-2)。

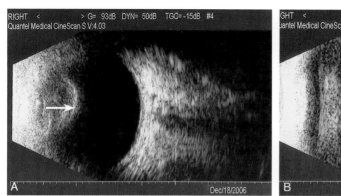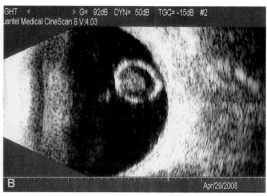

图 8-5-1　B 超下的球形晶状体

A.晶状体后径增加,后凸,呈现半球形;B.球形晶状体脱位在玻璃体腔,位于视盘前。

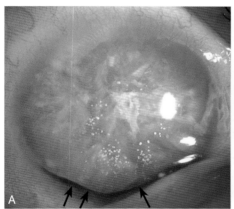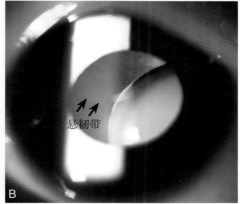

图 8-5-2　晶状体缺损

A.散瞳后可见晶状体核性混浊,下缘缺损;B.箭头示晶状体悬韧带。

第九章

青光眼

09

第一节 概　　述

青光眼是一类具有特征性视野缺损和视神经损害,并以高眼压为主要危险因素的临床征群。正常眼压为 10~21mmHg,它有助于保持眼球的固定形态,恒定角膜曲率,对于维持眼内液体正常循环和屈光介质的透明有重要意义。视神经损害的机制主要有两种学说,机械学说和缺血学说。前者认为眼压升高使视神经纤维受压,轴浆流中断。后者认为视神经供血不足,对眼压耐受性降低。眼压升高主要取决于睫状突上皮房水生成的速率增加,小梁网路径流出受阻和巩膜静脉压的升高。根据病因学、解剖学和发病机制,青光眼主要分为三大类(表 9-1-1)。

表 9-1-1　常见的青光眼类型

- 原发性青光眼(图 9-1-1)
    - 闭角型青光眼(急性和慢性)
    - 开角型青光眼
- 继发性青光眼
- 先天性青光眼
    - 婴幼儿型
    - 青少年型
    - 先天性青光眼伴其异常

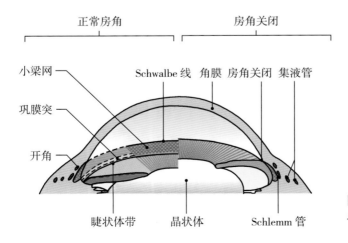

图 9-1-1　两种类型青光眼房角比较

第二节　原发性闭角型青光眼

原发性闭角型青光眼（primary angle-closure glaucoma）是由于前房角被周边虹膜组织机械性的阻塞导致房水外流受阻，造成眼压升高的一类青光眼。主要分布在亚洲地区，蒙古人种最多见，其次是尼格罗人种和欧罗巴人种，男女比 1 ∶ 3，多发于 40 岁以上，是我国最常见的青光眼类型。

主要的解剖结构异常包括前房浅（尤其是周边前房）（图 9-2-1），角膜相对较小，晶状体相对较厚，房角入口狭窄，眼轴较短。促发因素包括情绪波动、过度疲劳、长时间近距离用眼、暗室环境工作、全身性疾病，以及使用可能使瞳孔散大的药物。

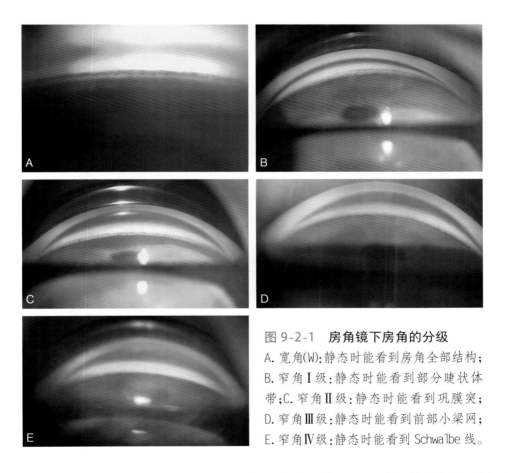

图 9-2-1　房角镜下房角的分级
A. 宽角(W)：静态时能看到房角全部结构；
B. 窄角Ⅰ级：静态时能看到部分睫状体带；C. 窄角Ⅱ级：静态时能看到巩膜突；
D. 窄角Ⅲ级：静态时能看到前部小梁网；
E. 窄角Ⅳ级：静态时能看到 Schwalbe 线。

原发性闭角型青光眼主要分为急性闭角型青光眼（图 9-2-2）和慢性闭角型青光眼（图 9-2-3）。前者按照临床发展规律分为临床前期、发作期（不典型小发作和典型大发作）、间歇缓解期、慢性进展期和绝对期。慢性闭角型青光眼是由于房角粘连由点到面逐步发展，眼压水平逐渐上升所致。没有急性发作的表现，但是视盘和视野进行性受到损害，不易引起患者警觉,有潜在的危险性。危险因素与急性闭角型青光眼比较,均有房角狭窄,但是慢性患者眼轴不短,房角解剖结构的异常也要轻一些,瞳孔阻滞不明显,UBM 通常表现为高褶虹膜。原发性闭角型青光眼各期的发展路径见图 9-2-4。

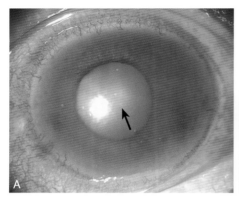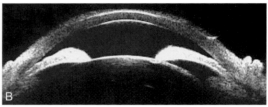

图 9-2-2　原发性急性闭角型青光眼

A. 典型大发作,视力下降,眼压升高,可达 80mmHg,睫状充血,角膜水肿,瞳孔轻度扩大,对光反射消失,虹膜局限脱色素、萎缩,晶状体前囊下可见青光眼斑(箭头);B. 典型大发作,UBM 示周边房角完全关闭,虹膜膨隆、水肿。

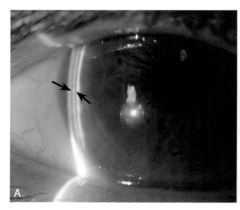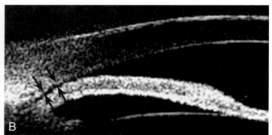

图 9-2-3　慢性闭角型青光眼

A. 浅前房,虹膜和角膜内皮距离小于 1/4 角膜厚度(CT);B. UBM 示房角狭窄,虹膜嵴凸处与小梁网有点状粘连。

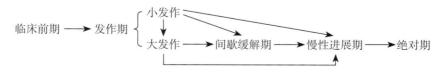

图 9-2-4　原发性闭角型青光眼的发生发展过程

第三节　原发性开角型青光眼

原发性开角型青光眼（primary open angle glaucoma，POAG）是指在房角开放的情况下发生眼压升高、视野及视神经损害的一类青光眼。发病隐匿，部分患者可有雾视、眼胀，多数患者直到晚期视功能严重受损时才发觉。前节常常无明显异常。眼底主要是视盘改变，尤其是盘沿的变化。正常视盘盘沿宽度遵循ISNT规律（图9-3-1），由宽往窄的顺序为下方（inferior），上方（superior）、鼻侧（nasal）和颞侧（temporal），盘沿选择性的丢失有诊断意义。常见青光眼视盘改变包括视盘凹陷进行性扩大、加深，视盘上、下方局限盘沿变窄或形成切迹（图9-3-2），双

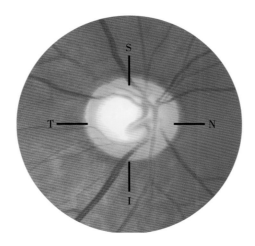

图 9-3-1　ISNT 规律

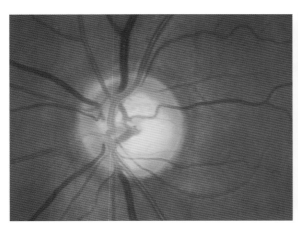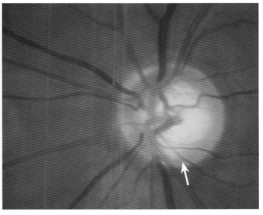

图 9-3-2　原发性开角型青光眼视盘改变

左眼视盘凹陷渐进性扩大加深，下方盘沿变窄并出现切迹（箭头示）。

眼视盘凹陷不对称（图 9-3-3），视盘上或者盘周浅表出血，视网膜神经纤维缺损（图 9-3-4）。视野表现为早期孤立的旁中心暗点或者鼻侧阶梯；随病情进展，旁中心暗点逐渐扩大加深，多个暗点融合，形成弓形暗影；发展到晚期，仅存管状视野和颞侧岛区（图 9-3-5）。

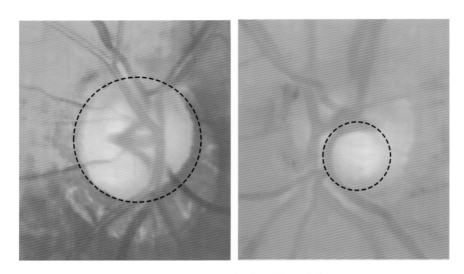

图 9-3-3　双眼视盘凹陷不对称

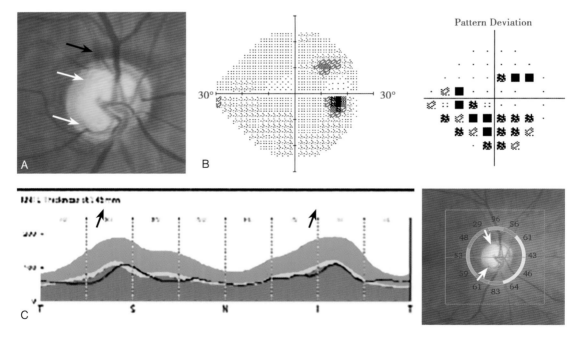

图 9-3-4　原发性开角型青光眼

A. 视盘凹陷扩大加深，颞上、颞下切迹（白色箭头处），上方盘沿出血（黑色箭头）；B. 对应视野改变，下方弓形视野缺损，上方视野缺损，鼻侧阶梯；C. 对应神经纤维层的缺损，颞上、颞下放射状变薄区（箭头示）。

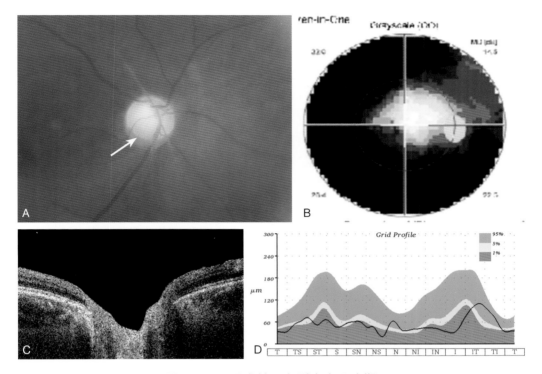

图 9-3-5 原发性开角型青光眼晚期

A.视盘彩色像,视盘颜色苍白,颞下切迹(箭头);B.管状视野;C.OCT示视盘凹陷加深;
D.OCT-RNFL 360°视神经纤维层变薄。

第四节 青光眼睫状体炎综合征

　　青光眼睫状体炎综合征又称 Posner-Schlossman 综合征,是非肉芽肿性前葡萄膜炎伴急剧眼压显著升高为特征的临床综合征。单眼多见,眼压高达 40~60mmHg,可持续 1~2 周,能自行缓解。发作期角膜后少量羊脂状 KP,房水闪辉轻微,房角开放(图 9-4-1)。炎症程度与眼压不平行,视力影响小。

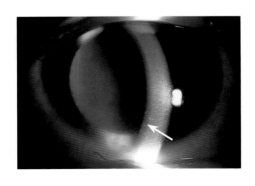

图 9-4-1 青光眼睫状体炎综合征
角膜后羊脂状 KP(箭头)。

第五节 晶状体膨胀性青光眼

在白内障发生过程中,晶状体膨胀,将虹膜向前推挤,使前房变浅,房角关闭,眼压急剧升高,类似急性闭角型青光眼发作(图 9-5-1)。只有摘除晶状体才能有效缓解眼压。

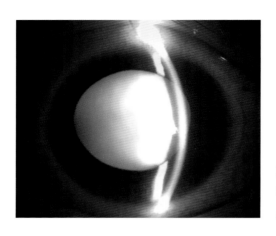

图 9-5-1 晶状体膨胀性青光眼
睫状充血,瞳孔中度散大,晶状体皮质完全混浊。

第六节 新生血管性青光眼

新生血管性青光眼是一类以虹膜和房角新生血管生成,房角新生血管膜收缩导致房角关闭、眼压升高的难治性青光眼(图 9-6-1)。病因主要有视网膜静脉阻塞、糖尿病视网膜病变、眼内肿瘤、早产儿视网膜病变、颈动脉狭窄等慢性缺血缺氧疾病。

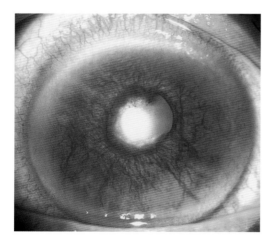

图 9-6-1 新生血管性青光眼
虹膜大量新生血管,瞳孔区葡萄膜外翻,部分后粘连。

第七节　睫状环阻滞性青光眼

睫状环阻滞性青光眼（ciliary-block glaucoma）又称恶性青光眼（malignant glaucoma）是指各种原因导致睫状环阻滞，房水反流向玻璃体腔或者在玻璃体后间隙积聚，使玻璃体腔内压力升高，将晶状体-虹膜隔前推，因而更加促进房水向后反流，形成恶性循环（图 9-7-1）。多见于青光眼、白内障等眼前节手术后，也可见于缩瞳剂治疗或自发性。危险因素包括闭角型青光眼、小眼球、短眼轴和大晶状体。表现为眼压不断升高，浅前房甚至无前房，使用缩瞳剂眼压不降反升。需要同瞳孔阻滞性青光眼、脉络膜上腔出血和脉络膜脱离鉴别。恶性青光眼一旦确诊，应该积极采取治疗措施，包括阿托品散瞳、积极降低眼压和激素抗炎。部分患者可通过睫状体光凝术，YAG 激光玻璃体前界膜切开术缓解。必要时手术抽吸前玻璃体积液或行晶状体 + 玻璃体切除术，将玻璃体前界膜尽量切除（图 9-7-2）。

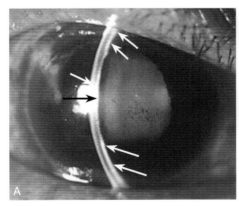

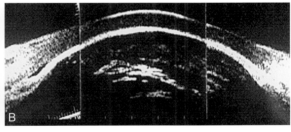

图 9-7-1　恶性青光眼

A. 恶性青光眼，无前房，晶状体和角膜接触；B. UBM 示无前房，晶状体和角膜接触。

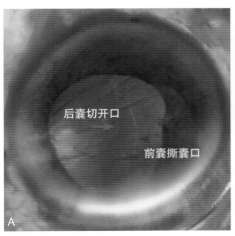

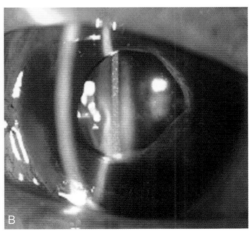

图 9-7-2　恶性青光眼手术治疗

A. 术中摘除晶状体，可见前后囊开口；B. 术后前房恢复，人工晶状体在囊袋内。

第八节　虹膜角膜内皮综合征

虹膜角膜内皮综合征(iridocorneal endothelial syndrome,ICE 综合征)是一类以角膜内皮细胞的异常增殖,前房角进行性关闭,原发性虹膜萎缩为特征的青光眼。包括三种类型:Chandler 综合征以早期较为严重的角膜水肿为特征;原发性虹膜萎缩以虹膜异常为主,如瞳孔移位、虹膜萎缩、多瞳症(图 9-8-1);Cogan-Reese 综合征以虹膜结节或者弥漫、平坦的虹膜痣为主。

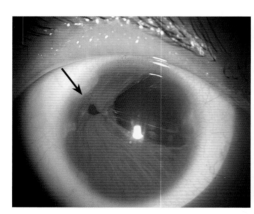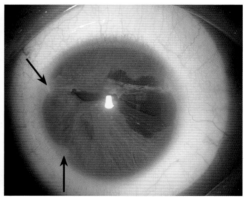

图 9-8-1　虹膜角膜内皮综合征(原发性虹膜萎缩)

虹膜萎缩,瞳孔变性,多个瞳孔,周边部分虹膜前粘连。

第九节　Axenfeld-Rieger 综合征继发青光眼

Axenfeld-Rieger 综合征(简称 ARS)又称前房劈裂综合征、角膜后胚胎环综合征,是一种较少见的先天性眼前节发育缺陷病,通常为双眼受累,由于胚胎期中胚叶发育障碍,角膜后胚胎环退化不完全,周边角膜、前房角和虹膜的结构异常,因为房水排出的结构发育不全,继发青光眼概率高,同时也可伴有全身发育异常,该病呈常染色体显性遗传,可有家族史,亦可为基因突变导致的散发病例(图 9-9-1)。

Axenfeld-Rieger 综合征的诊断标准:①角膜后胚胎环的存在:即 Schwalbe 线突出和前移,裂隙灯显微镜检查可见在角膜后近角膜缘处的环状白线,此外还可伴有角巩膜边界不清,角膜大小异常;②虹膜异常:包括虹膜孔洞、萎缩、前粘连或无虹膜,瞳孔畸形、偏位,瞳孔缘葡萄膜外翻等;③可伴有全身异常,如上下颌骨发育不良、小齿、牙齿缺损、身材矮小;④继发性青光眼,约占 50%。

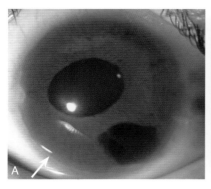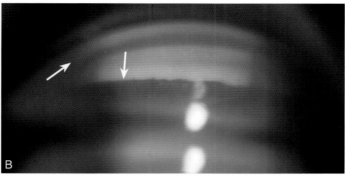

图 9-9-1 Axenfeld-Rieger 综合征继发青光眼

A. 角巩膜边界不清,虹膜孔洞、瞳孔移位,周边角膜后环形白色胚胎环(箭头);B. 房角镜显示:Schwalbe 线前移,虽为开角,但虹膜附着点前看不到小梁网结构(箭头)。

临床中,ARS 由于虹膜异常的比例高且容易被发现,因此需要与虹膜角膜内皮综合征(见本章第八节)相鉴别,以免误诊。鉴别要点如下:

①ARS 多于婴幼儿或青少年时期发现,常双眼患病,可以有家族遗传史。较常见,ICE 综合征则常见于中年女性,多为单眼发病。②从发病机制而言,ICE 综合征是因为角膜内皮细胞异常增殖越过前房角,终止于虹膜表面,并不断地收缩牵拉,引起的虹膜异常,虹膜异常随时间变化、非静止性。ARS 是由于胚胎期角膜后胚胎环退化不完全,虹膜的改变相对静止、变化不大。③ARS 通常有面部、牙齿、骨骼等全身异常,而 ICE 综合征没有全身发育异常。

Axenfeld-Rieger 综合征继发青光眼,通常需要行手术治疗。手术方式包括小梁切除术、小梁切开术和青光眼减压阀植入术等。

第十节 剥脱性青光眼

剥脱性青光眼是指一类伴发眼内不同结构上灰白色物质沉积的青光眼。假性囊膜剥脱综合征中 7%~63% 伴发青光眼,典型表现是灰白色物质沉积在晶状体前表面,分为三区,中央相对均匀盘区,周边颗粒层带,两者之间清洁区(图 9-10-1A)。真性囊膜剥脱是指高温作业时,晶状体受到高温、异物刺激,表面囊膜发生板层裂隙,边缘逐渐翘起、游离,少有青光眼(图 9-10-1B)。

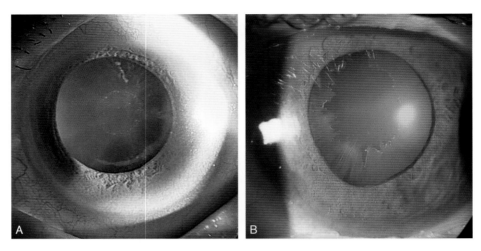

图 9-10-1　囊膜剥脱综合征

A.假性:晶状体前表面灰白色颗粒沉着,可见环形清洁区;B.真性:中央囊膜板层
翘起、分离。

第十一节　色素播散性青光眼

色素播散性青光眼是以色素颗粒沉积于房角为特征的青光眼。在裂隙灯显微镜下可见
到角膜中下部色素呈垂直梭形,下方略宽,称为 Krukenberg 梭(图 9-11-1)。小梁网有明显色
素沉着。

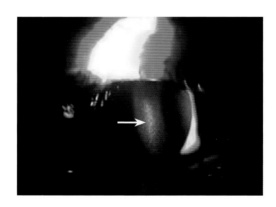

图 9-11-1　色素播散性青光眼

第十二节　先天性青光眼

先天性青光眼(congenital glaucoma)是指胎儿在发育过程中,前房角发育异常,小梁
网-Schlemm 管系统不能发挥有效的房水引流功能,使眼压升高的一类青光眼,分为婴幼儿

型和青少年型。婴幼儿型见于新生儿或者婴幼儿期,80% 在 1 岁内被发现。畏光、流泪、眼睑痉挛是本病三大症状。角膜增大,横径≥12mm,呈毛玻璃样混浊,角膜深层可见水平或者同心圆分布的条纹状混浊(Haab 纹)(图 9-12-1)。眼压升高,房角结构异常,视盘凹陷加深,眼轴加长。可以通过房角切开术或小梁切开术来控制眼压。

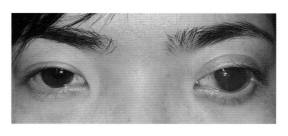

图 9-12-1　先天性青光眼
左眼角膜增大,毛玻璃样混浊。

第十三节　葡萄膜炎继发青光眼

葡萄膜炎继发青光眼是葡萄膜炎的常见并发症,其发生机制包括房水生成增加、成分改变,以及排出异常(表 9-13-1,图 9-13-1)。

表 9-13-1　葡萄膜炎继发青光眼分类

房水生成过多
前葡萄膜炎
Posner-Schlossman 综合征
Fuchs 综合征
房水成分改变
前葡萄膜炎
HLA-B27 相关前葡萄膜炎
外伤或者手术导致睫状体水肿
房水排出障碍
小梁网炎
玻璃体视网膜手术后
完全的虹膜后粘连
周边虹膜前粘连或者房角粘连

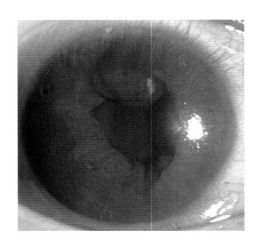

图 9-13-1 葡萄膜炎继发青光眼
睫状充血,角膜轻度水肿,瞳孔不规则
后粘连,虹膜高度膨隆,周边无前房。

第十四节 滤过术后常见并发症

滤过手术是最常采用的抗青光眼手术方式,包括小梁切除术、非穿透滤过手术、二氧化碳激光辅助小梁切除术、引流阀植入术等。浅前房是滤过手术后常见的并发症,长期的浅前房可能导致眼压异常、晶状体混浊、角膜内皮失代偿、脉络膜脱离;而无前房则是更严重的术后并发症,通常需要行急诊手术处理。术后早期浅前房合并低眼压,通常因为滤过过强或结膜缝合处渗漏,如浅前房合并高眼压,要考虑恶性青光眼的可能性(见本章第七节)。

浅前房的临床分级如下。一级浅前房:周边虹膜与角膜内皮相接触,其余部分前房存在,或中央前房较术前浅 1/2(图 9-14-1A)。二级浅前房:虹膜全部与角膜相贴,仅在瞳孔区晶状体或玻璃体前存在少许前房(图 9-14-1B)。三级浅前房:虹膜、晶状体、玻璃体或人工晶状体前表面完全与角膜相贴,前房消失(图 9-14-1C)。

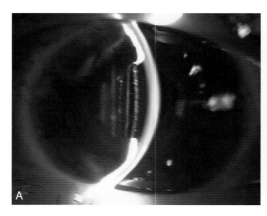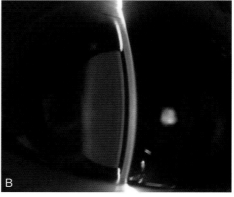

图 9-14-1 滤过手术后浅前房
A. 一级浅前房:周边虹膜与角膜相贴;B. 二级浅前房:虹膜全部与角膜相贴,仅晶状体前存在前房;

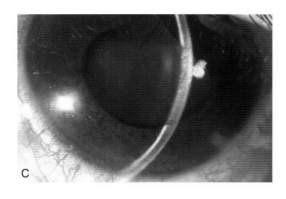

图 9-14-1（续）
C.三级浅前房:虹膜晶状体全
部与角膜相贴,前房消失。

滤过手术后,功能滤过泡的维持是保持降眼压效果的必要条件,随手术时间的推移,滤过泡可能发生各种病理变化,从而导致其滤过功能不佳(图 9-14-2)。滤过泡瘢痕化是青光

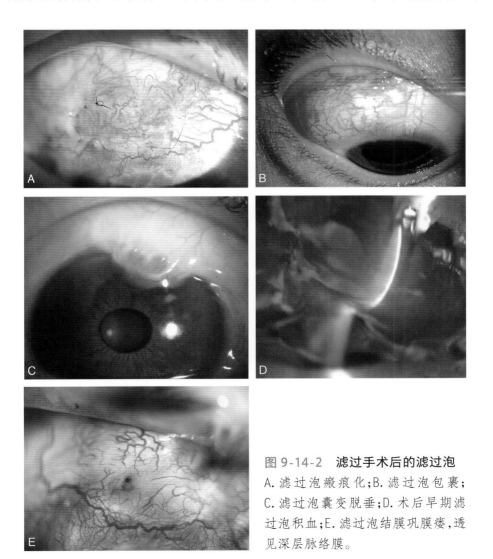

图 9-14-2　滤过手术后的滤过泡
A.滤过泡瘢痕化;B.滤过泡包裹;
C.滤过泡囊变脱垂;D.术后早期滤
过泡积血;E.滤过泡结膜巩膜瘘,透
见深层脉络膜。

眼术后眼压失控而手术失败的主要原因,可见扁平的结膜下白色瘢痕增生,牵拉结膜血管走行迂曲。滤过泡包裹也属于滤过泡瘢痕化的一种表现,是位于角膜缘的边界清晰、高度隆起的厚壁囊泡,滤过泡及周边结膜充血明显。患者常主诉眼部不适及异物感。微小囊状滤过泡属于功能性滤过泡,由结膜组织变薄引起,多见于使用抗代谢药物的滤过手术后。在近角膜缘处可见分房状微小囊,泡壁薄、血管少,但如果滤过泡囊壁增大,可导致脱垂,影响视力并产生异物感。

外引流手术后,无论引流装置还是滤过泡,都属于非生理性结构。长期眼表炎症、眼球转动、眼睑开合摩擦等因素都可能导致引流区域的破损、暴露。如硅管暴露、结膜瘘,这些都可能导致眼压骤降、前房变浅、感染性眼内炎。

第十章

葡萄膜疾病

第一节　葡萄膜炎常见体征

葡萄膜炎（uveitis）狭义上专指葡萄膜组织的炎症，广义上为眼内炎症的总称，包括葡萄膜、视网膜、视网膜血管和玻璃体的炎症。根据病因分为非感染性、伪装综合征和感染性；根据部位分为前葡萄膜炎、中间型葡萄膜炎、后葡萄膜炎、全葡萄膜炎；病程 <3 个月为急性，≥3 个月为慢性葡萄膜炎。葡萄膜组织富含血管和神经，眼球前后部均有涵盖；大约一半的葡萄膜炎病因不清楚，临床表现千差万别，但是一些共同的特征有助于识别其类型，判断其所处病程的阶段，有助于诊断和治疗。

一、睫状充血

是指位于角膜缘周边表层巩膜血管的充血（图 10-1-1），是急性前葡萄膜炎的常见体征，它和急性闭角型青光眼的睫状充血，以及结膜充血的鉴别见表 10-1-1。

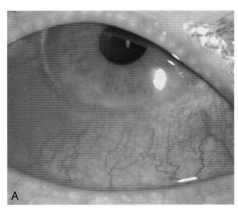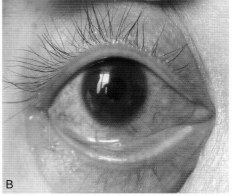

图 10-1-1　睫状充血和结膜充血
A.睫状充血；B.结膜充血。

表 10-1-1　结膜充血和睫状充血的鉴别

体征	结膜充血	睫状充血	
		急性闭角型青光眼	急性前葡萄膜炎
视力	多不受影响	显著下降	不同程度下降
眼压	正常	升高	多数有降低
受累血管	结膜血管,靠近角膜缘减轻,用血管收缩药变白	巩膜和结膜血管,靠近瞳孔缘加重,青紫色,用血管收缩药表层结膜血管变白,巩膜血管无变化	巩膜和结膜血管,使用局限性血管收缩药表层结膜血管变白,巩膜血管无变化
瞳孔	不受累	轻度扩大,固定,虹膜节段状萎缩	变小或者有前/后粘连
房角	正常	变浅	多数正常
角膜	多不受累	水肿,可有浅前房	后弹力层皱褶,其后有角膜后沉着物(KP)或房水闪辉

二、角膜后沉着物

角膜后沉着物(keratic precipitate,KP)的存在需要角膜内皮损伤、炎症细胞或者色素同时存在。根据形状分为尘状、中等大小和羊脂状(图 10-1-2)。前两者主要是中性粒细胞、淋

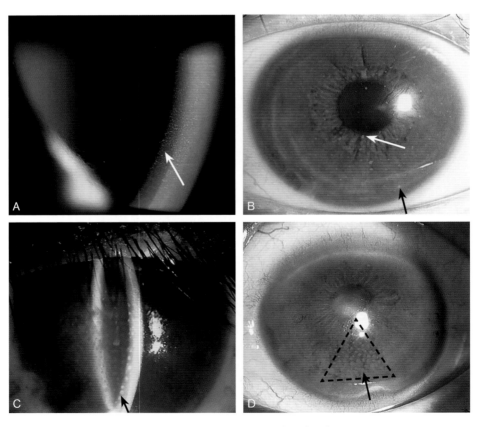

图 10-1-2　角膜后沉着物(KP)

A. 尘状 KP;B. 中等大小 KP;C. 羊脂状 KP;D. 羊脂状 KP,呈 delta 三角状。

巴细胞和浆细胞;后者主要是单核巨噬细胞和类上皮细胞。尘状 KP 主要见于非肉芽肿葡萄膜炎,如白塞病、糖尿病、内眼术后;中等大小 KP 主要见于 Fuchs 虹膜异色综合征、青光眼睫状体炎综合征、单纯疱疹病毒性角膜炎;羊脂状 KP 主要见于肉芽肿性葡萄膜炎,如 Vogt-小柳原田病(VKH 病)、结节病等。

三、房水闪辉和细胞

房水闪辉是由于血-房水屏障破坏,蛋白进入房水所致光线的散射(图 10-1-3)。房水闪辉并不一定代表有活动性炎症。房水细胞是指房水中的炎症细胞,除此以外还包括红细胞、肿瘤细胞和色素颗粒。当房水中纤维蛋白大量渗出,类似凝固状,称为成型性渗出(图 10-1-4);大量炎性细胞沉积下方房角,形成液平面,称为前房积脓(hypopyon)(图 10-1-5)。房水闪辉和房水细胞计数评分见表 10-1-2。

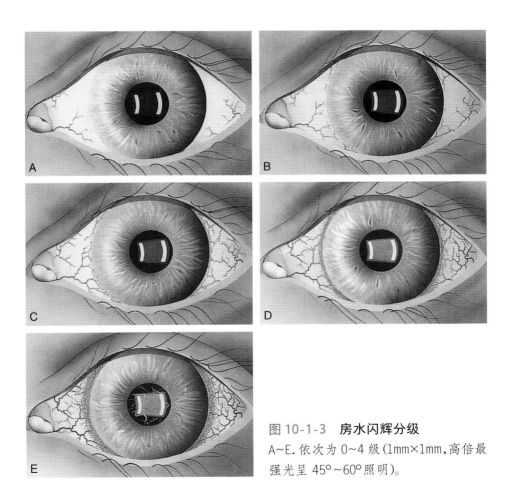

图 10-1-3 **房水闪辉分级**
A~E. 依次为 0~4 级(1mm×1mm,高倍最强光呈 45°~60° 照明)。

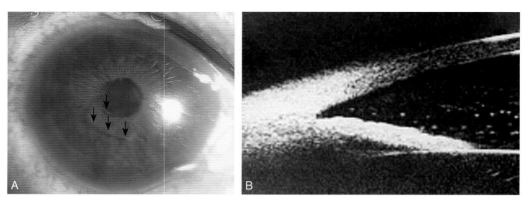

图 10-1-4 成型性渗出

A. 前房成型性渗出;B. UBM 示成型性渗出。

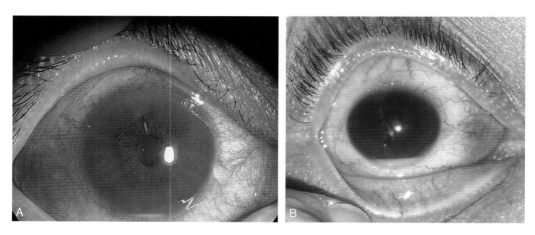

图 10-1-5 前房积脓

A. 热性前房积脓;B. 冷性前房积脓。

表 10-1-2 房水闪辉和房水细胞计数评分

房水细胞(1mm×1mm 光束下观察)		房水闪辉	
评分	描述	评分	描述
0	无:<5 个细胞/视野	0	无到微量
1	轻度;5~10 个细胞/视野,没有 KP	1	轻度:明确可见
2	中度:11~20 个细胞/视野	2	中度:没有胶冻状房水
3	显著:21~50 个细胞/视野	3	显著:有胶冻状房水,伴/不伴 KP
4	严重:>50 个细胞/视野	4	严重:有纤维素沉积,和/或凝块,伴/不伴 KP
5	前房积脓		

四、虹膜改变

前节炎症时,虹膜可以水肿,纹理变浅,脱色素;亦可能出现两种炎症结节:Koeppe 结节和 Busacca 结节。Koeppe 结节是位于瞳孔缘的灰白色半透明结节;Busacca 结节是虹膜实质内白色或者灰白色半透明结节(图 10-1-6)。炎症性结节需要与非炎性结节相鉴别,如神经纤维瘤病,虹膜基质表面会出现边界清晰的淡黄色结节。

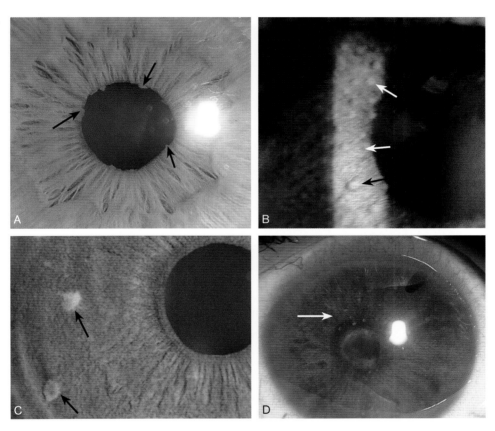

图 10-1-6 虹膜结节

A. Koeppe 结节;B. Busacca 结节;C. 虹膜结节(神经纤维瘤);D. 复发期虹膜结节,可见瞳孔膜闭,虹膜周切口。

当前房内纤维蛋白渗出和机化物将虹膜和晶状体黏附在一起时,称为虹膜后粘连(posterior synechia of iris);当虹膜粘连达到 360°,虹膜被房水向前推移隆起,称为虹膜膨隆(iris bombe);虹膜还可以向前与周边角膜内皮相贴形成虹膜前粘连,即房角粘连(goniosynechia);360° 虹膜后粘连称为瞳孔闭锁(seclusion of pupil);瞳孔完全被纤维膜覆盖,称为瞳孔膜闭(occlusion of pupil);此时由于房水无法从后房进入前房,导致继发瞳孔阻滞性青光眼(图 10-1-7)。

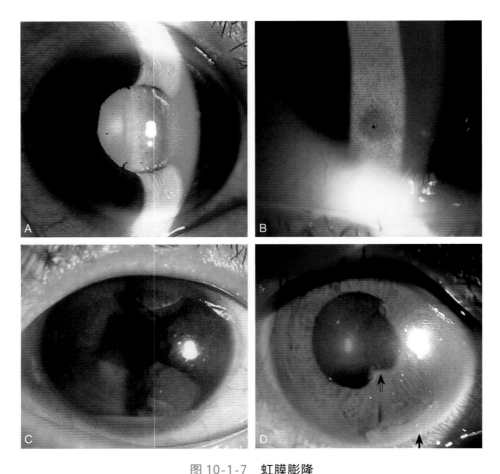

图 10-1-7 **虹膜膨隆**

A.虹膜高度膨隆,周边无前房;B.下方激光打孔后,虹膜变平坦;C.不规则虹膜后
粘连,分叶状虹膜膨隆;D.虹膜前(↗)、后粘连(↑)。

长期缺血缺氧可能导致虹膜红变(iris rubeosis)。虹膜红变指虹膜表面不同程度的新生
血管(图 10-1-8)。多数开始于瞳孔缘,毛绒样外观,可以逐渐增多,虹膜完全覆盖新生血管。
常见于糖尿病、视网膜静脉阻塞、白塞病、静脉周围炎、晚期青光眼等。主要是因为长期慢性
的缺血缺氧导致新生血管因子生成,诱导虹膜处产生新生血管。虹膜新生血管需要与炎症
所导致的虹膜萎缩、虹膜血管暴露相鉴别。

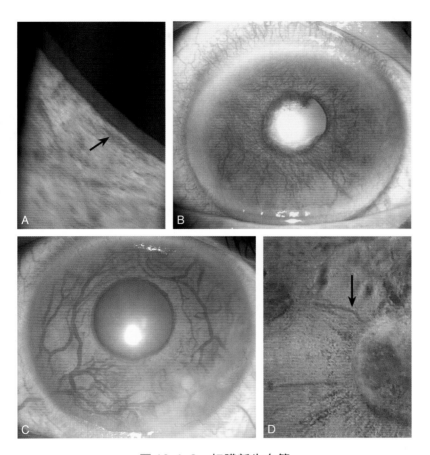

图 10-1-8　**虹膜新生血管**

A. 瞳孔缘虹膜新生血管；B.虹膜大面积新生血管；C.虹膜范围粗大新生血管；D. 10∶30 位可见放射状虹膜血管暴露。

五、晶状体改变

　　色素可以沉积在晶状体表面,新鲜的虹膜后粘连被拉开后可以在晶状体表面留下色素环。长期葡萄膜炎可以导致晶状体营养障碍,发展成白内障(图 10-1-9)。长期局部和全身激素使用可以导致晶状体后囊下混浊(见图 8-3-5)。

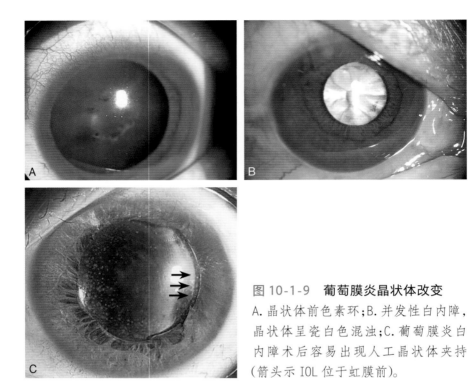

图 10-1-9　葡萄膜炎晶状体改变
A.晶状体前色素环;B.并发性白内障,晶状体呈瓷白色混浊;C.葡萄膜炎白内障术后容易出现人工晶状体夹持(箭头示 IOL 位于虹膜前)。

六、黄斑囊样水肿

长期炎症刺激可以出现黄斑囊样水肿,常见于后葡萄膜炎、中间型葡萄膜炎,偶尔可见于急性前葡萄膜炎(图 10-1-10)。

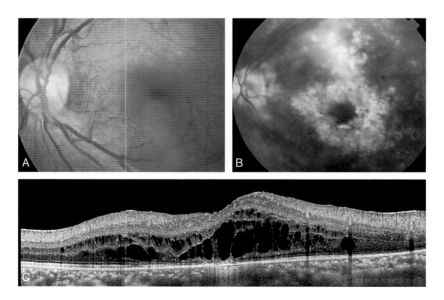

图 10-1-10　葡萄膜炎并发黄斑囊样水肿
A~C.依次为眼底彩照、FFA 和 OCT 表现。

第二节　Fuchs 异色性虹膜-睫状体炎

Fuchs 异色性虹膜睫状体炎（Fuchs heterochromic cyclitis）好发于青壮年，起病隐匿、病程缓慢，许多患者因眼前黑影、并发性白内障或继发性青光眼导致视力下降而来诊。起病初期无充血、眼红，角膜后细小、中等大小的星芒状 KP，下方较多，没有明显的房水闪辉，可有少量浮游体，有色人种患眼虹膜色较对侧眼淡，从不会发生虹膜后粘连（图 10-2-1）。后囊下白内障较常见，10%~20% 继发青光眼。

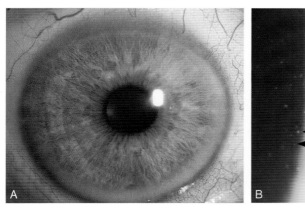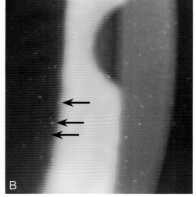

图 10-2-1　Fuchs 异色性虹膜睫状体炎
A. 可见虹膜脱色素，少量点状 KP，没有虹膜粘连；B. 箭头示角膜后星芒状 KP。

第三节　中间型葡萄膜炎

中间型葡萄膜炎（intermediate uveitis）是一种主要累及睫状体平坦部、玻璃体基底部、周边视网膜和脉络膜的炎性和增殖性疾病。症状轻微，仅有眼前"飞蚊"，轻微视力模糊。应用间接检眼镜或三面镜进行眼底检查，在睫状体平坦部、玻璃体基底部、周边视网膜炎性改变。玻璃体近视网膜处可见特征性雪球状混浊（snow ball）。下方睫状体平坦部出现由大量渗出物形成的雪堤样渗出（snow bank）。主要成分是纤维星状细胞、胶质和血管。FFA 示周边部视网膜血管炎性改变，节段状荧光渗漏。可并发白内障、睫状体膜和黄斑囊样水肿（图10-3-1）。临床分为三型：①良性型：预后好，渗出物数月内吸收；②血管闭塞型：视网膜周边部血管闭塞，有白鞘和渗出物；③严重型：周边大量渗出物，形成新生血管、机化膜、出血导致牵拉性视网膜脱离。

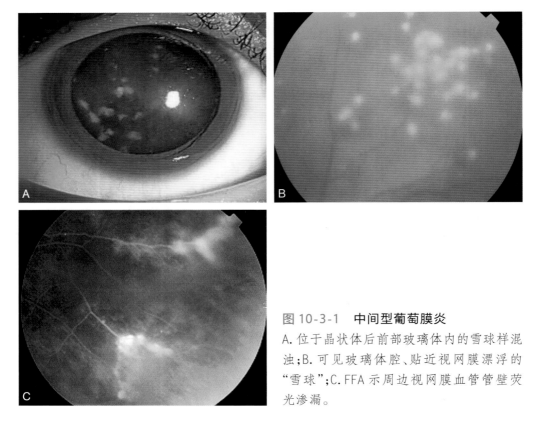

图 10-3-1　中间型葡萄膜炎

A. 位于晶状体后前部玻璃体内的雪球样混浊;B. 可见玻璃体腔、贴近视网膜漂浮的"雪球";C.FFA 示周边视网膜血管管壁荧光渗漏。

第四节　Vogt-小柳原田病

Vogt-小柳原田病(Vogt-Koyanagi-Harada disease,VKH 病)表现为双侧全葡萄膜炎,常伴有皮肤及神经系统表现,包括毛发变白、皮肤白癜风、眩晕及听力障碍,脑脊液中淋巴细胞增多。患者多为青壮年,20~40 岁居多,男女患病比率无显著差别,有色人种患病率较白色人种高。

VKH 病的眼部临床表现可分前驱期、葡萄膜炎期、恢复期及复发期。

1. 前驱期　症状主要为头痛、恶心、眩晕、发热、脑膜刺激症状及眼眶疼痛。脑脊液中淋巴细胞增加。

2. 葡萄膜炎期　紧随前驱期后出现视力减退,双眼同时或间隔几日受累。眼部表现为双眼后葡萄膜炎,体征为视盘充血、水肿、边界模糊,后极部脉络膜多灶性灰白病损,视网膜水肿。炎症继续进展而出现多发的渗出性视网膜脱离,下方较重,此为具有重要诊断意义的体征。炎症如累及前节,出现 KP、房水闪辉及浮游体。极少数病例因睫状体水肿、晶状体虹膜隔前移、瞳孔阻滞导致的急性闭角型青光眼为 VKH 病首发体征。荧光素眼底血管造影(FFA)显示视盘荧光素渗漏、位于 RPE 水平的多发点状强荧光斑,晚期荧光素渗漏勾勒出多发浆液性视网膜脱离的轮廓(图 10-4-1)。对于虹膜广泛后粘连,眼底不能窥见的病例,可行

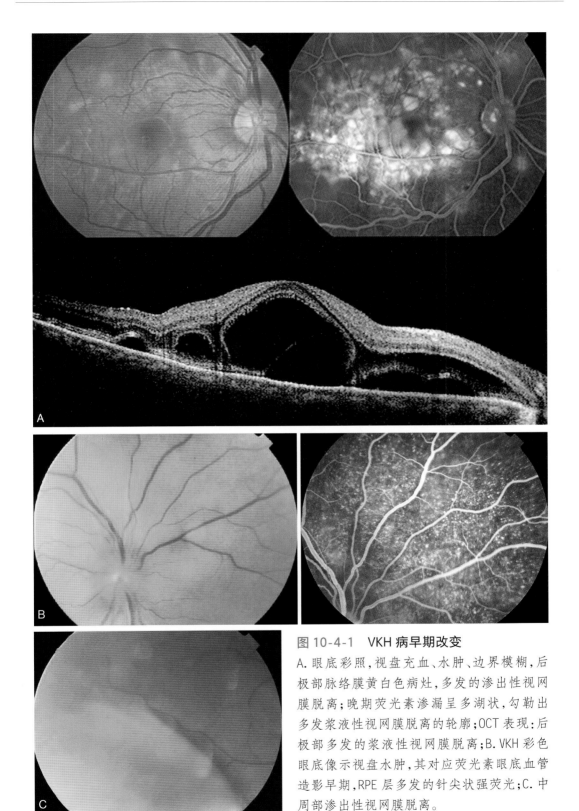

图 10-4-1　VKH 病早期改变

A.眼底彩照,视盘充血、水肿、边界模糊,后极部脉络膜黄白色病灶,多发的渗出性视网膜脱离;晚期荧光素渗漏呈多湖状,勾勒出多发浆液性视网膜脱离的轮廓;OCT 表现:后极部多发的浆液性视网膜脱离;B.VKH 彩色眼底像示视盘水肿,其对应荧光素眼底血管造影早期,RPE 层多发的针尖状强荧光;C.中周部渗出性视网膜脱离。

眼 B 超检查帮助诊断,主要表现为:轻度的玻璃体混浊,后极部脉络膜增厚,呈现弥漫低至中密度回声,浆液性视网膜脱离。

3. 恢复期 葡萄膜炎期后数周,转入恢复期,其主要表现为视网膜色素上皮广泛脱色素,形成晚霞状眼底(图 10-4-2)。因为脉络膜毛细血管萎缩,视盘周围常出现脉络膜萎缩弧,周边多发的圆形、边界清楚的白色萎缩灶(Dalen-Fuchs 结节)。

4. 慢性复发期 VKH 复发主要表现为肉芽肿性前葡萄膜炎,而后节炎症复发较罕见。此期部分患者会出现继发性青光眼、并发性白内障、黄斑水肿和视网膜下纤维增殖膜,少数患者出现脉络膜新生血管(CNV)(图 10-4-3)。

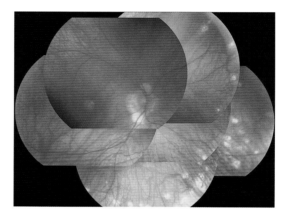

图 10-4-2 晚霞状眼底

整个眼底脱色素,脉络膜血管鲜红色反光,呈晚霞状,中周部可见大小不等、白色脱色素病灶(Dalen-Fuchs 结节)。

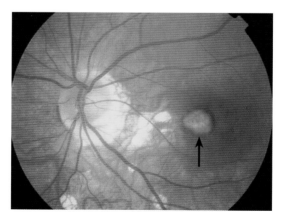

图 10-4-3 VKH 病继发脉络膜新生血管膜

VKH 病晚期,晚霞状眼底,黄斑区脉络膜新生血管膜。

第五节 白 塞 病

白塞病(Behcet disease),现又称贝赫切特病,是一种以葡萄膜炎、口腔溃疡和皮肤损害为特征的多器官慢性自身免疫性疾病。1937 年,Hulusi Behcet 首先报道而命名。此病好发于从地中海沿岸、中东到东亚的丝绸之路沿线国家,也称为丝绸之路病;患病率最高的是居住在土耳其西北部的土耳其人,中国北方亦属于该病的高发区。据报道男女比例为 3∶1。白塞病有多种诊断标准,表 10-5-1 为 2014 年修订的目前比较常用的白塞病国际诊断标准(the International Criteria for Behcet Disease,ICBD)。

表 10-5-1 白塞病国际标准评分系统

症状/体征	分数
眼部病变	2
生殖器溃疡	2
口腔溃疡	2
皮肤损害	1
神经系统表现	1
血管表现	1
针刺试验阳性	1
得分≥4 分,考虑诊断白塞病	

白塞病的眼部病变主要表现为:反复发作的前房积脓性前葡萄膜炎和全葡萄膜炎。前者的房水中有大量浮游体,积脓平面可随头部倾斜而变动。视网膜血管炎和视网膜炎是该病的典型眼底表现,急性发作时视网膜出血、水肿及黄白色渗出斑,主要位于后极,伴有明显的玻璃体炎性混浊。荧光素眼底血管造影对明确眼部诊断和揭示血管阻塞性视网膜损伤极为重要,显示的病变远远超过临床检查所见。早期视网膜血管弥漫性荧光素渗漏,后期血管壁毛刷样荧光素着染,以及视盘荧光素渗漏,视网膜毛细血管无灌注区和新生血管也不少见,上述病变主要位于后极部。反复发作的炎症导致视网膜萎缩,继而出现视网膜血管变细形成白线及视神经萎缩(图 10-5-1)。白塞病常见眼外表现包括口腔溃疡、生殖器溃疡和皮肤结节性红斑(图 10-5-2)。

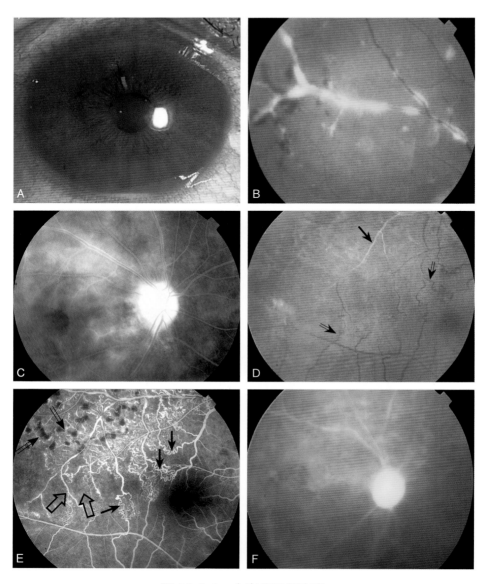

图 10-5-1 白塞病眼部表现

A. 前房积脓，下方房角白色液平；B. 视网膜血管节段（静脉）状渗出、白鞘，附近视网膜少量出血和渗出；C. FFA 显示血管壁毛刷样荧光素着染，以及视盘荧光素渗漏；D. 彩色眼底像颞侧中周部可见静脉白线（↑），终末支静脉血管迂曲扩张（↑↑）和小片渗出；E. 同一部位 FFA 显示静脉节段状扩张，广泛静脉-静脉吻合（↓），部分出血斑遮挡荧光（↑）和无灌注区（⇧）；F. 白塞病晚期，视盘色淡黄、萎缩，血管白线状。

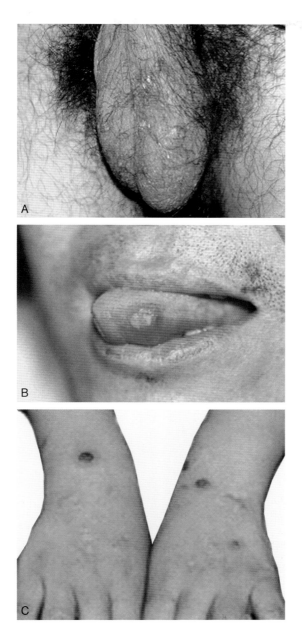

图 10-5-2　白塞病全身表现

A. 外阴溃疡；B. 口腔溃疡；C. 皮肤结节红斑。

第六节　急性视网膜坏死

急性视网膜坏死（acute retinal necrosis，ARN）是病毒感染所致的视网膜炎，常见的感染病毒为单纯疱疹病毒和水痘带状疱疹病毒，亦有巨细胞病毒感染的报道。通常单眼起病，如未及时进行抗病毒治疗，可导致对侧眼受累，其病理基础为闭塞性视网膜动脉炎。发病年龄为双高峰：青年组发病年龄平均为33岁，高龄组发病年龄平均为45岁。初期出现眼前节刺激症状，有畏光、眼红、眼痛及眼前黑影飘动。随之视力急剧下降，如发生小动脉闭塞性视神经病变，可导致视力完全丧失。前节炎症主要为羊脂状沉着物（keratic precipitate，KP），房水闪辉阳性和白色浮游体。根据眼底表现为典型的三联征：玻璃体炎、多灶性周边部视网膜炎及闭塞性视网膜小动脉炎（图10-6-1）。诊断依据1996年美国制定的诊断标准：①明显的玻璃体混浊，短期内迅速加重，继而玻璃体机化膜或机化条索生成，发展成为增殖性玻璃体视网膜病变（proliferative vitreoretinopathy，PVR）；②周边部视网膜多发性、黄白色坏死病灶，边界模糊，位于深层，可累及360°周边部视网膜，可伴有视网膜出血。如治疗不及时，病灶迅速

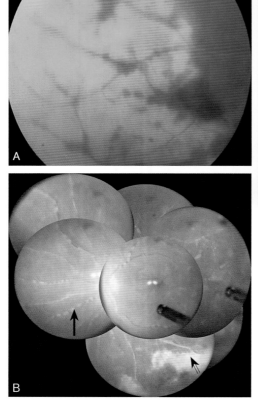

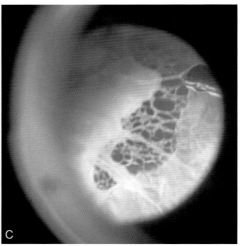

图10-6-1　急性视网膜坏死

A. 视网膜周边环形融合的黄白色坏死灶伴出血，小动脉闭塞呈线状；B. ARN患者玻璃体切除术中视网膜拼图，见视网膜动脉呈白线状，静脉血管白色绒球串珠样附着（↑），周边视网膜坏死灶（↗），伴出血斑，其中黑色柱状物为玻璃体切割头；C. ARN玻璃体切除术中像，见视网膜白色坏死状，坏死的视网膜内层融解，网格状的血管呈铸型状。

呈环状进展,进而累及后极部;③闭塞性小动脉炎,累及视网膜及脉络膜。视网膜动脉白线系血管闭塞所致。少数病例血管炎累及视神经,表现为视盘水肿。当视神经受累时病情恶化,短期内即光感消失。发病1~3个月后病灶部位视网膜变薄、萎缩。视网膜呈破布样,可见多发的大小不等的网状裂孔。由于玻璃体机化膜或机化条索牵引及视网膜萎缩,可出现孔源性或牵拉性视网膜脱离。

第七节　鸟枪弹样脉络膜视网膜病变

鸟枪弹样脉络膜视网膜病变(bird-shot chorioretinopathy)是一种累及中周部眼底的慢性复发性脉络膜炎症。患者多有眼前阴影,视物模糊,视力不同程度下降。单眼起病,最终双眼受累。眼底检查在视网膜中周部,主要在赤道区域,出现多发,奶油色圆形或卵圆形,大小50~1 500μm,孤立分布病灶,呈鸟枪弹样病变而得名。晚期脉络膜视网膜萎缩,色素增殖。玻璃体炎症细胞积聚在后玻璃体和下方。视网膜血管炎呈节段状,中、末支常见,视盘充血、水肿,可并发黄斑水肿、视网膜前膜、白内障、视神经萎缩等。病灶位于脉络膜和视网膜色素上皮水平。奶油状病灶在FFA下可能因病变的进程、受累位置而呈现不同表现,可以没有任何改变或者弱荧光;也可以早期为弱荧光,后期可见到相应的强荧光;晚期表现为窗样缺损(图10-7-1)。绝大多数患者HLA-B29阳性。治疗以激素为主。

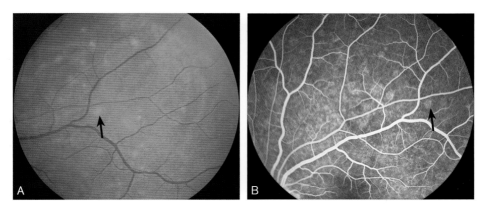

图 10-7-1　鸟枪弹样脉络膜视网膜病变
A. 中周部奶油状类圆形散在病灶;B. FFA 显示对应病灶为弱荧光。

第八节 匐行性脉络膜视网膜炎

匐行性脉络膜视网膜炎(serpiginous chorioretinitis)是一种主要累及视网膜色素上皮、脉络膜毛细血管和脉络膜的双侧慢性进行性复发性炎症,视网膜继发受累;也称为匐行性脉络膜视网膜炎、地图状脉络膜炎、地图状螺旋形视盘旁脉络膜病变、黄斑区地图状螺旋形脉络膜病变等。大多数患者双眼受累,间隔可达数月不等。表现为视力模糊、视物变形、中心或者旁中心暗点。眼底特征性病灶表现为视盘附近视网膜色素上皮和脉络膜血管水平不规则的灰白色或者黄白色病灶,中晚期呈青灰色或者奶油色。部分患者可有视网膜下新生血管膜。FFA 示早期弱荧光,边缘强荧光,晚期荧光染色。典型表现为地图状病变和萎缩病灶(图 10-8-1)。视野检查活动期为绝对暗点,非活动期为相对暗点,病变晚期视野缩窄,可呈管状。脉络膜视网膜炎病程长,反复发作,不断进展。通常使用糖皮质激素和免疫抑制剂治疗,但疗效不肯定。

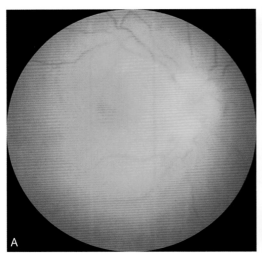
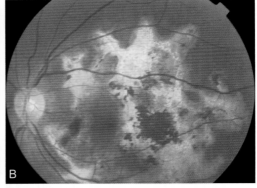
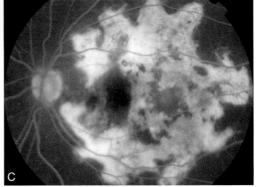

图 10-8-1 匐行性脉络膜视网膜炎
A.急性期,绕视盘累及后极部,位于视网膜下的黄白色病灶;B.非活动期,呈地图状病变和萎缩病灶;C.FFA 示非活动期斑驳状荧光。

第九节　急性后部多灶性鳞状色素上皮病变

急性后部多灶性鳞状色素上皮病变（acute posterior multifocal placoid pigment epitheliopathy，APMPPE）见于 20~50 岁的健康人群，双眼患病，但可先后间隔数天起病。急性期为双眼不同程度的视力下降，可有视物变形和暗点。眼底检查发现后极部视网膜下大小不等、不规则、灰白或奶油色扁平病灶，可有融合。1~2 周后病灶开始消退，呈不规则的色素脱失和色素聚集，但外围又出现新的病灶，此起彼伏、持续数月。荧光素眼底血管造影显示：早期因病损处遮挡，脉络膜为弱荧光，晚期呈强荧光（图 10-9-1）。愈合的病灶呈不规则窗样缺损。急性期可予糖皮质激素口服治疗，该病的预后较好，多数患者视力可达 0.6 以上。

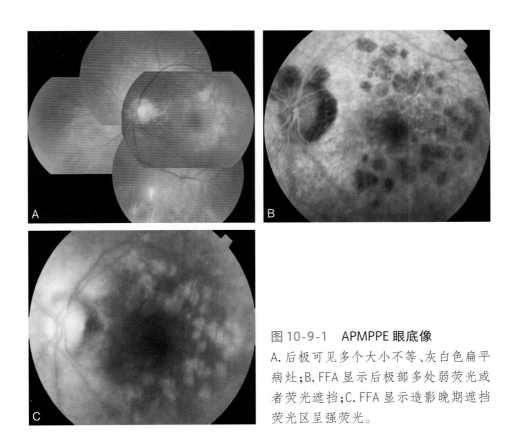

图 10-9-1　APMPPE 眼底像
A.后极可见多个大小不等、灰白色扁平病灶；B.FFA 显示后极部多处弱荧光或者荧光遮挡；C.FFA 显示造影晚期遮挡荧光区呈强荧光。

第十节 感染性眼内炎

感染性眼内炎是指眼内结构受到可复制病原微生物的侵犯,导致炎性反应,最终累及所有眼部组织的一种状态。极少有病原微生物能够直接穿过完整的角膜或者巩膜,外源性眼内炎发生在手术或者外伤使眼球壁破裂,病原体通过这些组织的伤口而引发眼内感染。内源性眼内炎少见,病原体从身体的其他部位传播到眼组织发生,通常是经血循环传播。最常见的病原微生物是细菌,但是真菌、寄生虫和病毒也可以导致眼内炎。病程可以是急性、亚急性和慢性的。

细菌性眼内炎是细菌感染眼内组织(视网膜、脉络膜、玻璃体、房水等)所致的化脓性炎症。临床上分为外源性和内源性两大类(表10-10-1)。按照部位和严重程度又可分为前部局灶性细菌性眼内炎、前部弥漫性细菌性眼内炎、后部局灶性细菌性眼内炎、后部弥漫性细菌性眼内炎和全眼球炎。患者有明确的致病途径,起病缓急与细菌种类、途径、部位等有关。常有疼痛,视力下降,结膜充血水肿,前房渗出物甚至前房积脓,玻璃体严重混浊,甚至形成脓肿,视网膜坏死,多发细菌性栓子(图10-10-1)。细菌涂片和培养可鉴别细菌类型和指导敏感抗生素使用。

表 10-10-1 眼内炎分类

按感染途径	外源性眼内炎	内眼术后眼内炎	
		眼外伤眼内炎	
		继发滤过泡感染眼内炎	
		附近组织蔓延眼内炎(角膜溃疡)	
	内源性眼内炎		
按照病原体		细菌	
		真菌	
		病毒	
		寄生虫	
按照病程		急性	
		慢性	
		亚急性	

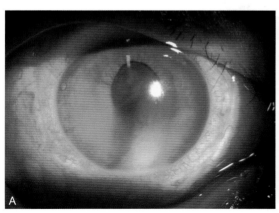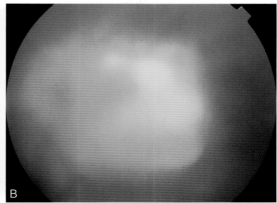

图 10-10-1　感染性眼内炎

A.结膜混合充血、前房积脓；B.玻璃体混浊严重，可见灰白色团块状积脓。

第十一节　真菌性眼内炎

真菌性眼内炎（endophthalmitis induced by fungi）是由真菌引起眼内组织感染性炎症。真菌主要的来源途径分为内源性和外源性。前者包括全身感染、与糖皮质激素滥用、静脉插管、泌尿生殖系手术等有关；后者真菌主要来自眼外伤、呼吸道吸入等。真菌性眼内炎常见真菌主要有念珠菌、曲霉菌、新型隐球菌、分枝孢菌、皮炎芽生菌、伪霉样真菌、荚膜组织胞浆菌等。有相应的全身真菌感染病史、外伤史、泌尿生殖系手术史等。早期症状轻微，眼前暗影、眼红、疼痛，病程缓慢。眼底呈现局灶性灰白色团块病灶，进展到玻璃体腔，可见球形或者块状玻璃体混浊，视网膜坏死，出血（图 10-11-1）。病程迁延，可见视网膜新生血管和机化膜形成，视网膜脱离。真菌性眼内炎早期诊断困难，对各种治疗无效甚至加重的患者，要考虑到它的可能。

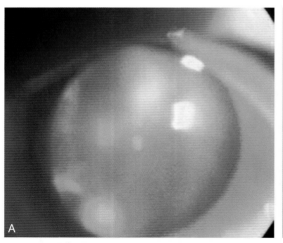
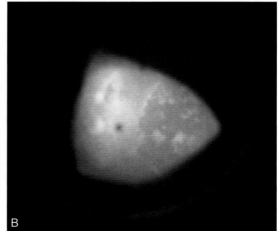
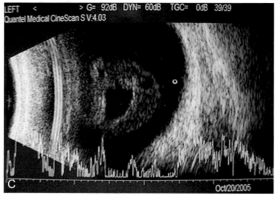

图 10-11-1　真菌性眼内炎
A. 黄白色团块状病灶；B. 手术中照片，可见视网膜表面一层黏稠状不均一灰白色覆盖物（白念珠菌感染）；C. B 超示玻璃体腔较为致密的混浊和机化条索。

第十二节　交感性眼炎

　　交感性眼炎（sympathetic ophthalmia）是指一眼眼球穿通伤或者内眼手术后（诱发眼或激发眼），经过一段时间肉芽肿性葡萄膜炎（非化脓性），对侧眼也发生同样性质的葡萄膜炎（交感眼）。交感眼表现类似于 Vogt - 小柳原田病（图 10-12-1）。一般认为双眼间隔时间从 2 周到数年不等。目前认为刺激眼的摘除对交感眼的预防和治疗没有明确的作用。

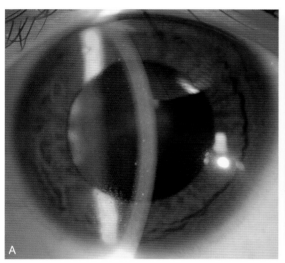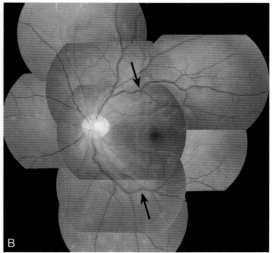

图 10-12-1　交感性眼炎

A.肉芽肿性前葡萄膜炎;B.近晚霞状眼底,周边可见 Dalen-Fuchs 结节。

第十三节　晶状体过敏性葡萄膜炎

　　晶状体过敏性葡萄膜炎(phacoallergic uveitis)是晶状体蛋白诱导的一种免疫反应。该病与手术、外伤或过熟期白内障导致的晶状体蛋白溢出、抗原暴露造成的免疫反应有关(图 10-13-1)。临床上表现为三种类型:全葡萄膜炎或眼内炎、慢性眼前节炎症和双侧的慢性炎症。①全葡萄膜炎或眼内炎:患者近期常有白内障手术或穿通性眼外伤病史,有晶状体蛋白进入玻璃体腔的病史。患者表现为眼痛、视力下降、睫状充血,前房中发现大量炎症细胞、显著的房水闪辉和渗出,甚至出现前房积脓,玻璃体也可出现炎症细胞和混浊。此类炎症虽可累及眼后节,但主要位于眼前节。如出现前房积脓须与感染性眼内炎相鉴别。②慢性眼前节炎症表现为肉芽肿性炎症,出现羊脂状 KP,房水闪辉和炎症细胞。③双侧的慢性炎症,表现为双侧、慢性、轻度的前葡萄膜炎。上述炎症在局部使用糖皮质激素后可有不同程度的减轻,但最终需晶状体完全被吸收或清除后炎症才能消失。

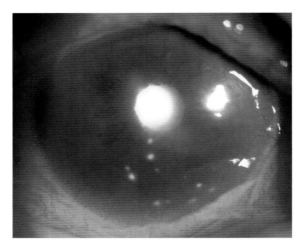

图 10-13-1 晶状体过敏性葡萄膜炎
过熟期白内障,晶状体蛋白溢出,可见角膜后羊脂状 KP,瞳孔区晶状体部分被吸收,残留少许白色钙化斑。

第十四节　原发性眼内淋巴瘤

原发性眼内淋巴瘤(PIOL),包括原发性玻璃体视网膜淋巴瘤(primary vitreous retinal lymphoma,PVRL),脉络膜淋巴瘤,虹膜淋巴瘤和睫状体淋巴瘤,后两者极罕见。PIOL 属于非霍奇金淋巴瘤,B 细胞淋巴瘤是其最常见的病理类型。PVRL 的早期临床表现与葡萄膜炎类似,眼前节可出现角膜后沉着物、虹膜结节、房水闪辉、浮游细胞等非特异性的前节炎症表现。玻璃体的特征性改变为白色纱雾状玻璃体混浊,在疾病早期非常有警示意义。眼底改变包括:视网膜或视网膜下的散在及片状黄白色浸润灶,边界清楚或呈羽毛状,后极部 RPE 可出现黄白色斑点状病变,被认为是肿瘤细胞在视网膜深层的聚集或是小面积 RPE 的破坏。另外还可伴随视网膜血管炎、视网膜出血、视盘水肿、渗出性视网膜脱离等。FFA 血管造影中广泛的 RPE 受累是其主要表现,强荧光区提示 RPE 活动性病变,弱荧光区提示肿瘤细胞存在的区域。OCT:视网膜的肿瘤病灶可出现在视网膜各层,呈现高反射,肿瘤细胞会导致正常感光细胞的凋亡,呈现椭圆体带断裂的中心凹变薄;多发的 RPE 脱离,呈现双层征改变。自发荧光检查可见豹纹斑点状改变(图 10-14-1)。

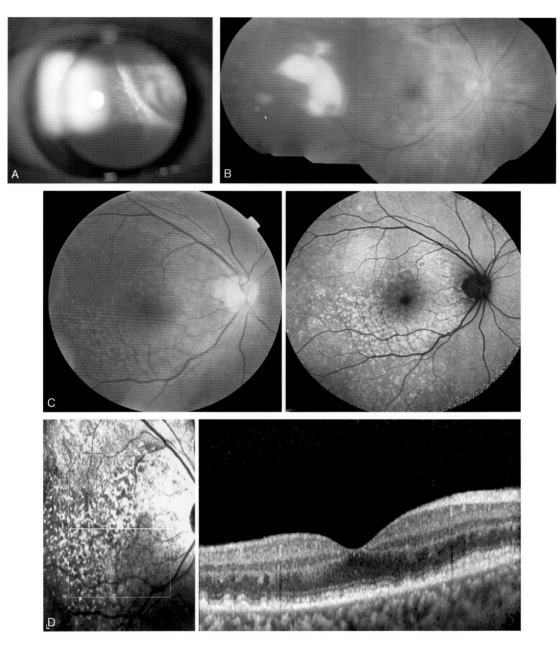

图 10-14-1　原发性眼内淋巴瘤

A. 淋巴瘤的玻璃体混浊;B. 淋巴瘤的视网膜黄白色病灶;C. 淋巴瘤彩色眼底像和无赤光眼底像,示典型的豹斑状;D. OCT 示高反射的视网膜淋巴瘤病灶。

PIOL 的早期诊断比较困难。眼内组织活检和细胞免疫病理是诊断 PIOL 的"金标准"，但创伤较大。因此，在疾病早期通常采集眼内液和玻璃体细胞，多种检测方式联合应用以提高确诊率。如怀疑 PIOL，可先行颅脑增强核磁和脑脊液白细胞介素 10（IL-10）检查明确是否有中枢神经系统受累。进而可行眼内液白细胞介素 10/白细胞介素 6（IL-10/IL-6）检测，IL-10/IL-6>1 有助于 PIOL 的诊断，但 IL-10 正常并不能完全排除淋巴瘤。玻璃体液基细胞学和流式细胞学属于细胞免疫病理学检查，但受到取材和全身糖皮质激素应用导致的细胞凋亡，不易获得足够的细胞。聚合酶链反应（polymerase chain reaction，PCR）技术对免疫球蛋白重链（IgH）和 T 细胞受体（T cell receptor，TCR）进行基因重排分析，有助于 B 细胞淋巴瘤和 T 细胞淋巴瘤的诊断。近年来，*MYD88* 基因突变检测被应用于 PVRL 的诊断。

图 10-14-2 示睫状体淋巴瘤相关诊断特征。

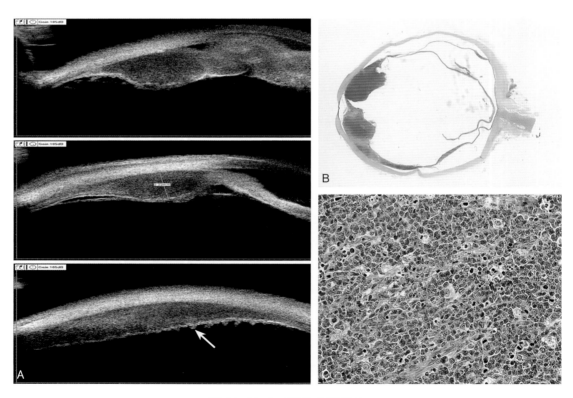

图 10-14-2　睫状体淋巴瘤

A. UBM 示睫状体环形低回声；B. 大体标本示睫状体淋巴瘤；C. 苏木精-伊红染色（hematoxylin and eosin staining，HE）染色示异常增生的淋巴瘤细胞。

第十五节 结 节 病

　　结节病是一种原因不明的多系统受累性疾病,临床并不常见。结节病95%累及肺脏,眼部受累占50%~90%,常为双眼受累。眼部表现为葡萄膜炎,其中以前葡萄膜炎最常见,如角膜后羊脂状KP、虹膜结节、房角结节。后部葡萄膜炎表现为:雪球样玻璃体混浊、黄斑囊样水肿、周边脉络膜视网膜病变、节段性视网膜静脉周围炎、脉络膜视网膜结节(图10-15-1)。结节病的眼部临床表现多样,多数不具有特征性,通常是因为肺部结节,经支气管镜检查的肺泡灌洗液中找到非干酪样坏死而确诊。结节病葡萄膜炎经糖皮质激素治疗,常可获得较好的疗效。

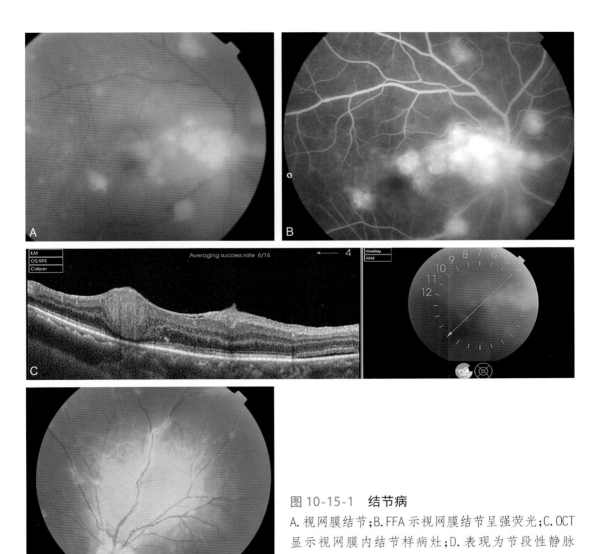

图 10-15-1　结节病

A. 视网膜结节;B.FFA 示视网膜结节呈强荧光;C.OCT 显示视网膜内结节样病灶;D. 表现为节段性静脉炎的结节病。

第十六节 脉络膜脱离

脉络膜脱离(choriodal detachment)指脉络膜组织和巩膜分离,向玻璃体腔脱离,常见于内眼术后、眼外伤、炎症、血管病变,以及原因不明或自发性脱离。脉络膜和巩膜之间存在潜在间隙,称为脉络膜上腔。除涡静脉,以及后极部大多血管、神经穿过处外,两者联系疏松。当富含血管组织的脉络膜静脉回流受阻时,液体容易积存在脉络膜上腔,超过自身代偿能力后,导致脉络膜脱离。脉络膜脱离因受到涡静脉的限制,多呈象限分叶状。

脉络膜脱离对视力影响不明显,临床上常有低眼压、视野和屈光度的变化。眼底可见周边部球形隆起病灶。B超显示凸向玻璃体腔的球形隆起,厚度均匀,光带较厚,缺乏后运动。如果脱离范围广泛,隆起度高,可见脉络膜对吻征。如果是浆液性脱离,脉络膜下腔为无回声暗区;如果是出血性脉络膜脱离,其下可见大量的弱回声光点(图 10-16-1)。CT 和 MRI显示眼球赤道部之前半球形隆起。

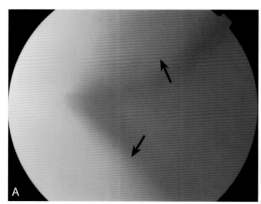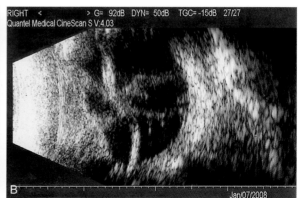

图 10-16-1 **脉络膜脱离**
A. 示脉络膜球形脱离;B. B 超示脉络膜出血性脱离。

第十七节 永存瞳孔膜

永存瞳孔膜(Persistent pupillary membrane)又称瞳孔残膜,为胚胎时期晶状体表面的血管膜吸收不全所致(图 10-17-1)。在瞳孔缘区可见异常的残膜,多数跨越瞳孔区,连接两端虹膜小环,可以单根或多根,呈丝状或者膜状,可以为葡萄膜组织或者灰白色细丝残留。多数不影响视力,不影响瞳孔活动。严重影响视力者可考虑手术或者激光治疗。

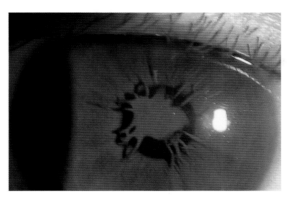

图 10-17-1　永存瞳孔膜

瞳孔区被虹膜残膜不同程度地覆盖。

第十八节　葡萄膜组织缺损

虹膜缺损（coloboma of iris）分为典型性和单纯性两种。典型性是位于下方的虹膜缺损，尖朝下的梨形瞳孔（图 10-18-1A）。单纯性虹膜缺损为瞳孔缘切迹、虹膜孔洞和虹膜周边缺损等，不影响视力。

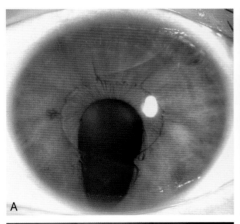
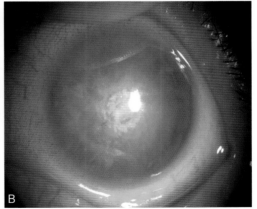
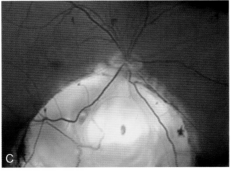

图 10-18-1　葡萄膜组织缺损

A. 下方虹膜缺损，呈梨形；B. 先天性无虹膜，晶状体完全混浊；C. 下方脉络膜缺损。

先天性无虹膜（congenital aniridia）少见，双眼发病，虹膜完全缺失，直接看到晶状体赤道部边缘、悬韧带和睫状突（图 10-18-1B）。同时可伴有角膜、晶状体、视网膜或视神经异常。

脉络膜缺损（coloboma of choroid）分为典型性和非典型两种。前者多在视盘下方，因为脉络膜确实，通过视网膜可见其下白色巩膜，边缘整齐（图 10-18-1C）。常伴小眼球、虹膜异常、视盘缺损。非典型见于任何部位，如为黄斑区缺失，视力明显受影响。

第十九节　虹　膜　囊　肿

虹膜囊肿是发生在虹膜不同位置的一种囊样空腔（图 10-19-1），多数是眼球穿通伤或内眼手术后，结膜或角膜上皮通过伤口进入前房，种植于虹膜表面并不断增生所致；还包括先天性、外伤植入性、炎症渗出性和寄生虫性等。

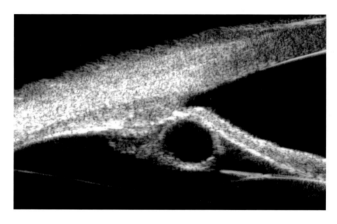

图 10-19-1　**虹膜囊肿**
UBM 显示虹膜根部后一圆形囊肿。

第二十节　睫　状　体　膜

睫状体膜是覆盖在睫状体后表面的一层纤维机化膜，可以向前延伸到悬韧带，晶状体后囊，虹膜后；向后到锯齿缘甚至赤道部视网膜，与前部 PVR 融合，也可以是视网膜玻璃体的增殖膜向前延伸的结果。多见于各种病程迁延的葡萄膜炎、眼外伤、多次内眼手术、糖尿病视网膜病变、静脉周围炎、Coats 病等。严重者可以在各种前置镜帮助下观察到机化膜，大部分患者需要做 UBM 检查证实（图 10-20-1）。睫状体膜可以引起低眼压。

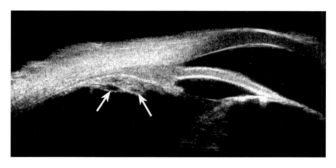

图 10-20-1 睫状体膜

UBM 示睫状体后一不均一高反射膜状结构。

第二十一节 睫状体肿物

睫状体肿瘤发病率较低,同时睫状体位置隐蔽,早期可无任何特异临床表现,难以早期发现。因其侵及范围不同,临床表现可不同。主要病理类型以神经上皮来源及神经源性肿瘤占最多,其次是睫状体恶性黑色素瘤、睫状体黑素细胞瘤及肉芽肿性炎性病变,也有基底细胞癌的报道(图 10-21-1)。UBM 有利于睫状体肿瘤的早期诊断。

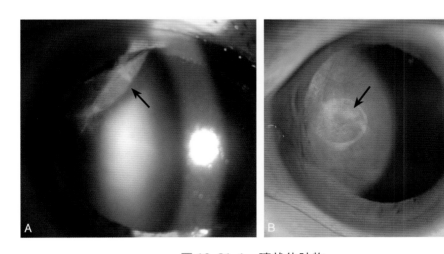

图 10-21-1 睫状体肿物

A. 见虹膜后,晶状体前一棕黑色肿物,将晶状体向后推压;B. 晶状体后肿物,挤压晶状体呈环形混浊。

第十一章

视网膜疾病

第一节　视网膜病变常见体征

视网膜是眼部最精细、最复杂的组织,除视觉传导的神经上皮层外,还包括色素上皮、血管等重要结构。视网膜保持其干燥透明有赖于两道屏障:一是色素上皮之间紧密连接构成脉络膜视网膜屏障,也称外屏障;二是视网膜毛细血管管壁内皮细胞之间的闭锁小带和壁内周细胞形成的血视网膜屏障,也称内屏障。尽管视网膜疾病多种多样,这些具体的解剖结构决定了病变形态之间的相似之处。同时,眼底是全身唯一能直接观察活体血管的部位,检查眼底还能够有助于全身病的诊断和了解病变程度。

一、视网膜血管形态异常

视网膜血管就全身系统来讲属于微小动脉,动脉和静脉伴行,互为影响。视网膜也可以出现各种异常血管形态(图 11-1-1)。

1. 视网膜血管管径变化,正常动静脉比例为 2:3,动脉痉挛时可以达到 1:2 或 1:3。

2. 动脉硬化时血管反光增强,动脉可呈现铜丝、银丝状,动静脉可以出现交叉压迫现象,当静脉隐匿并有受压出现回流障碍时称为 Gunn 征;若静脉隐匿合并有偏向或移位时称为 Salus 征。

3. 当静脉回流受阻或者炎症可以出现静脉扩张、迂曲,管壁渗液出现白鞘甚至白线。

4. 血管之间可能代偿形成侧支和新生血管。

二、视网膜屏障受到破坏

视网膜屏障破坏可以导致视网膜出血、渗出和水肿(图 11-1-2)。

1. 视网膜出血

(1)视网膜前出血位于内界膜和玻璃体后界膜之间,多形成液平面。

(2)视网膜浅层出血是表层毛细血管出血,沿神经纤维走行,呈火焰状,线状,鲜红色外观。

(3)视网膜深层出血源于位于内颗粒层的深层毛细血管,出血沿细胞走向垂直延伸,呈圆点状。

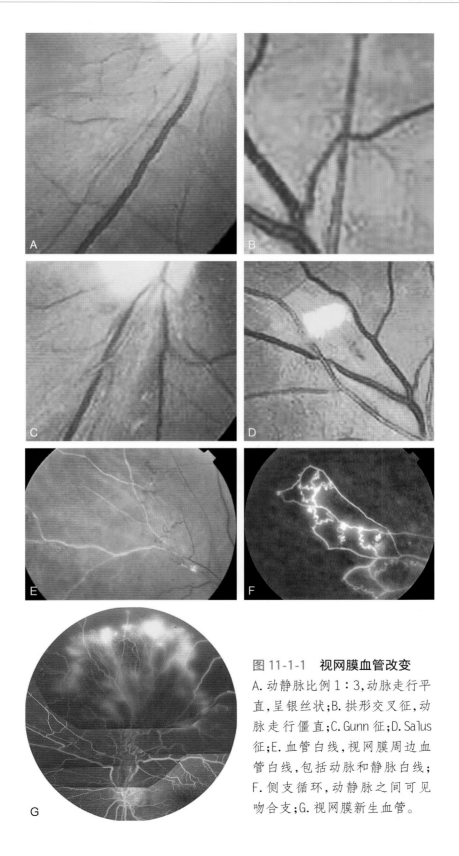

图 11-1-1 视网膜血管改变

A.动静脉比例 1∶3,动脉走行平直,呈银丝状;B.拱形交叉征,动脉走行僵直;C.Gunn 征;D.Salus 征;E.血管白线,视网膜周边血管白线,包括动脉和静脉白线;F.侧支循环,动静脉之间可见吻合支;G.视网膜新生血管。

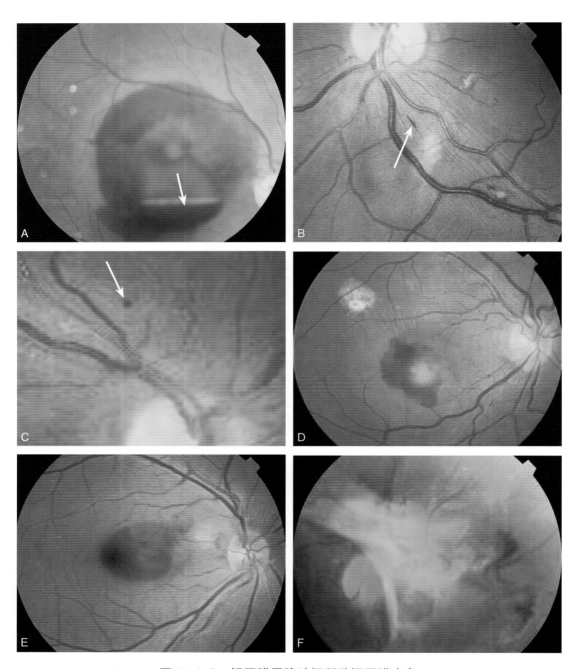

图 11-1-2　视网膜屏障破坏所致视网膜病变

A.视网膜前出血,可见液平;B.视网膜浅层出血,呈线状;C.视网膜深层出血,圆点状,暗黑色;
D.视网膜下出血;E.色素上皮下出血;F.增殖性玻璃体视网膜病变。

（4）视网膜下出血是源于视网膜下新生血管,或者脉络膜新生血管;神经上皮下者较为鲜红,边界欠清;色素上皮下者边界清楚,隆起,暗黑色。如果出血量大进入玻璃体腔,色由鲜红逐渐变成浅黄色,在玻璃体腔下方乳糜状沉积,最终机化,牵拉视网膜。

2. 视网膜渗出　血视网膜屏障受到破坏,血浆内脂质和脂蛋白可以从视网膜毛细血管渗出,积聚在视网膜内层,呈黄色颗粒状,称为硬性渗出(图 11-1-3A、B)。在黄斑区随着内丛状层(Henle 纤维)走行一致,呈星芒状。软性渗出是指毛细血管终末端闭塞导致组织缺氧、坏死,神经轴索断裂,肿胀形成类似棉絮状的白色斑(图 11-1-3C)。

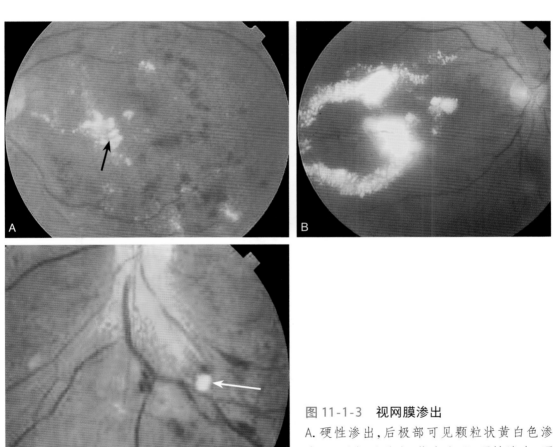

图 11-1-3　视网膜渗出

A.硬性渗出,后极部可见颗粒状黄白色渗出,可以相互融合,伴出血;B.硬性渗出,硬性渗出常呈环形;C.软性渗出,血管旁灰白色渗出。

3. 视网膜水肿 由于各种眼病致使视网膜炎症、缺血、缺氧,视网膜发生水肿。视网膜水肿分为细胞外水肿和细胞内水肿。前者是由于毛细血管损伤使血浆通过受损血管进入神经上皮层,视网膜呈灰白水肿,是可逆的(图 11-1-4A)。细胞内水肿是由于视网膜动脉缺血缺氧使神经上皮细胞吸水肿胀,呈白色雾状混浊,短时间可逆,大多数不可逆,细胞死亡(图 11-1-4B)。尽管其后视网膜恢复透明,功能却难以恢复。

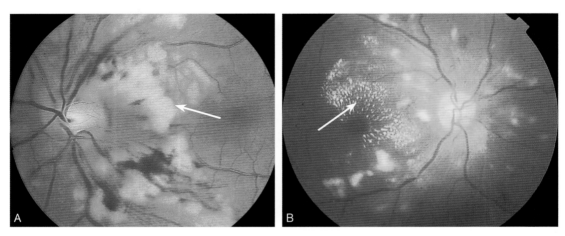

图 11-1-4 视网膜屏障破坏所致眼底改变——水肿

A. 视网膜细胞内水肿,远达性视网膜病变,末端毛细血管闭塞导致视网膜坏死水肿;B. 视网膜细胞外水肿,液体积聚在黄斑区 Henle 纤维之间,表现为星芒状渗出。

三、周边视网膜常见病变

1. 典型囊样变性 紧挨锯齿缘,高于睫状体平坦部的鱼卵样小泡,位于外丛状层(图 11-1-5A)。

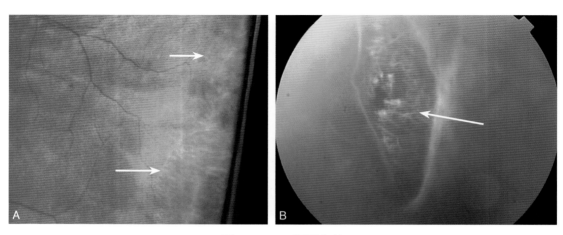

图 11-1-5 囊样变性

A. 典型囊样变性,箭头示外丛状层鱼卵样小泡;B. 网状囊样变性。

2. 网状囊样变性　典型囊样变性后缘可见三角形向后伸展类似网状的区域,包括囊样小泡,有带分支的白色细线条(图 11-1-5B)。

3. 格子样变性　与角膜缘平行的带状变性,其内视网膜血管硬化增殖呈白色条纹;视网膜萎缩,层次不清,伴视网膜圆孔;附近玻璃体出现液化腔,增殖膜进入玻璃体类似袖口状,随玻璃体运动可引起牵拉马蹄孔(图 11-1-6)。

4. 蜗牛迹变性　又名霜样变性,呈白色混浊,其间有黄色亮点和/或条纹状,类似蜗牛爬过的痕迹(图 11-1-7A、B)。

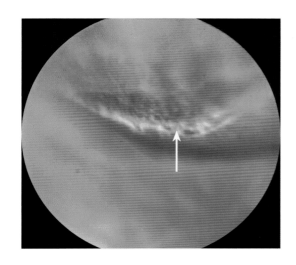

图 11-1-6　格子样变性

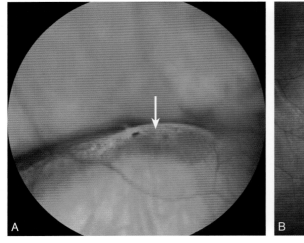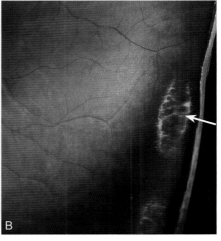

图 11-1-7　蜗牛迹样变性

A.周边部视网膜可见条纹状改变;B.周边部视网膜黄色亮点条纹。

5. **铺路石样变性** 可见有色素边缘的、浅灰色圆形或者类圆形、边界清楚的萎缩病灶，大巨细小病灶列成一片，呈铺路石样（图 11-1-8）。病灶中央部脉络膜微血管萎缩，露出脉络膜大血管。

6. **色素块变性** 周边视网膜大小不等的色素增殖斑块。多数与格子样变性或者蜗牛迹变性同时存在，部分与视网膜、Bruch 膜粘连牢固，在玻璃体牵拉下可以引起吸盘样破口（图 11-1-9）。

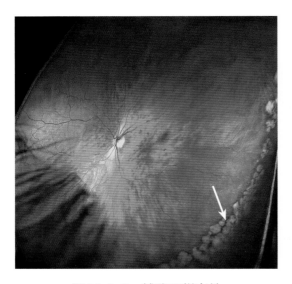 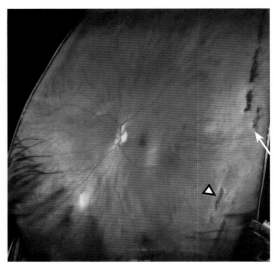

图 11-1-8 **铺路石样变性**　　　　　　图 11-1-9 **色素变性**

7. **非压迫变白** 锯齿缘区纱幕样白色区域，无视网膜水肿混浊，不隆起，不遮蔽血管。其内玻璃体视网膜有粘连，可能引起视网膜裂孔（图 11-1-10）。

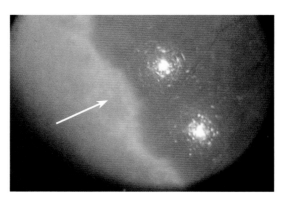

图 11-1-10 **非压迫变白区**
间接检眼镜下可以看到正常视网膜和非压迫变白区。

8. 压迫变白　指在使用压陷法检查,囊样变性后方边缘一发白区域,与周围分界明显。压迫变白视网膜在未压的时候与周围正常视网膜一样。此区视网膜萎缩,神经视网膜消失,各层混成一片(图 11-1-11)。

9. 视网膜劈裂　是指视网膜神经层内部局限性分为两层,位于周边部锯齿缘(图 11-1-12)。

10. 视网膜破孔　多位于赤道部和锯齿缘区,容易引起视网膜脱离。按性质分为撕裂孔(tear)、裂孔(hole)和视网膜离断(dialysis)(图 11-1-13)。巨大视网膜裂孔是指超过 90° 的视网膜裂孔。

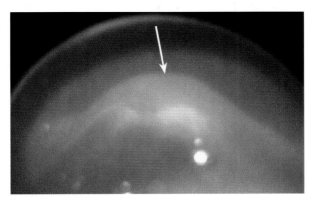

图 11-1-11　压迫变白区

间接检眼镜直视下,巩膜外顶压视网膜可见压迫变白区。

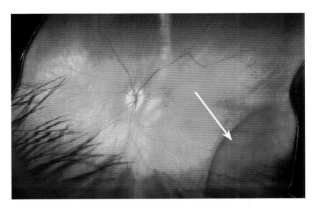

图 11-1-12　周边视网膜劈裂

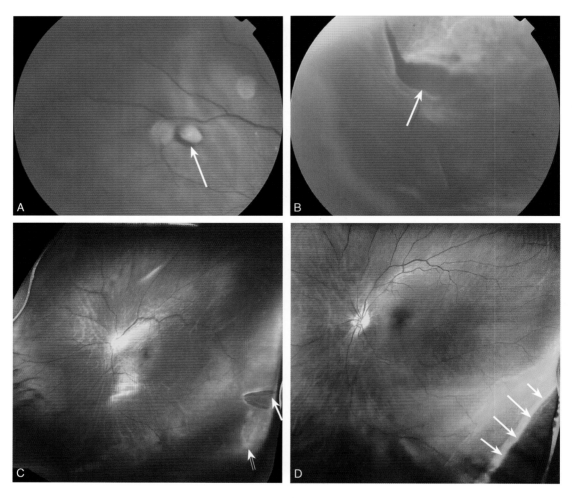

图 11-1-13　视网膜裂孔

A. 位于视网膜中部的视网膜圆形孔；B. 视网膜周边大马蹄形孔，有视网膜脱离；C. 周边视网膜裂孔（↑），呈马蹄形，视网膜在位，附近非压迫变白区，下方蜗牛迹样变性（↑）；D. 颞下方锯齿缘离断（↑）。

四、其他表现

视网膜异常改变除以上常见体征外，还可以伴随其他各种异常出现，如色素增生、脱失，视网膜前膜、下膜，视盘水肿，视神经萎缩，视网膜变薄等（图 11-1-14）。不同类型疾病出现的异常情况千变万化。

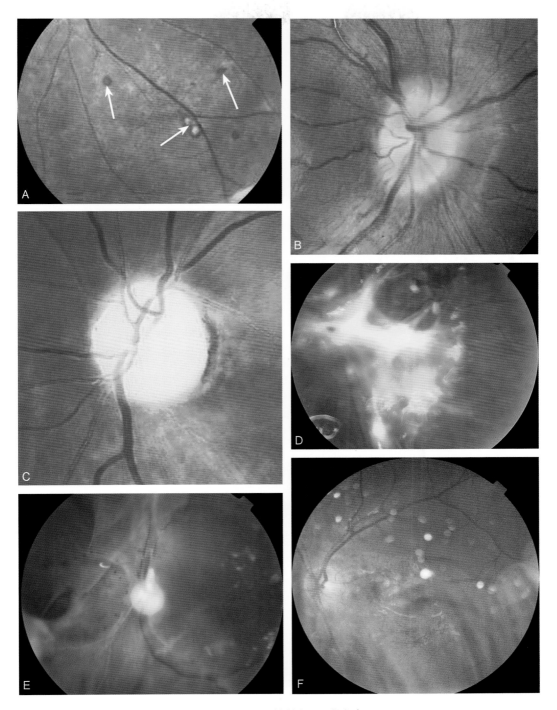

图 11-1-14 其他视网膜病变

A. 视网膜色素增生,中周部眼底可见多个色素斑块状增生,其中一处可见中央色素脱失;B. 视盘水肿,视盘边界不清,其上血管扩张充血,隆起;C. 视神经萎缩,视盘边界清楚,颜色苍白,血管稀少,动脉变细;D. 视网膜前膜,视网膜前较厚的增殖膜,将血管掩埋;E. 视网膜下膜,视网膜下广泛增生膜,部分呈晾衣杆状,导致视网膜脱离;F. 神经视网膜变薄,整个视网膜呈浅灰色改变;

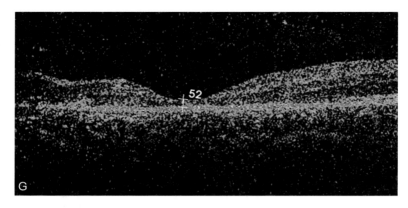

图 11-1-14(续)

G.OCT 显示黄斑区视网膜仅 52nm 厚。

第二节 黄斑部疾病

一、中心性浆液性脉络膜视网膜病变

中心性浆液性脉络膜视网膜病变(central serous chorioretinopathy,CSC)是由于脉络膜毛细血管内的液体通过异常的色素上皮连接引起液体积聚,导致局限的神经视网膜脱离。好发于中青年男性。诱发因素有劳累、紧张、情绪波动、睡眠不足、过度饮酒等,是一种自限性疾病,易复发。表现为单眼突发视力下降、视物变形、变色、变小、中央暗区。眼底黄斑区可见 1~3PD 大小的视网膜圆形轻度隆起,视网膜脱离边缘有一圈光晕,中心凹反光消失(图 11-2-1A)。后期视网膜下有数个黄白色小点,恢复期色素紊乱。可伴视网膜色素上皮脱离。活动期 FFA 显示渗漏位置,随背景荧光逐渐增强增大的强荧光点,渗漏呈蘑菇状、墨渍状、冒烟状或圆点状(图 11-2-1B、C,图 11-2-2)。OCT 显示渗漏点色素上皮异常,视网膜神经上皮脱离(图 11-2-1D)。3~6 个月逐渐自愈,禁用激素,中心凹旁渗漏点可行激光治疗。

二、中心性渗出性脉络膜视网膜病变

中心性渗出性脉络膜视网膜病变(central exudative chorioretinopathy,CEC)简称中渗,曾有"青年性黄斑变性"或"出血性黄斑病变"之称。可能是由于不同的炎症导致黄斑区视网膜下新生血管膜形成,发生出血性或者浆液性色素上皮和/或神经上皮脱离。患者视力明显减退,黄斑区孤立视网膜水肿、出血、渗出、浅脱离。晚期病灶瘢痕化,色素增殖。可反复发作,瘢痕扩大呈盘状。FFA 早期弱荧光,出血遮挡荧光,晚期荧光渗漏明显,典型的呈花瓣状或者车轮状。视野表现为相对或者绝对暗点。OCT 示视网膜下新生血管膜形成,色素上皮和神经上皮脱离(图 11-2-3)。

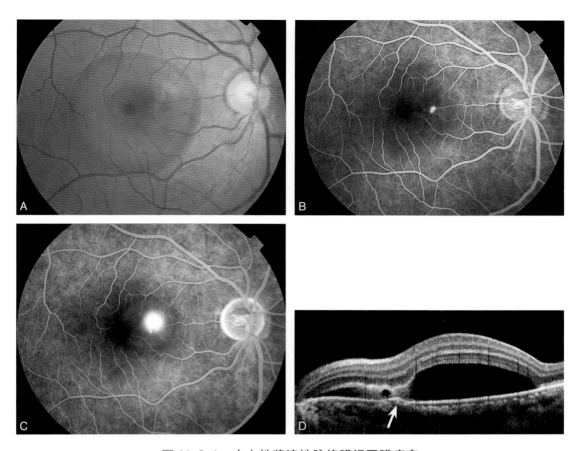

图 11-2-1 中心性浆液性脉络膜视网膜病变

A. 黄斑区 3PD 大小视网膜浅脱离;B.FFA 造影早期,渗漏点位于斑盘间,呈圆点状;C.FFA 造影过程中圆点逐渐增大增强,晚期渗漏明显;D.OCT 示渗漏处色素上皮裂口,神经上皮脱离。

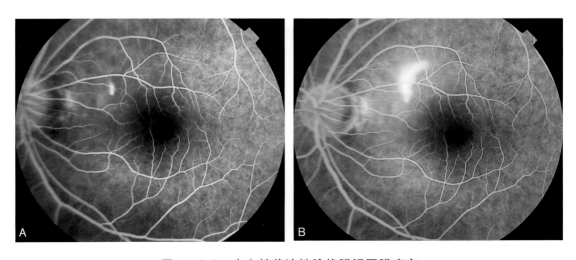

图 11-2-2 中心性浆液性脉络膜视网膜病变

A.FFA 造影早期渗漏点轻度向上扩散;B.FFA 造影过程中荧光呈羽毛状渗漏。

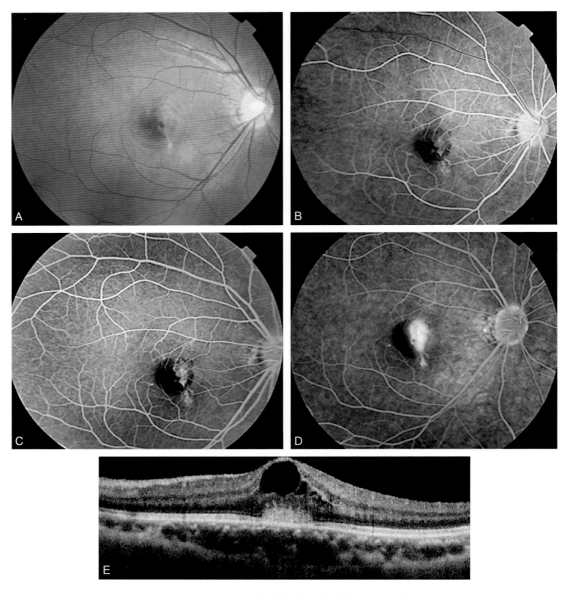

图 11-2-3 中心性渗出性脉络膜视网膜病变

A.黄斑区出血,视网膜浅脱离;B~D.FFA造影,早期弱荧光,随背景荧光逐渐增强,晚期渗漏明显,出血区仍遮挡荧光;E.OCT 神经上皮下团块状影。

三、黄斑裂孔

黄斑裂孔(macular hole)是指黄斑区神经上皮的缺失,包括板层孔和全层孔两大类。板层孔是指神经上皮部的部分层的缺失,较少见(图 11-2-4)。全层孔是神经上皮全层缺失,暴露其下脉络膜。黄斑裂孔常指全层黄斑裂孔,常见于外伤、光灼伤、变性、长期黄斑囊样水肿、高度近视、玻璃体牵拉等。对老年人,没有其他原因发生的黄斑裂孔称为特发性黄斑裂孔。黄斑裂孔患者中心视力明显下降,检查可见黄斑区 1/4~1/2PD 大小,边界清楚,呈暗红色孔,孔底可见黄色颗粒。部分患者会有视网膜脱离。黄斑裂孔按照 Gass 分期法分为四期:Ⅰ期为形成前期,视力轻度下降,发生中心凹脱离,中心凹呈黄色点或黄色小环,约一半自行缓解;Ⅱ期黄斑孔形成,视力明显下降,有中心凹或其周围全层视网膜缺失,裂孔直径 <400μm;Ⅲ期裂孔变大,>400μm,玻璃体后皮质与黄斑仍然相连;Ⅱ期和Ⅲ期黄斑孔前会形成盖膜;Ⅳ期玻璃体后皮质完全脱离,裂孔较大(图 11-2-5)。部分黄斑孔可有视网膜脱离(图 11-2-6),有的黄斑前膜在黄斑前呈现环状,称为假性黄斑裂孔,应注意鉴别。

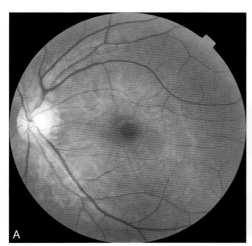
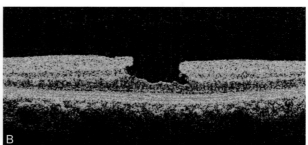

图 11-2-4 黄斑板层孔

A. 可见黄斑区 1/3PD 大小板层孔;B. OCT 黄斑区神经纤维部分缺失。

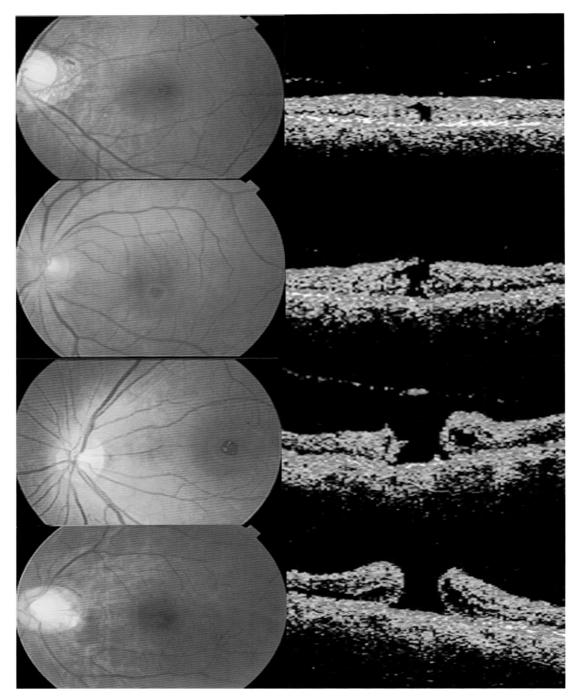

图 11-2-5 黄斑裂孔 Gass 分期
从上至下,分别为黄斑裂孔 Gass 分期 I~Ⅳ期眼底彩图和对应 OCT 表现。

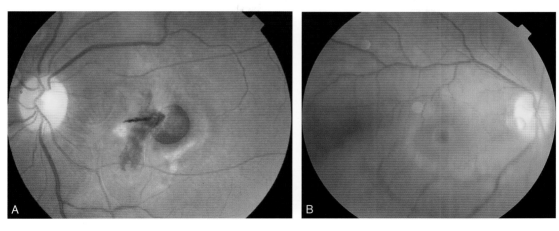

图 11-2-6　黄斑裂孔

A. 激光烧灼黄斑裂孔；B. 黄斑裂孔性视网膜脱离。

四、玻璃体黄斑牵拉综合征

玻璃体黄斑牵拉综合征（vitreomacular traction syndrome，VTS）指玻璃体不完全后脱离引起的玻璃体对黄斑的持续牵拉（图 11-2-7，图 11-2-8）。VTS 可见于老人和高度近视者，也可见于全身结缔组织病患者。表现为视力下降、视物不清或视物变形；眼底检查黄斑区可能因为玻璃体的浓缩局部不清楚，或在视网膜前可见玻璃体后界膜线状光带，黄斑区明显的水肿；荧光素眼底血管造影（FFA）表现为后极部晚期荧光渗漏。OCT 图像表现为玻璃体不完全后脱离，黄斑区以中心凹为中心 1~6PD 范围有玻璃体附着并牵拉视网膜，黄斑区神经上皮层脱离或水肿、囊肿及增厚，周围是液化的玻璃体。牵拉自行缓解率低，视力 <0.4 的黄斑囊样变性的患者，有 89% 发展为黄斑裂孔。OCT 表现可能先于荧光素眼底血管造影。该病需要同黄斑前膜鉴别。后者后极部视网膜内表面可见金箔样或玻璃纸样反光，严重的可有视网膜皱褶。OCT 可明确鉴别黄斑前膜和玻璃体后皮质的牵拉。

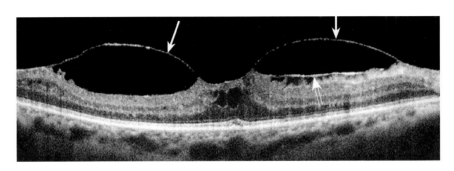

图 11-2-7　玻璃体黄斑牵拉综合征

玻璃体不完全后脱离，在黄斑区形成牵拉（↓），右侧视网膜表面可见黄斑前膜（↑）。

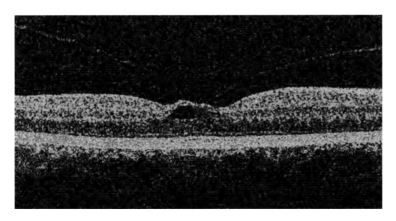

图 11-2-8　玻璃体黄斑牵拉综合征

OCT 示黄斑区中心凹被牵拉呈拱形（视力 0.4）。

五、年龄相关性黄斑变性

年龄相关性黄斑变性（age-related macular degeneration，AMD），也称为老年性黄斑变性，是一种随年龄增长发病率逐渐上升的黄斑衰老变性疾病。ARMD 已成为西方国家老年人低视力和致盲的首要原因，我国发病率也逐渐增加。目前认为其发病是多因素作用的结果，如年龄、人种、阳性家族史、先天缺陷、吸烟、环境因素、饮食习惯、慢性光损害、高血压、动脉硬化、营养缺乏等均可能参与本病的发生。

年龄相关性黄斑变性表现为无痛性、渐进性视力下降，视物变形、变色。早期可采用 Amsler 表筛查。临床上主要将 AMD 分为萎缩性与渗出性两大类。萎缩性多见于 50 岁以上的老年人，双眼先后发病，视力呈缓慢进行性下降，眼底表现为不同程度的玻璃膜疣，黄斑部色素紊乱，脉络膜毛细血管地图状萎缩（图 11-2-9）。FFA 显示窗样缺损、地图状萎缩、RPE 失代偿改变。渗出性约占 ARMD 的 10%，主要特征是脉络膜新生血管膜形成，黄斑区视网膜下出血，严重者可进入玻璃体腔；伴视网膜色素上皮或者神经上皮脱离。FFA 和 ICGA 可显示脉络膜新生血管膜的范围、形态（图 11-2-10）。OCT 示视网膜色素上皮或者神经上皮局灶脱离，其下团块状影，可以是脉络膜新生血管、出血或瘢痕（图 11-2-11）。

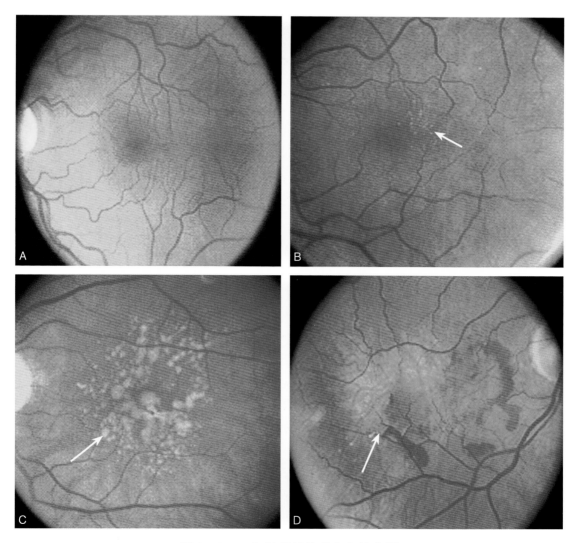

图 11-2-9　年龄相关性黄斑变性分期

A. 正常眼底;B. 可见少量玻璃膜疣;C. 黄斑大量玻璃膜疣,融合;D. 黄斑区可见脉络膜新生血管膜,伴出血、渗出,局灶 RPE 脱离。

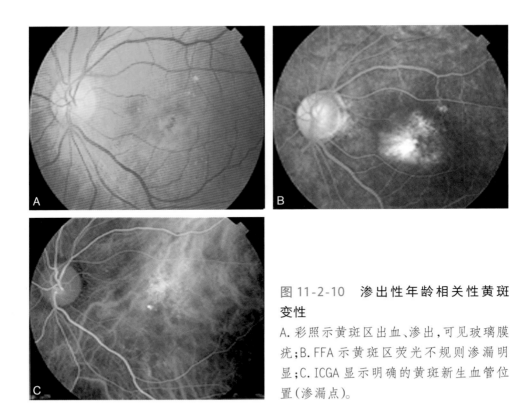

图 11-2-10　**渗出性年龄相关性黄斑变性**

A.彩照示黄斑区出血、渗出,可见玻璃膜疣;B.FFA 示黄斑区荧光不规则渗漏明显;C.ICGA 显示明确的黄斑新生血管位置(渗漏点)。

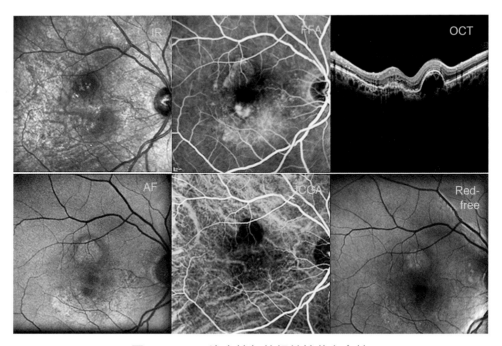

图 11-2-11　**渗出性年龄相关性黄斑变性**

海德堡六位一体图[IR(红外眼底成像),FFA,OCT,AF(眼底自发荧光造影),ICGA 和 RF(无红光眼底成像)]显示 ARMD 特征。

六、黄斑水肿

黄斑水肿(macular edema,ME)是指任何液体或者蛋白积聚在黄斑区视网膜内,导致其增厚或者水肿。按照形态可以分为囊样黄斑水肿和弥漫性黄斑水肿(图 11-2-12)。患者中心视力减退,视物变形、变色,可有相对或绝对中心暗点。眼底检查黄斑区视网膜水肿、增厚,呈蜂窝样或囊样外观(图 11-2-13)。FFA 早期呈囊腔内的暗区,荧光逐渐增强,晚期荧光积存形成花瓣样囊状荧光。弥漫性 ME 则表现为黄斑区不规则荧光弥漫渗漏。OCT 显示黄斑区视网膜增厚,可见大小不等的囊腔(图 11-2-12,图 11-2-14)。黄斑水肿大部分是继发性改变,常见原因见表 11-2-1。

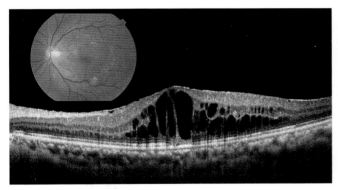

图 11-2-12　黄斑囊样水肿

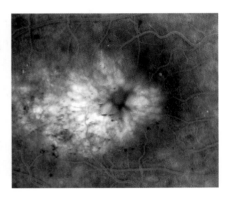

图 11-2-13　黄斑囊样水肿
FFA 示晚期荧光呈梅花状囊样渗漏。

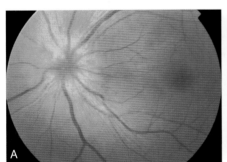

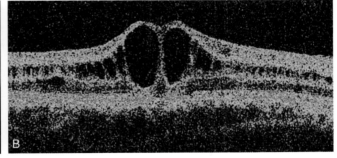

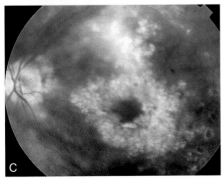

图 11-2-14　葡萄膜炎并发黄斑囊样水肿
A.黄斑区水肿,隆起,结构模糊不清;B.OCT 示视网膜增厚,可见囊腔;C.FFA 可见囊样黄斑水肿,中周部视网膜渗漏。

表 11-2-1 黄斑水肿常见原因

原发性黄斑水肿:原因不清楚
继发性黄斑水肿
代谢性疾病:糖尿病视网膜病变、视网膜色素变性、遗传性黄斑水肿
缺血性疾病:视网膜静脉阻塞、糖尿病性黄斑水肿、特发性视网膜毛细血管扩张症、高血压
静水压因素:视网膜静脉阻塞、动脉高压、低眼压
炎症:前或后葡萄膜炎、中间型葡萄膜炎、脉络膜炎、后巩膜炎(图 11-2-14)
机械因素:白内障术后(Irvine-Gass 综合征)、Nd:YAG 激光虹膜或者囊膜切开术后、远达性视网膜病变、视网膜脱离修复术后、辐射性视网膜病变
药物:肾上腺素或者前列腺素的使用

七、黄斑劈裂

黄斑劈裂(macular retinoschisis / foveoschisis)是指黄斑区视网膜神经上皮层间分离。原因尚不清楚,可能与黄斑前玻璃体后皮质牵拉、高度近视眼巩膜后葡萄肿扩张、视网膜微动静脉血管硬化和黄斑微囊样变性有关(图 11-2-15A),也有先天性黄斑劈裂(图 11-2-15B)。常引起明显的视力下降和视物变形,可以发展为黄斑孔和视网膜脱离。谱域 OCT(spectral domain OCT,SD-OCT)的出现显著提高了黄斑劈裂的检出率。先天性黄斑劈裂可以多年长期保持不变。玻璃体切除并内界膜剥离是治疗黄斑劈裂的有效方法。

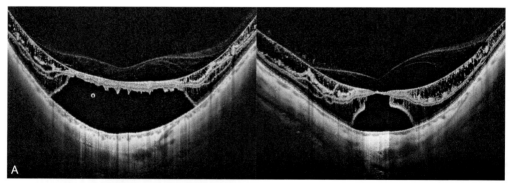

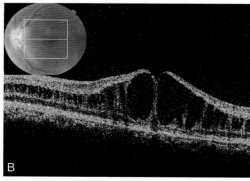

图 11-2-15 黄斑劈裂
A.近视眼黄斑劈裂;B.先天性黄斑劈裂。

八、黄斑前膜

黄斑前膜（macular epiretinal membrane）是发生在黄斑区的视网膜前增殖膜,曾被称为原发性视网膜皱褶、继发性视网膜胶质细胞增生症、丝绸面样视网膜病变、透明纸样膜黄斑病变等。病理显示该膜主要由纤维星状细胞、视网膜色素上皮细胞、纤维细胞和巨噬细胞四种细胞构成。大多数有特发性视网膜前膜的患者无症状,起病慢。最初是视物模糊,轻度变形,其他少见的症状包括复视、中央闪光感或者视物显大症。眼底可见边界不清楚、金箔样反光,或者呈透明纸样膜,甚至明显的机化增殖膜。当内界膜收缩或者皱缩时,可以观察到视网膜皱褶,视网膜血管扭曲。在更严重者,视网膜血管扭曲呈铰链或者被拉伸,甚至发生中心凹移位。部分可见点状出血、微血管瘤和毛细血管扩张。FFA 显示血管扭曲和铰链的程度,视网膜血管的渗漏和黄斑水肿。OCT 显示黄斑前膜状物,视网膜表面锯齿状外观,可伴黄斑水肿（图 11-2-16）。多种情形可发生黄斑前膜（表 11-2-2）。

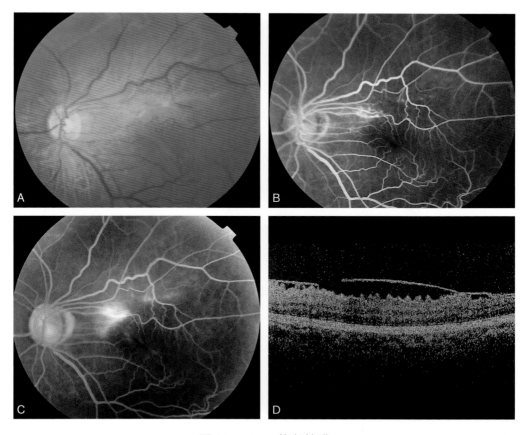

图 11-2-16 **黄斑前膜**

A.黄斑上方可见膜样物,附近血管扭曲;B、C.FFA 示前膜渗出,血管扭曲;D.OCT 示黄斑前膜,视网膜表面锯齿状改变。

表 11-2-2　黄斑前膜常见原因

特发性黄斑前膜：原因不清楚
继发性黄斑前膜
内眼手术：白内障摘除术和视网膜脱离手术后、激光或冷冻视网膜裂孔、黄斑孔术后等
眼内肿瘤：视网膜血管瘤和错构瘤、毛细血管扩张、视网膜微动脉大血管瘤
眼外伤：伴玻璃体积血的穿通性、钝挫性眼外伤
炎症：葡萄膜炎、Eales 病、后巩膜炎
糖尿病
镰刀细胞性视网膜病变
视网膜血管阻塞疾病
其他：视网膜色素变性、婴儿摇摆综合征、玻璃体后脱离

九、Stargardt 病

Stargardt 病是一种累及视网膜色素上皮层的遗传性青少年黄斑变性疾病，又称眼底黄色斑点症（fundus flavimaculatus），1909 年由柏林 Karl Stargardt 首先报道。疾病分为初期、进行期和晚期三个阶段。6~12 岁开始发病。早期眼底正常，但是中心视力开始下降。随后黄斑区出现灰黄色小斑点，逐渐融合，在中心凹形成一个 1.5~2PD 大小的萎缩区。晚期黄斑区可以见到硬化、萎缩的脉络膜血管，并可见色素不规则增生。FFA 示牛眼状外观，中周部可见脉络膜淹没征（图 11-2-17）。有医生推荐使用滤过 600nm 以下光线的太阳镜如 Ray Ban Ⅲ、Adidas 太空太阳镜、阻断绿光太阳镜、滤 UV 接触镜，虽然理论可行，但是没有确实证据证明有效。

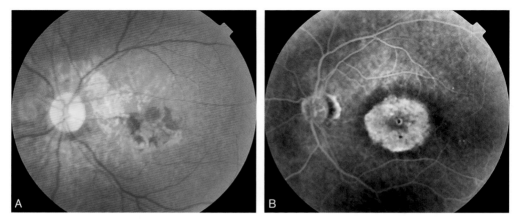

图 11-2-17　Stargardt 病
A、C. 彩色眼底像可见黄斑区色素不均一增生；B、D. FFA 显示牛眼样外观；

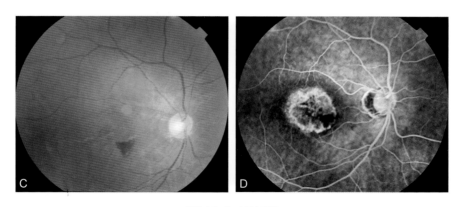

图 11-2-17（续）

十、特发性息肉样脉络膜血管病变

特发性息肉样脉络膜血管病变（idiopathic polypoidal choroidal vasculopathy，IPCV）由 Lawrence Yanmuzzi 于 1982 年在美国黄斑学会召开的会议上首先描述。患者视物变形，视力下降。眼底检查病变多见于后极部、黄斑区附近及视盘旁。可见多灶性黄白色渗出，多发性或单个橘红色病灶，可有大片深层和/或视网膜前出血，出血性或浆液性色素上皮脱离常见。有的患者发生玻璃体积血眼底无法窥入。ICGA 显示异常的脉络膜分支血管网和血管瘤样扩张的病变结构（图 11-2-18）。目前常采用激光，光动力疗法（photodynamic therapy，PDT）或者玻璃体腔注射抗新生血管因子治疗。

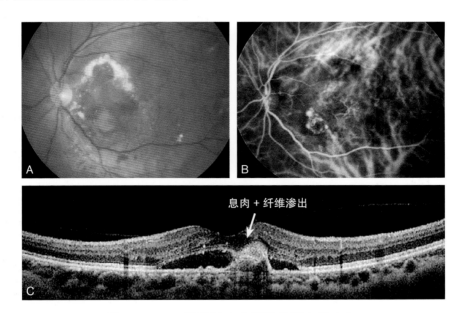

图 11-2-18　特发性息肉样脉络膜血管病变

A.可见多灶性黄白色渗出，单个橘红色病灶，视网膜大片深层出血和出血性色素
上皮脱离；B.ICGA 可见脉络膜分支血管网和血管瘤样扩张；C.OCT 示息肉样改变。

十一、Popper 黄斑病变

Poppers 为同性恋者对多种亚硝酸烷基化合物(通常作为吸入性的兴奋剂使用)称呼的俚语。患者多为男性,通常主诉双眼(82%)中心视力下降、中心暗点、闪光感、视物变形等。患者视力常为 0.4~0.8,在年轻患者中,视神经毒性损伤比视网膜损伤更为常见。眼底检查可见患者黄斑中心反光消失,中心凹黄色点状病灶。OCT 检查是诊断该病的最有效手段,OCT 可见中心凹区域椭圆体带断裂(最常见)、卵黄样病灶或微孔,病变程度较轻时可见轻度中心凹视网膜脱离、中心凹下低反射信号或椭圆体带毛糙,病变较重时甚至可见全层黄斑裂孔(图 11-2-19,图 11-2-20)。停止使用这类兴奋剂后,患者视力可慢慢恢复,通常预后较好。该病主要与日光性黄斑病变和视网膜营养不良鉴别。

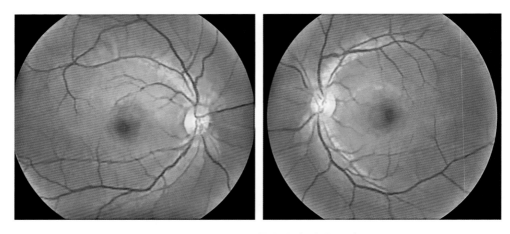

图 11-2-19　Poppers 黄斑病变患者眼底彩照

青年男性,双眼视力下降 8 天,起病前曾使用吸入性兴奋剂;眼底检查可见双眼黄斑中心凹反光消失。

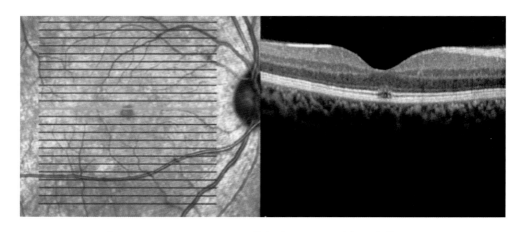

图 11-2-20　OCT 示双眼黄斑中心凹可见椭圆体带断裂

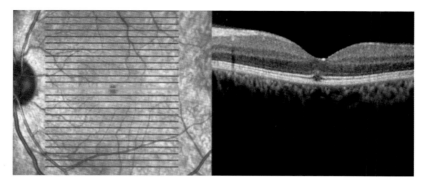

图 11-2-20(续)

十二、急性黄斑区视神经视网膜病变

急性黄斑区视神经视网膜病变(acute macular neuroretinopathy,AMNR)于 1975 年由 Bos
和 Deutman 首先描述。多发于育龄期女性,与流感、呼吸道感染、静脉注射造影剂或肾上腺
素、先兆子痫及新冠病毒感染有关。可单眼/双眼突然性骤然出现一个或多个中心暗点,视
力正常或有轻度下降,患者无视物变形、畏光或闪光感,亦无色觉改变。典型的眼底表现为
黄斑区有一个或多个边界清晰的平坦状楔形病灶,其尖端指向中心凹区,多个病灶者呈花瓣
状围绕中心凹区排列,也有部分病例黄斑区病灶呈圆形或椭圆形改变,灶间无融合。病灶的
颜色因眼底色素含量不同,呈暗红色、棕色或紫色,无赤光下更易识别病灶。近红外成像及
无赤光成像表现为黄斑中心凹周围的楔形或泪滴形病灶。OCT 表现为外丛状层、Helen 纤
维层及外核层的高反射信号影,最终累及嵌合体带、椭圆体区及外界膜,随着疾病的进展,外
核层变薄。自发荧光急性期时呈高荧光(图 11-2-21)。

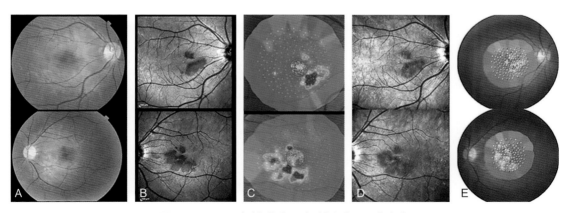

图 11-2-21 急性黄斑区视神经视网膜病变

A.双眼眼底彩照:黄斑中心凹棕色楔形病变;B.双眼近红外光成像:黄斑区楔形病灶,左眼融合
成花瓣状;C.双眼微视野检查:与病灶对应区域视野缺损;D.随诊 9 周后双眼近红外光成像:病
灶区低反射信号变弱;E.随诊 9 周后双眼微视野检查:视野缺损范围较前减小;

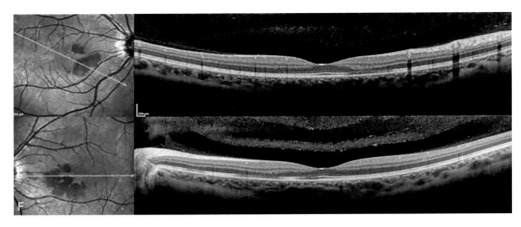

图 11-2-21(续)

F. 双眼频域 OCT:嵌合体带消失,高信号的 Helen 纤维对应区域椭圆体区及外界膜变薄。

十三、急性黄斑旁中心中层视网膜病变

急性黄斑旁中心中层视网膜病变(paracentral acute middle maculopathy,PAMM)于 2013 年由 Sarraf 等人首次报道,平均发病年龄在 50~60 岁,急性起病,患者视力下降,视野暗点。眼底可见轻微、白色的视网膜深层旁中心凹病变,与棉绒斑相比轮廓更光滑、呈灰色,呈低自发荧光。SD-OCT 下在内颗粒层(INL)可见高反射带状、多发或孤立的局灶性或弥漫性病变异常,未累及外层视网膜,en Face OCT 下呈蕨类叶样改变(图 11-2-22A、B)。目前多认为似与视网膜中层(ICP)和深层(DCP)毛细血管缺血相关。危险因素如血管加压药物使用,如咖啡因、血管收缩剂、口服避孕药;与视网膜血管疾病有关,包括糖尿病视网膜病变、高血压视网膜病变、镰状红细胞性视网膜病变、Purtscher 视网膜病变、视网膜中央静脉阻塞、视网膜动脉阻塞等。可理解为急性黄斑视神经视网膜病变(AMN)的一种更浅表的变异。

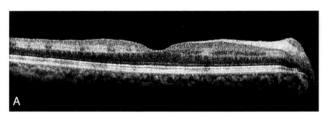

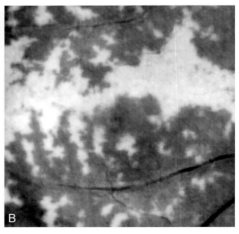

图 11-2-22　急性黄斑旁中心中层视网膜病变
A. OCT 示内颗粒层可见多发高反射带状病灶;
B. en Face OCT 示蕨类叶状改变。

十四、锥、杆细胞营养不良

锥、杆细胞营养不良（cone-rod dystrophy，CRD）是一种遗传性视网膜营养不良。CRD 的特征是首先视锥细胞功能受累，视杆细胞病变的发生相对较晚。主要临床特征为视力下降、色觉障碍、畏光及中央视野敏感度下降，晚期可出现周边视野缺损和夜盲（图 11-2-23）。

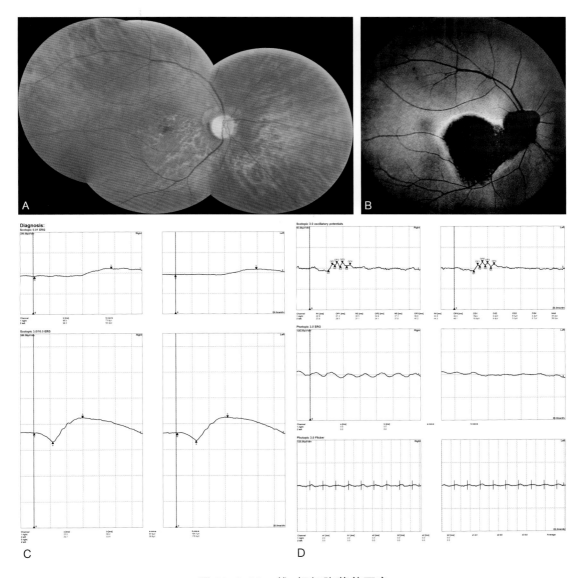

图 11-2-23　锥、杆细胞营养不良

A. 眼底彩照可见后极部及视盘周围视网膜萎缩，暴露脉络膜大血管；B. 自发荧光提示萎缩处低荧光，围绕以高荧光环；C. ERG 提示双眼视杆反应、混合反应、OPs 震荡点位的各项振幅轻度降低；D. 视锥反应、30Hz 闪烁光反应振幅重度降低。

十五、高度近视黄斑病变

病理性近视(PM)是高度近视(通常定义为至少－6.0D 或者眼轴≥26mm)的黄斑并发症,其特征是眼球逐渐延长和相应的视网膜脉络膜血管异常。

2015 年,Ohno-Matsui 和 META-PM 研究组在彩色眼底像的基础上提出了一种被全世界接受的近视分类系统(表 11-2-3,图 11-2-24)。该分类系统的不足在于将严重影响视力的病变如近视性新生血管列为附加病变,随着 OCT 的广泛运用,发现严重影响视力的黄斑牵拉、劈裂等黄斑病变广泛存在。2019 年,Ruiz Medrano 等按照病变的成分,提出了 A(atrophy,萎缩性)T(traction,牵拉性,图 11-2-25)N(neovascular,新生血管性,图 11-2-26)分类系统(表 11-2-4)。黄斑病变大于或等于 2 级或存在附加病变即被视为病理性近视。

表 11-2-3　近视性黄斑病变分类系统

	近视性黄斑病变	附加病变
0 级	无黄斑病变	
1 级	豹纹状眼底	漆裂纹
2 级	弥漫性脉络膜视网膜萎缩	近视性脉络膜新生血管
3 级	斑片状视网膜脉络膜视网膜萎缩	Fuchs 斑
4 级	黄斑萎缩	

表 11-2-4　近视 ATN 分类系统

萎缩性(A)	牵拉性(T)	新生血管性(N)
A0:无视网膜病变	T0:无黄斑劈裂	N0:无近视性 CNV
A1:仅豹纹状眼底	T1:内层或外层黄斑劈裂	N1:漆裂纹
A2:弥漫视网膜脉络膜萎缩	T2:内层和外层黄斑劈裂	N2a:活动性 CNV
A3:斑片状视网膜脉络膜萎缩	T3:黄斑脱离	N2s:瘢痕或 Fuchs 斑
A4:完全黄斑萎缩	T4:全层黄斑裂孔	
	T5:黄斑孔 + 视网膜脱离	

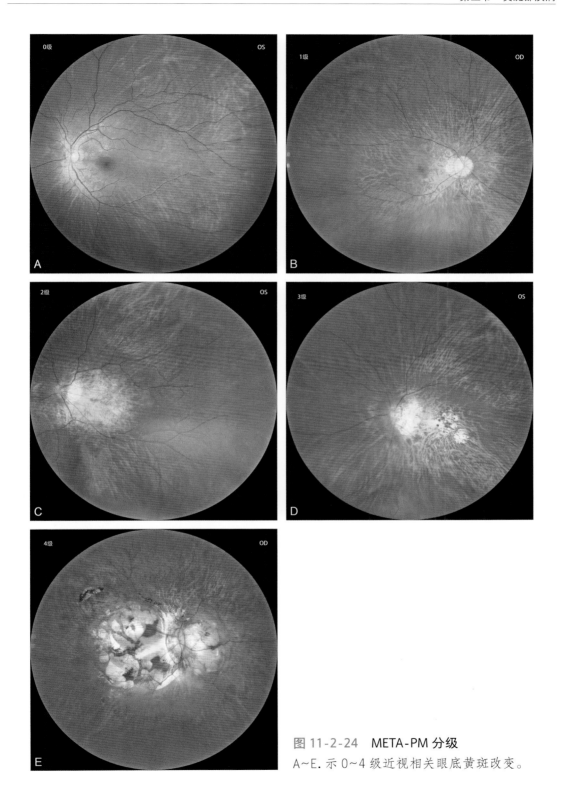

图 11-2-24 META-PM 分级

A~E. 示 0~4 级近视相关眼底黄斑改变。

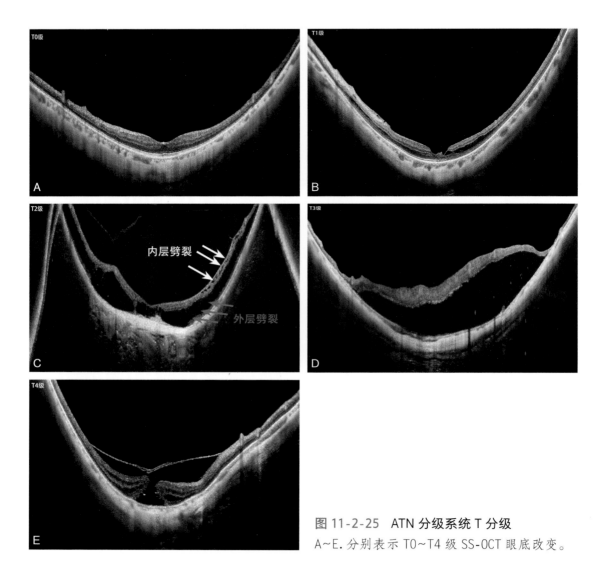

图 11-2-25　ATN 分级系统 T 分级

A~E. 分别表示 T0~T4 级 SS-OCT 眼底改变。

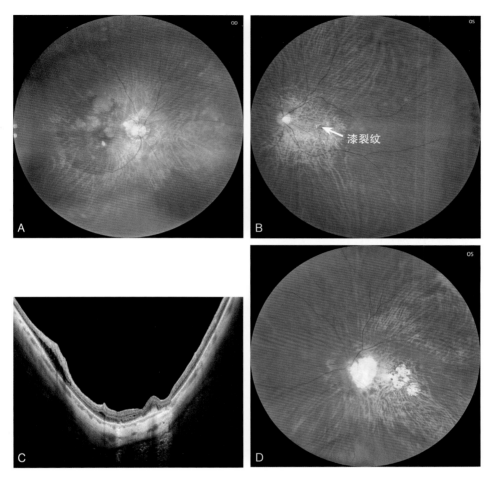

图 11-2-26　近视性 CNV
A. 黄斑出血；B. 漆裂纹；C. OCT 示外层劈裂及中心凹下 CNV；D.Fuchs 斑。

十六、黄斑旁渗出性血管异常复合体

2011 年，Querques 首先报道 2 例黄斑旁渗出性血管异常复合体（perifoveal exudative vascular anomalous complex，PEVAC），至今不足 100 例。其定义为不合并视网膜血管性或者炎性病变，位于黄斑旁，为大的孤立性动脉瘤。常见于正常人，也可见于病理性近视或者湿性老年性黄斑变性患者。表现为单眼黄斑旁单个动脉瘤，病灶周围硬性渗出和出血（图 11-2-27）。文献亦有报道两个动脉瘤体邻近，甚至合并 3 型 CNV 患者。OCT 显示视网膜增厚，动脉瘤主要位于内核层，外丛状层、外核层，环形高反射，内中低反射，周围可见视网膜内囊腔和硬性渗出。En face OCT 可见分血器征（hematocrit sign）。FFA 示强荧光点，晚期渗漏，ICGA 强荧光点，无渗漏。Sacconi 将其分为渗出性和非渗出性两大类。病情发展缓慢，抗 VEGF 无效，激光可能有效。需要和 MacTel 1 型、3 型 CNV 鉴别。

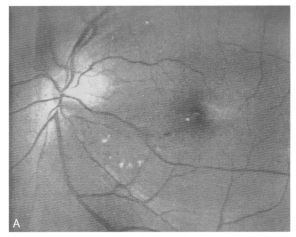

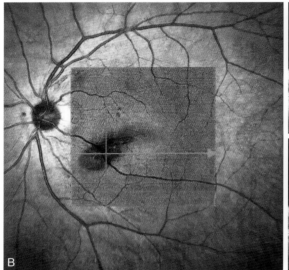

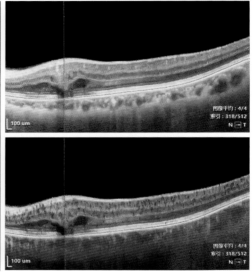

图 11-2-27 PEVAC

A.视盘鼻下方可见硬性渗出,出血;B.SS-OCT 显示孤立动脉瘤。

第三节 视网膜血管疾病

一、视网膜中央动脉阻塞

视网膜中央动脉阻塞(central retinal artery occlusion,CRAO)是致盲的急症之一,直接原因主要为:血管栓塞、血管痉挛、血栓形成和外源性压迫等,如为双眼视网膜中央动脉阻塞,多与系统性红斑狼疮等全身性免疫病有关。临床表现为视力无痛性突然丧失。眼底可见:视盘色淡,视网膜动脉及其分支变细,发病2小时后缺血的视网膜呈白色水肿混浊,透过菲薄的黄斑组织可透见正常的脉络膜,故称黄斑区樱桃红点。如有睫状视网膜动脉存在,则该区域形成舌形橘红色区域。急性期荧光素眼底血管造影显示动、静脉充盈迟缓,动脉内荧光素流变细甚至呈节段状,黄斑周围小动脉荧光素充盈突然停止呈树枝折断状,小血管可有轻度渗漏(图 11-3-1)。

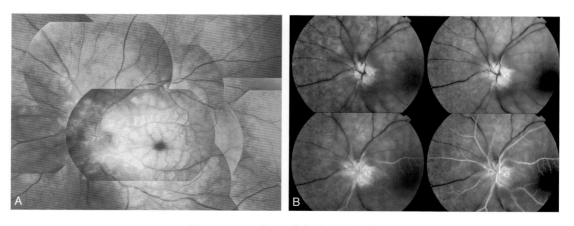

图 11-3-1 视网膜中央动脉阻塞

A.彩图示视网膜动脉普遍较细,视网膜白色水肿、混浊,黄斑区樱桃红点;B.FFA 示视盘水肿、动脉充盈迟缓,黄斑区小动脉呈树枝状。

二、视网膜分支动脉阻塞

视网膜分支动脉阻塞(branch retinal artery occlusion,BRAO)较视网膜中央动脉阻塞更少见。年轻患者多,栓子主要有颈动脉胆固醇栓子、大血管动脉硬化的血小板纤维蛋白栓子、心瓣膜的钙化栓子;少见的有心黏液瘤栓子、长骨骨折的脂肪栓子、感染性心内膜炎的菌栓等(图 11-3-2A)。视网膜分支动脉阻塞(BRAO)好发于颞侧,尤其以颞上支动脉阻塞常见。视力的预后及眼底改变取决于动脉阻塞的部位及程度。根据阻塞部位及程度的不同,患者视力、视野可有不同程度的受损,表现为视力不同程度下降,眼前有暗影遮挡,眼底检查可见阻塞动脉管径变细,阻塞动脉分布区的视网膜水肿,呈扇形或象限性灰白色混浊。偶尔可

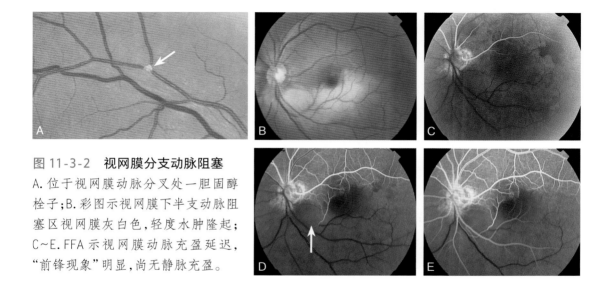

图 11-3-2 视网膜分支动脉阻塞

A.位于视网膜动脉分叉处一胆固醇栓子;B.彩图示视网膜下半支动脉阻塞区视网膜灰白色,轻度水肿隆起;C~E.FFA 示视网膜动脉充盈延迟,"前锋现象"明显,尚无静脉充盈。

查见栓子堵塞的部位。若累及后极部视网膜,也可表现为樱桃红点。视野检查呈束状或扇形缺损,荧光素眼底血管造影见阻塞动脉充盈迟缓,可见"前锋现象",相应回流静脉充盈迟缓,晚期管壁荧光素着染并渗漏荧光素(图 11-3-2C~E)。如伴有视盘水肿或者视网膜炎,须排除猫抓病、梅毒、Lyme 病和弓形体感染。

三、视网膜中央静脉阻塞

视网膜中央静脉阻塞(central retinal vein occlusion,CRVO)是比较常见的眼底血管病。老年患者多与视网膜动脉硬化、血液高黏度等血流动力学异常有关,年轻患者多与视网膜静脉本身的炎症有关。临床中常将本病分为缺血型和非缺血型。眼底表现为:视盘边界模糊、充血、水肿;静脉迂曲、扩张,视网膜火焰状或点、片状出血;视网膜出现棉绒斑和水肿(图 11-3-3A)。荧光素眼底血管造影显示:视网膜循环时间延长,视盘毛细血管扩张,静脉管壁荧光素渗漏,出血遮蔽荧光;如为缺血型,则有毛细血管闭塞形成无灌注区,无灌注区附近常有动静脉短路、微血管瘤和新生血管形成(图 11-3-3B)。严重者可致新生血管性青光眼。

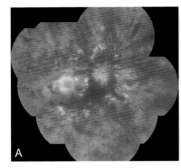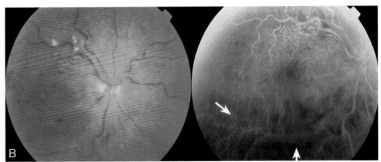

图 11-3-3　视网膜中央静脉阻塞

A. 视盘充血、水肿、边界模糊;视网膜片状出血;静脉迂曲隐于水肿的视网膜内,后极部较多棉绒斑;B. 视网膜中央静脉阻塞,彩色眼底像为出血大部分吸收后,可见静脉迂曲扩张,少量出血和渗出,其荧光素眼底血管造影显示视网膜大片无灌注区(▲),毛细血管末端扩张。

四、视网膜分支静脉阻塞

视网膜分支静脉阻塞(branch retinal vein occlusion,BRVO)是视网膜静脉血管分支的阻塞,对视功能的影响与分支静脉供应区域的大小和位置有关。常常见动静脉交叉处发生阻塞,表现为三角形分布的静脉迂曲扩张,视网膜出血、水肿、渗出。三角形尖端指向阻塞位置。累及黄斑时,可严重影响视力。晚期出血水肿吸收,可见白鞘、视网膜新生血管及侧支循环。FFA 可以显示阻塞的位置、受累及范围、缺血区的大小、新生血管及侧支循环(图 11-3-4~图 11-3-6)。

图 11-3-4 视网膜分支静脉阻塞

A. 颞上小分支静脉阻塞,出血、渗出可见,累及黄斑区;B. FFA 示阻塞位于颞上静脉第一分支处,其后静脉血管迂曲扩张,出血遮挡荧光,已累及黄斑区。

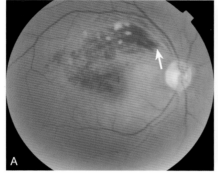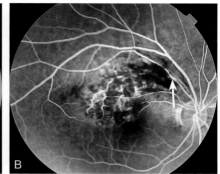

图 11-3-5 视网膜分支静脉阻塞(缺血型)

A. 颞上第一分支静脉阻塞,出血、渗出可见,累及黄斑区;B. FFA 示阻塞位于颞上静脉第一分支处(↑),其后静脉血管迂曲扩张,出血遮挡荧光,已累及黄斑区,见大片无灌注区(NPA)(↑)。

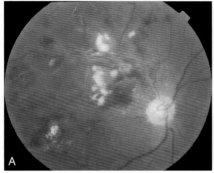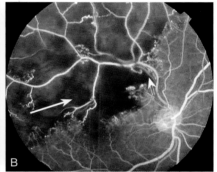

图 11-3-6 视网膜分支静脉阻塞

A、B. 双眼颞下支静脉阻塞,左眼为非缺血型,颞下支静脉血管区域内较多出血,未见NPA;C、D. 右眼为缺血型,出血量少,有少量渗出,大片 NPA 可见。

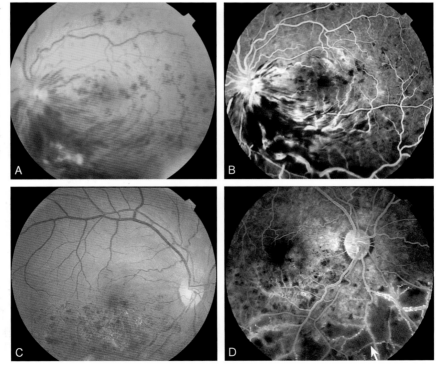

五、Coats 病

Coats 病是一种毛细血管扩张性疾病,病因不明。常见于 20 岁以内的男性,多单眼发病。眼底表现为:视网膜大量黄白色渗出,严重者可造成渗出性视网膜脱离;眼底可有成簇的胆固醇结晶沉着和出血;病变区域的视网膜血管呈球形或梭形扩张,或呈扭结状、团扇状;某些病例最后产生视网膜脱离、继发性白内障、青光眼而丧失视力。荧光素眼底血管造影的典型表现为血管改变:小动脉、小静脉迂曲、扩张,呈囊样、串珠样或花圈状,表现为圆点状强荧光;毛细血管迂曲扩张形成微动脉瘤;视网膜毛细血管闭塞形成无灌注区,在动脉瘤和无灌注区附近可有动静脉短路,并有新生血管形成;如有出血则有荧光遮蔽(图 11-3-7)。

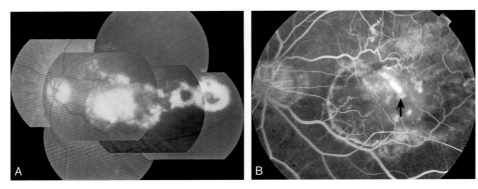

图 11-3-7　Coats 病

A.后极部视网膜大片黄色渗出;B.ICGA 显示的视网膜小血管异常扩张。

六、视网膜静脉周围炎——Eales 病

该病好发于青壮年,多为双眼受累,主要侵犯视网膜周边部小静脉。双眼严重程度可不一致,常一眼较重,有大量玻璃体积血而不能看见眼底,而另一眼视力正常,常在散瞳检查时发现正常眼的周边眼底有病变。眼底检查:视网膜周边部小静脉迂曲扩张,静脉旁有白鞘或白色片状渗出,受累血管附近视网膜片状出血和水肿。可逐渐波及各个象限,并向后极部发展、波及更大的静脉,可合并脉络膜炎、虹膜睫状体炎。大量出血进入玻璃体腔致视力骤然下降,反复的玻璃体积血导致玻璃体视网膜增殖膜形成,牵拉视网膜形成破孔和视网膜脱离。荧光素眼底血管造影显示:受累静脉管壁荧光素渗漏,毛细血管扩张和微血管瘤形成;晚期周边可形成无灌注区、动静脉短路和新生血管(图 11-3-8)。

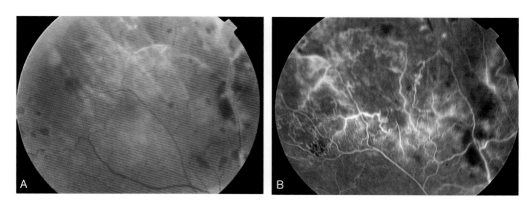

图 11-3-8　Eales 病

A. 视网膜周边静脉白鞘,视网膜内点片状出血;B. FFA 示周边受累血管迂曲、扩张,荧光素渗漏。

七、早产儿视网膜病变

早产儿视网膜病变(retinopathy of prematurity,ROP)是未成熟或低体重出生婴儿的增殖性视网膜病变。国际上根据病变部位、范围和严重程度制定了 ROP 国际分类标准。视网膜血管的发育始自视盘,逐渐向周边生长,鼻侧先达锯齿缘,因此将视网膜分为三个区(图 11-3-9)。

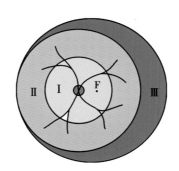

图 11-3-9　早产儿视网膜分区(左眼)

Ⅰ区:以视盘为中心,视盘距黄斑中心凹距离 2 倍为半径的圆形区域。

Ⅱ区:Ⅰ区以外,以视盘为中心,视盘至鼻侧锯齿缘的距离为半径的环形区域。

Ⅲ区:除Ⅰ区和Ⅱ区外剩余的月牙形区域。

ROP 病变根据不同的程度可以分为五期。1 期:分界线期,周边无血管区与后极部视网膜血管末梢之间出现分界线(图 11-3-10A)。2 期:嵴期,分界线增宽、增高,呈嵴状隆起(图 11-3-10B)。3 期:新生血管形成并长入嵴上(图 11-3-10C)。4 期:视网膜部分脱离(图 11-3-10D),4A 期,未累及黄斑区的视网膜脱离,4B 期,累及黄斑区的视网膜脱离(图 11-3-11)。5 期:视网膜全脱离。附加病变(plus):后极部视网膜血管迂曲、怒张,表明 ROP 处于迅速进展期。

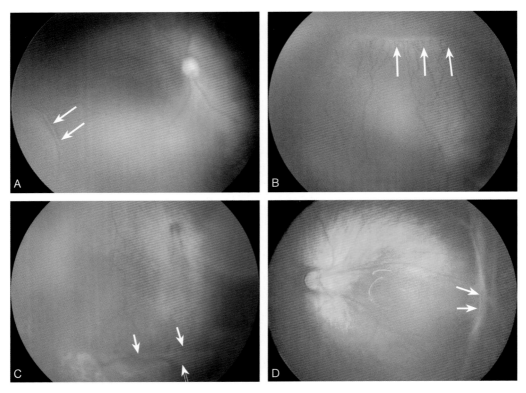

图 11-3-10 ROP 眼底像

A.1 期可见上方无血管区与正常视网膜的分界线；B.2 期，上方可见增高的嵴；C.3 期，下方新生血管长入嵴上(▲)，有玻璃体积血(↑)；D.4 期可见视网膜部分牵拉性脱离。

八、视网膜毛细血管瘤

视网膜毛细血管瘤(retinal capillary hemangioma)又称 von Hippel 病，若伴有小脑成血管细胞瘤称为 von Hippel-Lindau 综合征，还可伴发肾上腺样瘤、嗜铬细胞瘤、卵巢、附睾和胰腺囊肿等全身多发性肿瘤。常见于 10~30 岁人群，可双眼患病。多发生在视网膜周边部，为直径 1~5mm 的红色或粉红色血管瘤，连着一条蚯蚓状粗大、迂曲的静脉和一条扩张的动脉，如二龙抢珠；静脉的扩张较动脉明显，是本病的典型特征(图 11-3-12)。血管瘤周围可有出血和渗出，甚至在远距离的黄斑部出现渗出。血管瘤及周围、供养小动脉需要激光或冷凝治疗。

九、黄斑旁毛细血管扩张症

黄斑旁毛细血管扩张症(idiopathic macular telangectasia，Mac Tel)是黄斑中心凹旁或者周围毛细血管异常扩张的一类综合征，目前认为既是血管性疾病也可能是神经退行性疾病。眼底可见动脉瘤样改变、黄斑中心凹旁毛细血管扩张、黄斑囊样水肿、硬性渗出、黄斑萎缩、色素增生及视网膜下新生血管等改变，荧光素眼底血管造影(FFA)和相干光断层扫描(OCT)

在诊断中颇为关键(图 11-3-13)。一般分为三大类。Mac Tel 1 型,单侧的黄斑中心凹旁毛细血管扩张,与青少年 Coats 病或者 Leber 多发粟粒状动脉瘤相关。Mac Tel 2 型为双侧黄斑中心凹旁毛细血管扩张症,中心凹颞侧可见毛细血管网扩张,伴直角小静脉及色素增生。Mac Tel 3 型为双侧黄斑中心凹旁毛细血管扩张症合并毛细血管闭塞。

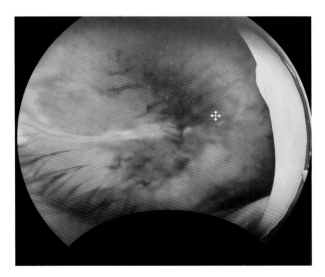

图 11-3-11　4B 期 ROP

右眼玻璃体出血,黄斑区至颞侧视网膜皱褶,脱离。

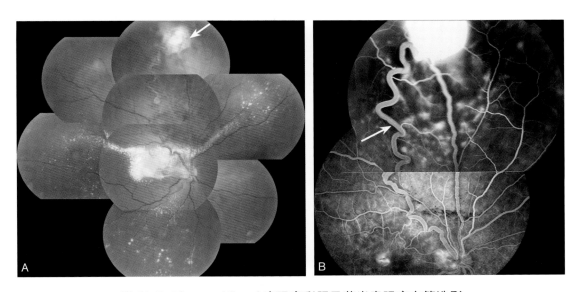

图 11-3-12　von Hippel 病眼底彩照及荧光素眼底血管造影

A. 视网膜周边部红色血管瘤,两条迂曲、扩张供养血管,其中静脉扩张更明显;B. 荧光素眼底血管造影图像,瘤体内荧光素积存、渗漏。

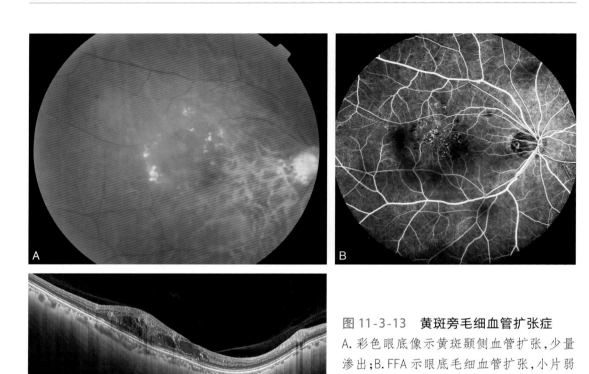

图 11-3-13　黄斑旁毛细血管扩张症
A.彩色眼底像示黄斑颞侧血管扩张,少量渗出;B.FFA 示眼底毛细血管扩张,小片弱荧光区;C.SS-OCT 示黄斑水肿、增厚,囊腔不规则。

第四节　视网膜脉络膜肿瘤

一、脉络膜骨瘤

脉络膜骨瘤(choroidal osteoma)是脉络膜成熟骨组织构成的一种良性肿瘤。女性好发,女∶男为 4∶1,因肿瘤生长及视力变化缓慢,多无症状,临床就诊年龄明显晚于肿瘤发生年龄。表现为视力下降、视物变形和视野缺损而就诊。眼底后极部视盘黄斑区可见黄白色、形状不规则地图状轻微隆起病灶。边缘不整齐如伪足状,病灶周围区呈橙红色,可累及黄斑区,有色素沉着,部分患者有脉络膜新生血管,浆液性视网膜脱离(图 11-4-1A)。A 型超声检查可见肿瘤的高回声峰,B 超可见眼底表面不规则的低平隆起,高反射和极强声影,降低增益后,眼内其他组织回声消失,但肿瘤回声仍然存在(图 11-4-1B)。CT 可见眼环内与骨密度相当的病灶。病理检查示肿瘤由分化成熟的骨小梁结构和少量血管组成。其间可见一些骨细胞、骨母细胞及破骨细胞等。瘤体表面的脉络膜毛细血管层可继发性变窄或管腔闭塞。对无症状的脉络膜骨瘤以临床观察为主,部分患者可以部分消退缓解(图 11-4-2)。如果并发脉络膜新生血管膜可以进行激光或者激光光动力治疗,有视网膜脱离者手术治疗。

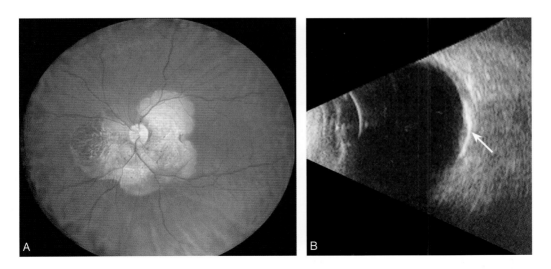

图 11-4-1 脉络膜骨瘤

A. 眼底见绕视盘并累及黄斑区的黄白色病灶;B.B 超示眼底不规则强回声病灶,轻微隆起,声影强。

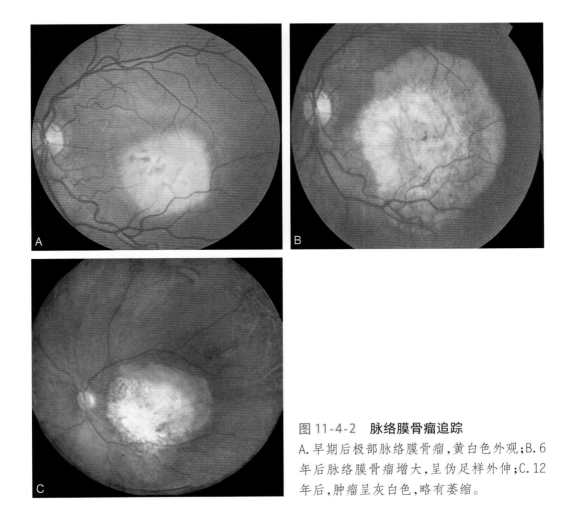

图 11-4-2 脉络膜骨瘤追踪

A. 早期后极部脉络膜骨瘤,黄白色外观;B.6 年后脉络膜骨瘤增大,呈伪足样外伸;C.12 年后,肿瘤呈灰白色,略有萎缩。

二、脉络膜黑色素瘤

脉络膜黑色素瘤(choroidal malignant melanoma)是成人最常见眼内恶性肿瘤。以北美洲和白种人好发，表现为眼前闪光、视物变形、视物变小、中心暗点、视野缺损等症状。临床上分为局限型和弥漫增生型。局限型可见眼底有局部青灰色隆起，呈半球状或蘑菇状，颜色深浅不一，颞侧多见，周围边界清楚，周围视网膜有皱纹出现，肿瘤生长突破玻璃膜进入视网膜下，可有视网膜脱离。弥漫型早期玻璃膜完整，视网膜很少受影响，仅呈数个陈旧性视网膜脉络膜病灶，很易被忽略。肿瘤可沿巩膜上的血管、神经导管等向球外转移到眼眶内致眼球突出，进而侵犯邻近组织。全身转移多为血行转移至肝脏、皮下组织等。A 超显示肿瘤呈蘑菇状或者圆顶状，低到中等回声，内部结构较为规则，有血液循环，表现为肿瘤后部结构的回波中有颤动的小波峰。B 超显示玻璃体腔半球形或者蘑菇形肿物，近球壁呈"挖空现象"。FFA 可见典型的双循环征(静脉期可见迂曲粗大的肿瘤内血管与视网膜血管同时显影)。MRI 显示 T_1 加权高信号，T_2 加权低或者不均匀信号。彩色多普勒发现肿瘤血流丰富，基底部呈火焰状。病理切片梭形 A、B 细胞和上皮样细胞构成的肿瘤(图 11-4-3)。根据典型的临床表现及影像学检查，诊断本病并不困难。但应注意同脉络膜色素细胞瘤、转移癌、脉络膜出血等相鉴别。脉络膜黑色素瘤主要根据肿瘤不同的情况选择激光光凝、手术切除、放射敷贴、放疗、眼球摘除等方式治疗。

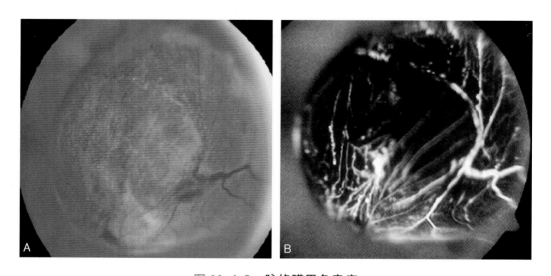

图 11-4-3　脉络膜黑色素瘤
A.局限圆顶状隆起，青灰色；B.FFA 造影示双循环征：可同时见脉络膜和视网膜血管；

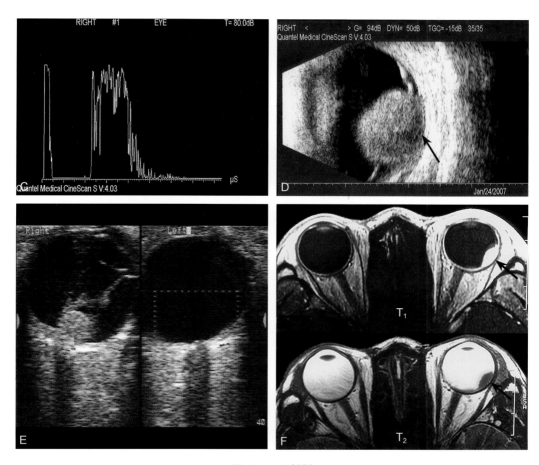

图 11-4-3(续)

C.A 超示肿瘤呈蘑菇状或者圆顶状,低到中等回声,内部结构较为规则,有血液循环;D.B 超示玻璃体腔蘑菇形肿物,近球壁略呈"挖空现象";E.彩色多普勒显示肿瘤内丰富的血液流动;F.MRI 示脉络膜肿物,T_1 加权高信号,T_2 加权低或者不均匀信号。

三、脉络膜血管瘤

脉络膜血管瘤(choroidal hemangioma)是眼底常见先天性血管发育畸形,如果伴颜面部血管瘤、脑膜瘤或者青光眼,也称为 Sturge-Weber 综合征。病变多位于后极部,为一杏黄色或者橘红色孤立圆形或者近似球形隆起,生长缓慢。表面可有色素增生,视网膜浆液性浅脱离。FFA 显示瘤体早期脉络膜形态荧光,其后迅速扩大呈斑驳状逐渐增强的荧光,晚期桑葚状荧光("冲刷现象")。A 超显示瘤体高反射,波峰间隔和高度一致,内部结构规则,伴浆液性视网膜脱离。B 超可见后极或者视盘旁扁平隆起,内回声多而强,分布均匀,观察期生长缓慢。MRI 检查肿瘤 T_1WI 略高信号,T_2WI 低信号(图 11-4-4)。需要同无色素性脉络膜黑色素瘤、黄斑盘状变性、Coats 病、脉络膜骨瘤鉴别。激光是主要治疗手段,图 11-4-5 示一脉络膜血管瘤多次激光术前、术后改变。

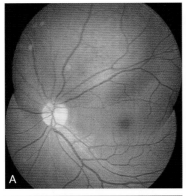

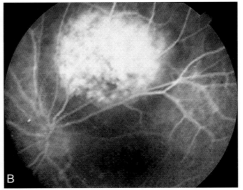

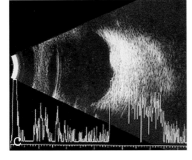

图 11-4-4 脉络膜血管瘤

A.彩色眼底示视盘颞上方一橘红色隆起,边界清,表面光滑;B.FFA 晚期可见瘤体斑驳状逐渐增强的荧光;C.B 超示肿瘤半球形隆起,强回声,回声均一。

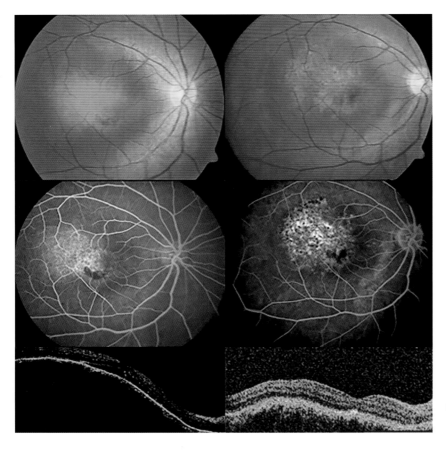

图 11-4-5 脉络膜血管瘤治疗前、后比较

从上至下示治疗前(左侧)、后(右侧)眼底像、FFA 和 OCT 改变。

四、脉络膜转移癌

脉络膜转移癌（metastatic carcinoma）是指身体其他部位的恶性肿瘤通过血液循环或者淋巴系统进入脉络膜形成的一种恶性肿瘤。尸检发现全身肿瘤有眼部转移者占10%，大部分是脉络膜转移癌。好发于40~70岁中老年人，好发肿瘤依次为乳腺癌、肺癌、消化道癌，以及其他部位癌症。肿瘤好发于后极部，表现为视力减退、视野缺损，可以有疼痛，但是眼压正常。眼底周边部转移癌可以长期无症状。眼底检查发现后极部视网膜下一个或多个不规则扁平实性的肿物，生长迅速，边缘不整齐，表面呈灰黄和橘红色斑驳状，浸润性生长。肿瘤附近可有视网膜水肿和脱离。荧光素眼底血管造影具有特征性的表现：造影早期肿瘤呈较暗的斑驳状荧光，肿瘤边缘环绕一圈细点状强荧光，其最外围为环形底荧光区。短期内可发生渗出性视网膜脱离。表面可以有少量视网膜出血，色素上皮增生。可以多个病灶或者双眼出现（约占30%）。FFA早期表现为无脉络膜背景荧光的暗区，随后荧光斑驳样增强，有轻度融合和渗漏，晚期仍然很强。如果肿瘤有坏死，病灶区内有持续的暗区。A型超声检查大部分转移癌内呈中等回声，内部结构不规则，但是小细胞肺癌为低反射。B超表现为隆起的病灶，表面呈圆顶状或者不规则表面，有或无视网膜脱离（图11-4-6）。

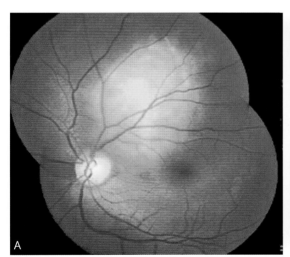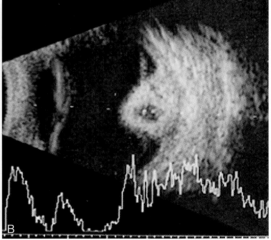

图11-4-6　脉络膜转移癌

A.视盘颞上方奶黄色边界不清楚的隆起病灶；B.超声检查眼底边界不规则的隆起，其内中低回声，局部视网膜浅脱离；

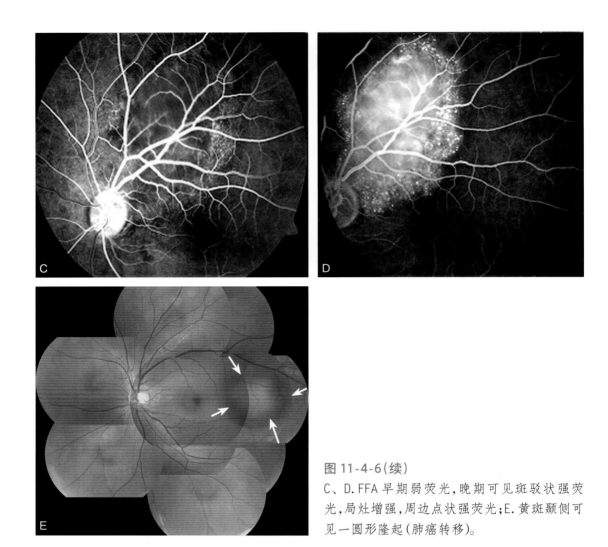

图 11-4-6(续)

C、D.FFA 早期弱荧光,晚期可见斑驳状强荧光,局灶增强,周边点状强荧光;E.黄斑颞侧可见一圆形隆起(肺癌转移)。

五、视网膜脉络膜淋巴瘤

眼内淋巴瘤(primary intraocular lymphoma,PIOL)是一种罕见的疾病,好发于老年人,以侵犯眼-中枢神经系统和葡萄膜-全身淋巴系统这两种形式多见,很少单独侵犯眼内。典型的眼底病变为在视网膜内、视网膜下或色素上皮下的黄白色浸润病灶,病变轻微隆起、可融合(图 11-4-7)。常合并玻璃体和前房的炎症而易被误诊为葡萄膜炎。眼内淋巴瘤的诊断须获得病理学证据,因此早期确诊比较困难,但对顽固的葡萄膜炎、脉络膜视网膜炎或长期不能确诊的眼底病,仍应想到此病的可能,即使无法进行眼内活检获得病理学诊断,也应实施相应的全身的检查,如颅脑 MRI、腰椎穿刺、骨髓穿刺、浅表肿大淋巴瘤活检、口咽腔检查等。

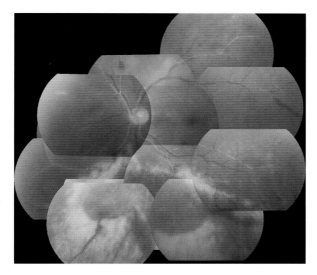

图 11-4-7　眼内淋巴瘤

可见视网膜下不规则黄白色病灶,轻微隆起,血管
部分白线(动脉)。

六、视网膜母细胞瘤

视网膜母细胞瘤(retinoblastoma,RB)是最常见儿童原发性眼内恶性肿瘤。发病率为
1∶20 000~1∶14 000,无性别差异。发病年龄<3 岁,双眼约 30%。可分为遗传(40%)、非遗
传(60%)两种,少数患者有染色体畸变,主要为 13 号染色体长臂 1 区 4 带中间缺失。RB 基
因定位于 13q14,它的缺失和失活是肿瘤发生的关键。肿瘤发生于婴幼儿,早期不易发现。
50% 以上患儿是因为有白瞳征就诊。检查发现视网膜上有圆形或者椭圆形黄白色隆起,肿
瘤表面可有血管或者出血,可伴视网膜浆液性脱离。肿瘤可播散到玻璃体腔、前房,甚至异
位增生。RB 可伴颅内松果体肿瘤或者蝶鞍区原发性肿瘤,称为三侧性 RB,遗传性患者若干
年再发生骨肉瘤、纤维肉瘤称为第二性肿瘤。肿瘤可自行消退。临床上分为四期:眼内期、
青光眼期、眼外期、全身转移期。B 超/CT 显示眼内部肿块影,钙化斑是典型改变之一。病理
显示肿瘤细胞分为高分化、低分化两组(图 11-4-8)。需要同以下疾病鉴别:先天性白内障、
永存原始玻璃体增生症(PHPV)、Coats 病、ROP、炎性睫状膜、眼内炎等。治疗采用冷凝,表面
敷贴放疗,眼球摘除等治疗。

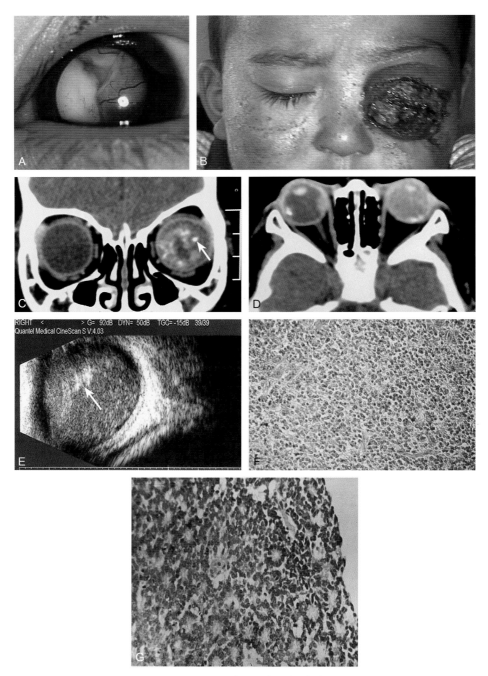

图 11-4-8　视网膜母细胞瘤

A.可见黄白色病变和浆液性视网膜脱离;B.眼外期肿瘤;C.左眼玻璃体腔内密度增高影,有钙化斑;D.双侧视网膜母细胞瘤;E.眼科 B 超示玻璃体腔充填物,腔内钙化;F,G.病理切片,根据肿瘤分化程度可分为未分化型和分化型;未分化型(F)肿瘤细胞小而圆,核大而深,胞质溶胶少,核质比增加,核分裂象多见,肿瘤细胞常环绕血管生长,可有坏死区,瘤体内钙质沉积;分化型(G)典型形态特征为出现菊花团(rosette),由核位于周边、胞质向腔内伸出的突起肿瘤细胞呈放射状围绕而成,有空腔为 Flexner-Wintersteiner 菊花团,无空腔为 Homer-Wright 型菊花团。

第五节 视网膜脱离

视网膜脱离是指神经上皮和色素上皮的分离,根据不同的发病原因分为孔源性视网膜脱离、渗出性视网膜脱离和牵拉性视网膜脱离。各病临床表现、治疗原则和转归迥异,但是部分疾病三者可并存。

一、孔源性视网膜脱离

孔源性视网膜脱离(rhegmatogenous retinal detachment,RRD)是液化的玻璃体通过已存在的视网膜裂孔进入视网膜神经上皮和色素上皮之间,引起的一种视网膜脱离。多见于高度近视、无晶状体眼、视网膜格子样变性、老年人和视网膜外伤史等。初期表现为眼前漂浮物、闪光感或者幕样遮挡,固定位置视野缺损。随脱离范围增加,累及黄斑区,可引起视力显著下降,甚至光感。检查可见视网膜灰白色隆起,起伏不平。主要在视网膜中周边可以发现不同大小、位置、形态的裂孔。裂孔周围有视网膜变性、卷边,玻璃体增生牵拉,血管中断或者呈桥样连接(图 11-5-1)。玻璃体液化,可有后脱离,部分患者有玻璃体积血。部分周边部未发现视网膜裂孔,要注意黄斑孔性视网膜脱离。

部分患者在视网膜脱离前可能发现裂孔,应及时采用激光封闭裂孔,可以防止视网膜脱离发生。如果确诊孔源性视网膜脱离,可应尽早进行巩膜外冷冻加压、球内注气、玻璃体切除等视网膜脱离复位手术(图 11-5-2)。

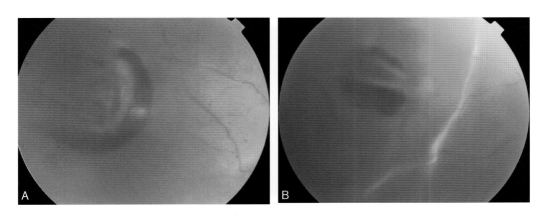

图 11-5-1 不同类型视网膜裂孔

A.尚未发生视网膜脱离的马蹄形视网膜裂孔,及时行激光封闭裂孔可以防止视网膜脱离;

B.裂孔周围有视网膜变性、卷边;

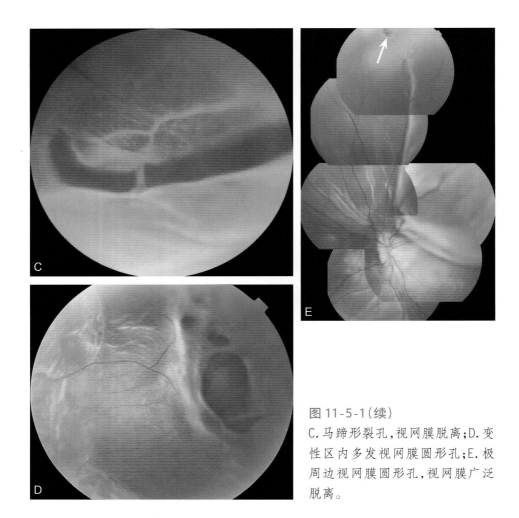

图 11-5-1（续）

C.马蹄形裂孔,视网膜脱离;D.变性区内多发视网膜圆形孔;E.极周边视网膜圆形孔,视网膜广泛脱离。

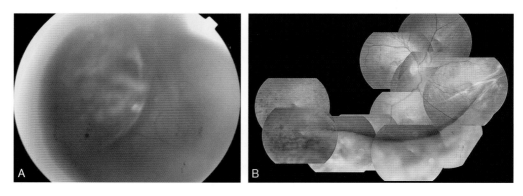

图 11-5-2　两种不同类型加压手术治疗孔源性视网膜脱离

A.最小量巩膜外加压术,仅顶压视网膜裂孔处巩膜,复位后裂孔周围进行激光封闭;B.传统巩膜外加压术,巩膜外大范围顶压,超过 150°。

二、渗出性视网膜脱离

渗出性视网膜脱离(exudative retinal detachment)是一种继发性视网膜脱离,原因可能有:①视网膜、脉络膜肿瘤,如视网膜血管瘤、视网膜母细胞瘤、脉络膜血管瘤、脉络膜黑色素瘤;②炎症,如巩膜炎、脉络膜炎、VKH等;③视网膜血管病,如Coats病、静脉周围炎;④色素上皮病,如视网膜葡萄膜渗漏综合征;⑤系统性疾病,比如高血压性视网膜病变、妊娠高血压、血液病、系统性红斑狼疮(SLE)、结节病等。表现为不同程度视野或者视力丧失,检查眼底视网膜呈球形或者表面光滑,不累及锯齿缘,没有裂孔,视网膜脱离范围随其下浆液的位置改变(头位)而变(图 11-5-3,图 11-5-4)。治疗以原发病为主。

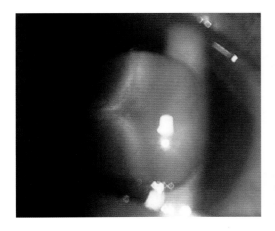

图 11-5-3　**渗出性视网膜脱离**
多发视网膜球形脱离,视网膜对吻征。

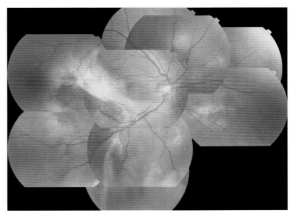

图 11-5-4　**渗出性视网膜脱离**
下方视网膜脱离,表面光滑,未见视网膜裂孔。

三、牵拉性视网膜脱离

牵拉性视网膜脱离(tractional retinal detachment,TRD)是由于视网膜表面玻璃体机化牵拉或者视网膜下面有机化条索,引起视网膜脱离。可以合并牵拉性视网膜裂孔。主要见于增殖性糖尿病视网膜病变、眼外伤、反复玻璃体积血、炎症、多次内眼手术、早产儿视网膜病变、镰状细胞性视网膜病变等。大部分患者有原发病因表现。检查发现玻璃体有新生血管,增生明显,机化条索与视网膜相连,视网膜牵拉脱离。视力受损程度与机化牵拉和视网膜脱离位置、范围有关。B超可以发现视网膜表面前后或者切线方向的牵拉(图 11-5-5)。

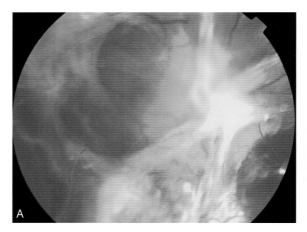

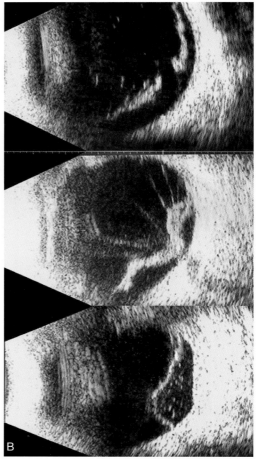

图 11-5-5　**牵拉性视网膜脱离**

A.增殖性糖尿病视网膜病变,可见后极部,视盘和颞上下血管弓广泛增殖条索,牵拉视网膜脱离;B.三种视网膜脱离的 B 超表现:从上至下,分别为孔源性视网膜脱离、牵拉性视网膜脱离(可见增殖条索牵拉作用力的方向)和渗出性视网膜脱离。

第六节　视网膜色素变性

　　视网膜色素变性(retinitis pigmentosa,RP)为原发于视网膜光感受器-色素上皮的原发变性,病变广泛性、进行性。少数有家族史,可有显性、隐性、性连锁等多种遗传方式。本病进行缓慢,双眼发病,开始期常为 6~12 岁学龄儿童,青春期加重,40~60 岁时盲目。在病程中可能有短时期静止或轻度好转,而在某一时期又进展迅速。早期主要症状是夜盲及视野向心性缩小,晚期因视锥病变或并发性白内障导致中心视力受损。眼底呈现典型的三联征:①RPE 萎缩、色素变动,周边点状脱色素与点状色素增多混杂呈椒盐状,色素增生呈骨细胞样或鸡爪状,最终色素改变会波及黄斑区;②因视神经缺血导致视盘颜色蜡黄、萎缩;③视网膜血管窄缩,尤以动脉为甚(图 11-6-1)。视网膜电图(ERG)检查具有重要的意义,暗适应状态较明适应反应低,ERG 波幅平均每年降低 16%,可通过复查 ERG 了解病变的进行状态。眼电图(EOG)的 Arden 值也显著降低,常在 1.0~1.2 之间。

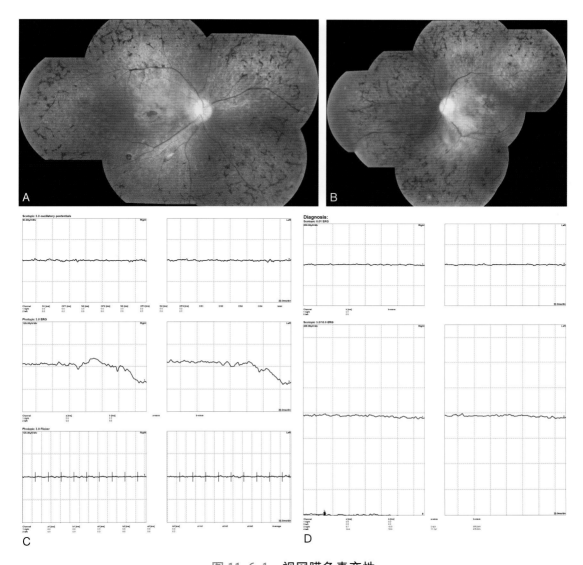

图 11-6-1　**视网膜色素变性**

A、B.视网膜骨细胞样色素沉积合并中周部视网膜萎缩,还合并视盘蜡黄,视网膜血管变细;
C、D.ERG 显示双眼波形呈熄灭型,提示视网膜病变范围广泛且严重。

Leber 先天性黑矇(Leber congenital amaurosis,LCA)是一种严重的致盲性遗传性视网膜疾病,多数患者呈常染色体隐性遗传。目前共确定了该病的 20 余个致病基因,这些基因编码的蛋白质在视网膜发育和视网膜生理功能中起到多种作用。其诊断标准包括:在出生时或出生不久即有严重的视力丧失,可伴有眼球震颤、黑矇瞳孔、畏光等,视网膜电图表现为熄灭型或者严重降低。LCA 的眼底表现可正常,也可有轻度的血管扭曲,假性视盘水肿,黄斑萎缩,色素沉着(骨细胞样、椒盐样、缗钱样等),周边黄色融合病灶,白色点状病变,大理石样眼底等(图 11-6-2)。

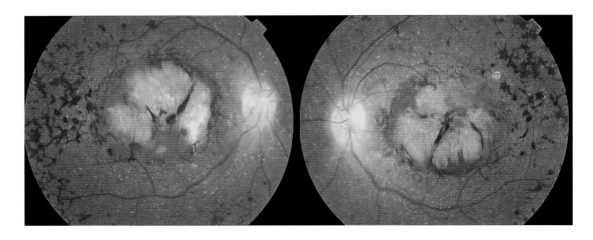

图 11-6-2 Leber 先天性黑矇

视网膜骨细胞样及黄色点状色素沉积,合并黄斑缺损样改变以及中周部视网膜萎缩。

结晶样视网膜色素变性(Bietti crystalline corneoretinal dystrophy,BCD)是我国视网膜色素变性中最常见的类型,呈常染色体隐性遗传,其典型的临床特点为视网膜的黄白色结晶沉积,疾病晚期合并视网膜色素上皮及脉络膜毛细血管萎缩。BCD 的主要临床表现为进展性夜盲、视力下降和视野缩小。通常在青少年时期出现症状,逐渐进展,多数在中年时期由于视力严重下降及视野缩小而成为法定盲人(图 11-6-3)。

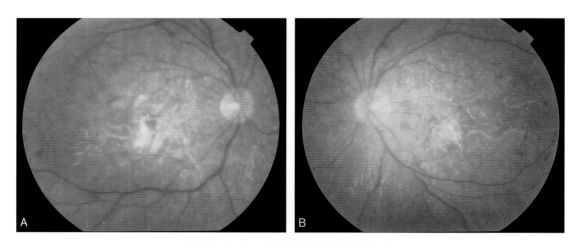

图 11-6-3 结晶样视网膜色素变性

A、B. BCD 患者眼底可见后极部大量黄白色结晶颗粒,散在色素沉积,伴 RPE 及脉络膜毛细血管层萎缩,透见脉络膜大血管;

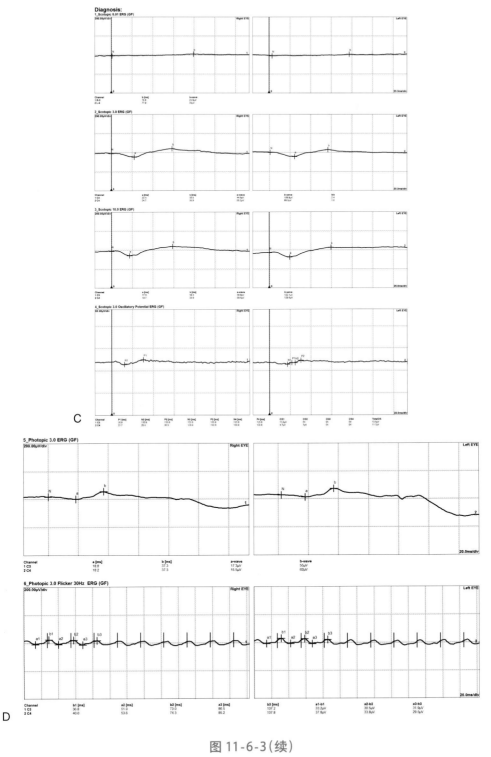

图 11-6-3(续)

C、D.ERG 提示视杆反应 b 波未记录到波形;混合反应、增强光反应、视锥细胞
反应、30Hz 闪烁光反应中各波振幅中度降低;OPs 组波减少,振幅重度降低。

继发性视网膜色素变性,属于假性 RP。发生于视网膜脉络膜炎(2~3 期梅毒),药物中毒如氯喹、羟氯喹、氯丙嗪,以及外伤。梅毒性脉络膜视网膜炎呈椒盐状,弥散性脉络膜视网膜炎症后继发的色素增生病变稳定,伴有萎缩斑或血管鞘(图 11-6-4)。

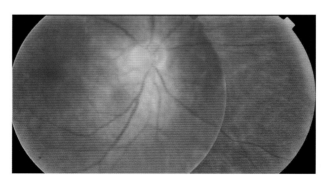

图 11-6-4　继发性视网膜色素变性

梅毒患者静止期可见视网膜色素增生块,视网膜血管模糊,难以辨认。

第七节　家族性渗出性玻璃体视网膜病变

家族性渗出性玻璃体视网膜病变(familial exudative vitreoretinopathy,FEVR)为双眼缓慢进展的玻璃体视网膜病变,首先由 Criswick 和 Schepens 于 1969 年报告。依其临床特点,分为三期:第一期玻璃体后脱离合并有雪花状混浊;第二期玻璃体膜增厚,周边视网膜有新生血管和纤维膜形成(图 11-7-1);第三期视网膜内和视网膜下渗出,玻璃体纤维化,最终由于纤维血管增殖,发生牵拉性或合并孔源性视网膜脱离。血管 SS-OCT 可显示周边部树枝状血管形态(图 11-7-2)。荧光素眼底血管造影显示视网膜血管分支密集,周边视网膜毛细血管无灌注区,血管与赤道部附近呈扇形中止,末端吻合,有异常血管渗漏(图 11-7-3)。需要同早产儿视网膜病变、Coats 病鉴别。治疗包括对新生血管及无血管区进行激光光凝或冷凝;有黄斑异位、视网膜条纹、囊样视网膜水肿、视网膜前膜形成及视网膜脱离,可行玻璃体切除和巩膜扣带术。

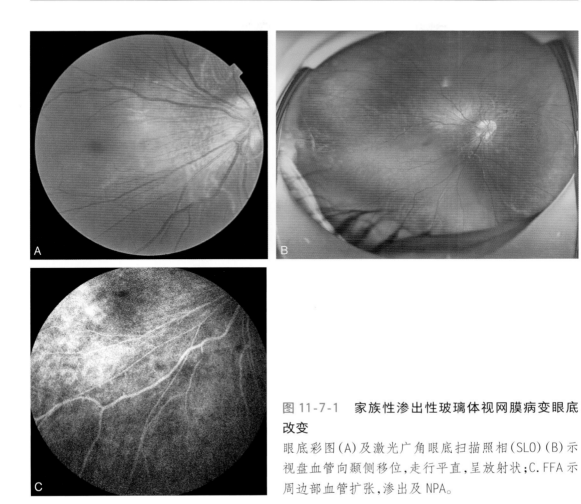

图 11-7-1　家族性渗出性玻璃体视网膜病变眼底改变

眼底彩图(A)及激光广角眼底扫描照相(SLO)(B)示视盘血管向颞侧移位,走行平直,呈放射状;C.FFA示周边部血管扩张,渗出及 NPA。

图 11-7-2　FEVR 血流 SS-OCT 图像

示家族性渗出性玻璃体视网膜病变周边部血管呈树枝状。A.右眼;B.左眼。

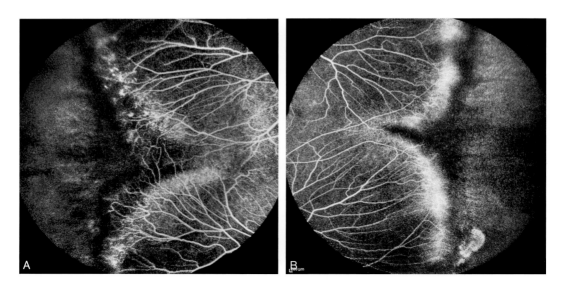

图 11-7-3 FEVR 眼底荧光造影图像

双眼颞侧周边部血管呈毛刷状,未及锯齿缘,末端可见血管瘤及血管渗漏,外周无灌注。A. 右眼;B. 左眼。

第十二章

玻璃体常见疾病

第一节　玻璃体液化后脱离

玻璃体液化(syneresis)是指玻璃体透明质酸大分子降解,胶原纤维支架浓缩塌陷,水分子析出,均一凝胶状的玻璃体变性为液体。裂隙灯显微镜下可见玻璃体腔内有光学空隙,附近可见细条状或者膜状物漂浮,其上有点状白色混浊。玻璃体后脱离(posterior vitreous detachment,PVD)是在玻璃体液化的基础上发生玻璃体后皮质和视网膜内界膜的分离。由于玻璃体和视盘边缘有紧密的附着,分离后可在视盘前出现一个椭圆形环形混浊,称为Weiss 环(图 12-1-1)。患者主诉眼前飘浮物或者飞蚊症(muscae volitantes/floaters),伴闪

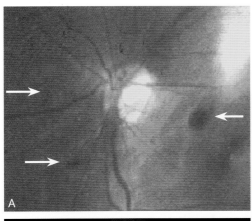

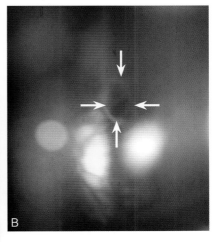

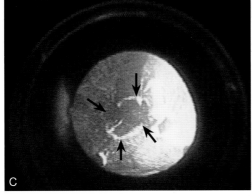

图 12-1-1　玻璃体液化后脱离
A.玻璃体腔可见不规则大小不等漂浮物;B.玻璃体后脱离,视盘前Weiss 环;C.玻璃体手术过程中,曲安耐德染色下人工制作玻璃体后脱离,中央浓厚环形着色为 Weiss 环;

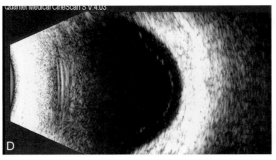
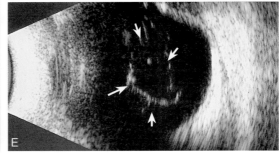

图 12-1-1(续)

D.B 超示玻璃体部分后脱离;E.玻璃体完全后脱离。

光感。常与近视、年龄、无晶状体眼、炎症、外伤、出血、长期光损伤和视觉疲劳有关。发生上述情况要及时全面检查眼底,尤其是周边部,及时发现玻璃体视网膜牵拉、视网膜高危变性区、视网膜裂孔等,及时处理,防止视网膜脱离。

第二节 玻璃体变性

星状玻璃体变性(asteroid hyalosis)是指玻璃体纤维上粘连有不等量的含钙脂质白色小球,随眼球运动(图 12-2-1)。如果没有玻璃体液化,很少有主诉,不影响视力。

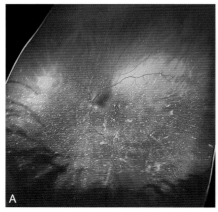
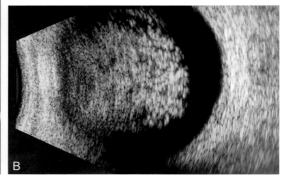

图 12-2-1 星状小体

A.全景广角激光眼底镜显示玻璃体腔内弥漫白色颗粒;B.B超显示玻璃体腔内大量颗粒状回声,与球壁之间有一无回声区。

闪辉样玻璃体变性(synchysis scintillans)是指玻璃体腔胆固醇结晶沉着变性,玻璃体腔内可见无数大小不等、黄白色、金色或者多色的胆固醇结晶,可随眼球飘动(图 12-2-2)。

淀粉样变性（amyloidosis）是一种少见的以玻璃体混浊变性为主要表现的系统性疾病，属于常染色体显性遗传性疾病，是甲状腺素转运蛋白（transthyretin, *TTR*）基因突变导致的系统性淀粉样变性。玻璃体混浊可能为首发甚至唯一的临床表现，通常在 30~50 岁出现。玻璃体积血、视网膜新生血管、视网膜血管壁的淀粉样物质沉积是眼部的主要表现。淀粉样变性可以发生在眼球各个组织甚至全身，晚期可出现多发性周围神经病变与自主神经病变等（图 12-2-3）。

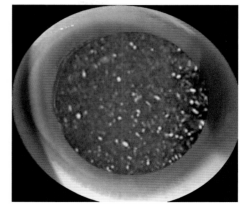

图 12-2-2　闪辉样小体

玻璃体腔内可见大小不等、颜色不一的胆固醇结晶。

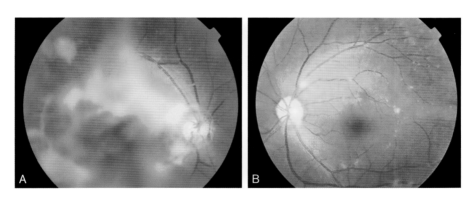

图 12-2-3　TTR 相关玻璃体淀粉样变性

A、B. 可见双眼玻璃体腔羊毛状混浊（右眼较重），并可见混浊物多沿血管分布，似从血管溢出。

第三节　玻璃体积血

玻璃体积血（vitreous hemorrhage）来源于视网膜和脉络膜的血进入玻璃体腔。常见于视网膜血管疾病、眼外伤或手术、CNV、暴发性脉络膜上腔出血及某些葡萄膜炎。除原发病表现外，少量出血玻璃体仅见漂浮物，大量出血时，玻璃体高度混浊，视力急剧减退，玻璃体腔可见大量红细胞和凝血块。除治疗原发病以外，临床上可用活血化瘀药促进出血吸收，如果出血在 3~6 个月不好转，或者伴有视网膜脱离及时手术治疗。B 超下新鲜、小的玻璃体积血表现为散在点状或者线状的回声，玻璃体下出血活动度好，回声低。如果发生出血机化，玻璃体混浊加重，回声不均一，呈条索状、丛状、膜状、树枝状或者团块状，一端或者多处与视网膜相连，部分可以有后运动，伴/不伴视网膜脱离（图 12-3-1）。

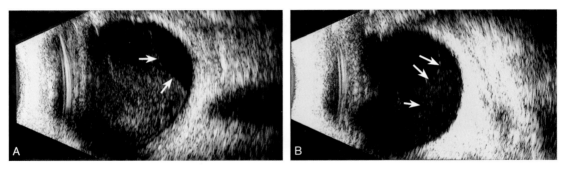

图 12-3-1　玻璃体积血

A.玻璃体腔内新鲜出血,部分 PVD;B.玻璃体后积血。

第四节　增殖性玻璃体视网膜病变

增殖性玻璃体视网膜病变(proliferative vitreoretinopathy,PVR)是指孔源性视网膜脱离(RRD)后发生在玻璃体和/或视网膜内外表面细胞异常的片状增生(图 12-4-1)。PVR 发生的四个独立的危险因素:①玻璃体切除手术修复视网膜;②术前 PVR;③术前脉络膜脱离;④视网膜大范围冷冻。1983 年,国际上将 PVR 分为四个等级,1991 年又作了相应的修改(表 12-4-1)。

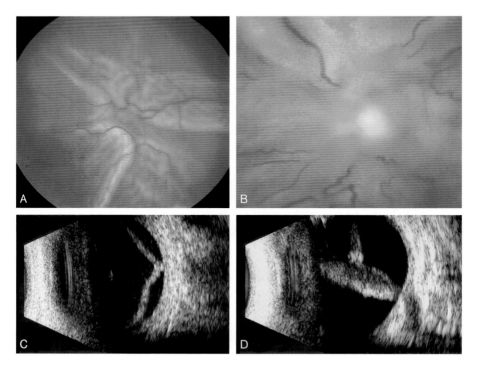

图 12-4-1　增殖性玻璃体视网膜病变

A. 视网膜局部星状皱褶;B. 视网膜宽漏斗状脱离;C.B 超示视网膜宽漏斗状脱离;D.B 超示视网膜窄漏斗状脱离。

表 12-4-1　增殖性玻璃体视网膜病变分级

级别	特点
视网膜学会 PVR 分级	
A	玻璃体色素和混浊颗粒
B	视网膜内表面收缩,视网膜裂孔卷边,视网膜僵硬,血管扭曲
C	视网膜全层皱褶
C_1	1 个象限
C_2	2 个象限
C_3	3 个象限
D	4 个象限固定皱褶
D_1	宽漏斗
D_2	窄漏斗(间接检眼镜可见漏斗的前端)
D_3	闭合漏斗(视盘不可见)
修改后的 PVR 分级	
A	玻璃体混浊,色素颗粒或者色素聚集在下方视网膜
B	视网膜内表面收缩,视网膜僵硬,血管扭曲,视网膜裂孔卷边,玻璃体活动度下降
CP1~12	赤道后,局部,弥漫,或者环形全层皱褶,视网膜下条索
CA1~12	赤道前,局部,弥漫,或者环形全层皱褶,视网膜下条索,前移,浓缩玻璃条索

第五节　玻璃体炎症

各种葡萄膜炎、感染性眼内炎和寄生虫感染都可以引起玻璃体炎。表现为玻璃体混浊,呈团块状或者絮状,有炎性渗出物、白细胞,严重时为致密灰白色混浊。B 超下除原发病表现外,玻璃体腔内不均一形态的混浊,呈细小点状、团块状、膜状,随玻璃体运动(图 12-5-1)。

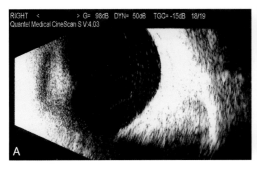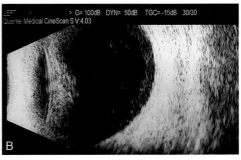

图 12-5-1　炎性玻璃体混浊

A. 葡萄膜炎玻璃体混浊,玻璃体腔内点状低回声影;B. 急性视网膜坏死玻璃体改变,玻璃体混浊,脉络膜视网膜增厚。

第六节　玻璃体寄生虫

玻璃体寄生虫主要是猪囊尾蚴病(cysticercosis cellulosae),猪肉绦虫卵和头节通过小肠黏膜入血,进入眼内,通过脉络膜、视网膜下腔,穿透后进入玻璃体。患者可能会看到虫体的变动,视力下降。眼科检查视网膜下或者玻璃体腔可见半透明类圆形猪囊尾蚴,头部可以产生收缩,特别是光照或者在B超下可以观察到(图12-6-1)。患者可服用吡喹酮和接受玻璃体切除手术治疗。

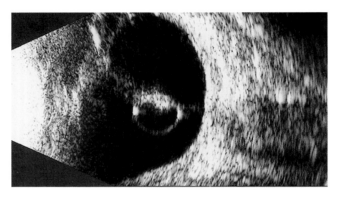

图12-6-1　玻璃体腔寄生虫

B超下可见囊腔和头部。

第七节　永存原始玻璃体增生症

永存原始玻璃体增生症(persistent hyperplasia of primary vitreous,PHPV)为胚胎期原始玻璃体不能正常消退所致。常常分为前部型和后部型。前者表现为玻璃体动脉残留,晶状体后有部分白色血管状纤维膜,伴有小眼球、浅前房,晶状体后囊破裂会引起晶状体肿胀、白内障、继发性闭角型青光眼。后者表现为一支血管膜样组织从视盘起始,沿视网膜皱襞、向晶状体后延伸(图12-7-1)。前、后部型可同时存在。B超表现为与晶状体后部相连的锥形光团,尖端与视盘衔接,周围组织增生。彩色多普勒可以看见其内血液回声(图12-7-2)。

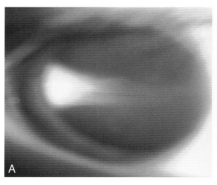
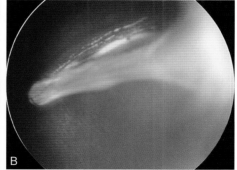
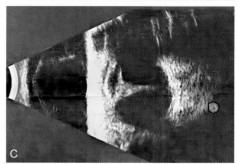

图 12-7-1　永存原始玻璃体增生症

A. 晶状体后可见一血管样条索附着,向后部玻璃体延伸;B. 自视盘发出、含血管的条索状纤维组织向前延伸至晶状体后;C. B 超显示与晶状体后囊及视盘相连的条索。

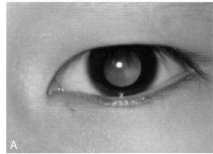
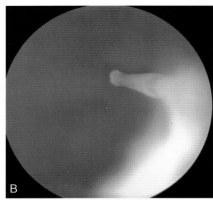
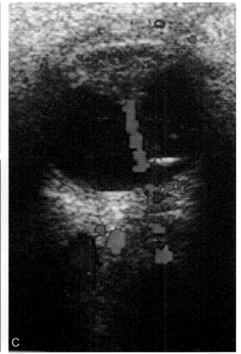

图 12-7-2　永存原始玻璃体增生症

A. 晶状体后可见膜状物覆盖;B. 眼底彩图显示与视盘相连的条索延伸到晶状体后,未见血管;C. 彩色多普勒显示晶状体后纤维增生,与视盘之间有血流。

第八节　永存玻璃体动脉

永存玻璃体动脉（persistent hyaloid artery）是指原始玻璃体动脉在发育过程中没有完全退化而残留在玻璃体腔内。按照其残存程度分为完全和不完全两种。完全型灰色或者半透明条索，发自视盘，直达晶状体后。不完全型可附在晶状体后（Mittendorf's dot）或者视盘前（图 12-8-1），断端游离在玻璃体腔内。其内血管大多数已经关闭，无症状或者有条影飘动。

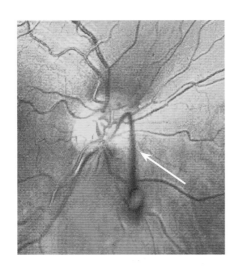

图 12-8-1　永存玻璃体动脉

图中可见视盘前一暗灰色条索相连，游离在玻璃体腔。

第九节　玻璃体串珠

真菌性眼内炎玻璃体切除术后，玻璃体腔内残留真菌与玻璃丝相连，形成串珠状（图12-9-1），是念珠菌感染的表现之一。

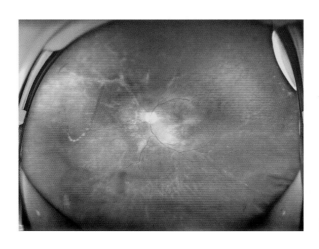

图 12-9-1　玻璃体串珠

第十三章

视神经及视路疾病

13

第一节　视网膜有髓神经纤维

视网膜有髓神经纤维(myelinated nerve fiber)从中枢向周围生长,止于视盘筛板后端。出生后眼底检查看不到有髓鞘的神经纤维。如果发育异常,髓鞘继续生长超过视盘到达视网膜,从而在眼底可见沿视神经纤维走向分布的、白色混浊、有光泽、羽毛状外观的有髓神经纤维,大小不等、位置不定,主要位于视盘周围(图13-1-1A),也有中周部孤立有髓神经纤维(图13-1-1B),可遮盖、挤压血管,附近有色素增生或者小片出血渗出。有髓神经纤维可以造成不同形态的视野缺损。

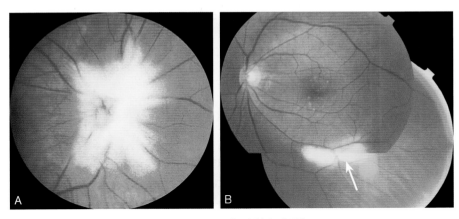

图 13-1-1　有髓神经纤维

A.包绕视盘,呈羽毛状外观的有髓神经纤维,遮盖视网膜血管;B.颞下血管弓处孤立有髓神经纤维。

第二节　视盘前血管襻

视盘前血管襻(epipapillary twisted vessels)是视盘前血管的先天异常,动静脉都可以出现血管襻,主要是起于视网膜中央动脉主干分支的动脉襻,可以单个,或者多个扭曲襻(图13-2-1)。容易导致血栓形成,发生视盘、视网膜出血,甚至玻璃体积血。FFA造影血管襻无渗漏,血管壁无着染。注意同侧支循环鉴别。

211

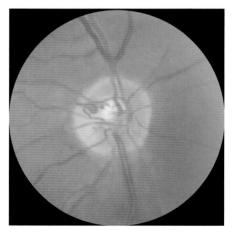

图 13-2-1 视盘前血管襻

第三节 视盘玻璃膜疣

视盘玻璃膜疣(optic disc drusen)可能为视盘上未成熟的神经胶质细胞增生变性所致,或者神经纤维轴浆崩解钙化所致。大小不等,浅层易见,色淡黄或者白色,透明或半透明。深层有胶质覆盖,局部隆起,边缘不整齐(图 13-3-1)。严重者可以视盘局限水肿,视野生理盲点扩大,束状缺损或者向心性缩小。需要同视盘水肿、视神经炎鉴别。必要时可行 B 超或者 CT 检查。

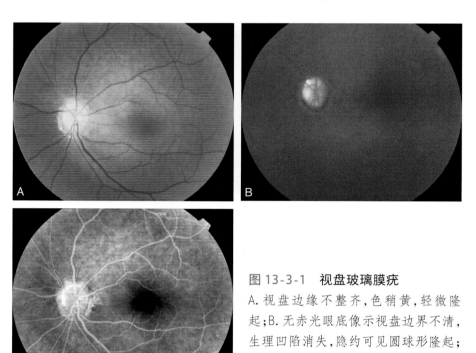

图 13-3-1 视盘玻璃膜疣

A.视盘边缘不整齐,色稍黄,轻微隆起;B.无赤光眼底像示视盘边界不清,生理凹陷消失,隐约可见圆球形隆起;C.FFA 显示视盘表面轻度强荧光,边界欠清。

第四节　先天性视盘小凹

先天性视盘小凹（congenital optic pit）是一种视盘先天发育异常，视盘局限视神经组织先天性缺失。可伴视盘前膜、残存玻璃体动脉、视网膜脉络膜缺失等。视盘小凹缺失位置70%发生在颞侧，20%发生在中央。缺失大多数为1个，可以有2~3个。小凹颜色呈青灰色、浅灰色或者黄白色。直径1/5~3/4PD，边缘陡峭，深度不等，可达25PD，部分患者前覆盖一层膜。FFA显示早期视盘边界清楚的无荧光区，中晚期荧光逐渐增强，有染料积存。OCT可以较为清晰地显示视盘小凹的形态、大小和深度（图13-4-1），但是要注意和正常视杯相鉴别。视野可有生理盲点扩大、旁中心或者弓形暗点。30%~60%合并黄斑部视网膜浆液性脱离，据推测液体来自脑脊液、眼内液、脉络膜和/或视盘毛细血管渗漏（图13-4-2）。在没有发生视网膜脱离之前，视力不受影响，一旦发生，视力影响明显，可自行复位，激光是治疗的手段之一。

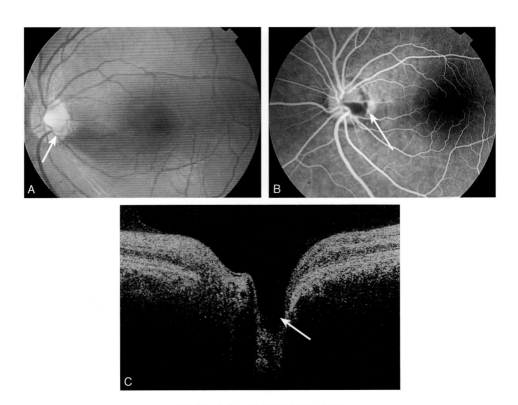

图13-4-1　先天性视盘小凹

A.视盘颞下方可见一尖朝视盘中心的青灰色三角形区；B.FFA早期可见边界清楚的无荧光区；C.OCT示视杯内阶梯状，较浅者为视杯凹陷，更深的凹陷为视盘小凹。

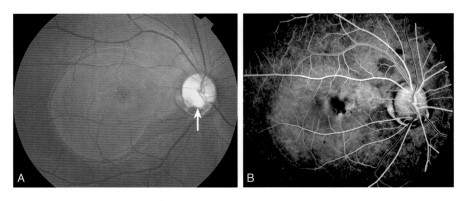

图 13-4-2　**先天性视盘小凹**

A. 视盘 7:00~8:00 位小凹,后极部视网膜浅脱离;B.FFA 显示视盘小凹充盈迟缓,勾画出后极部视网膜脱离范围。

第五节　牵牛花综合征

牵牛花综合征(morning glory syndrome)是一种先天性视神经视盘发育不全,表现为视盘入口处缺损伴退缩的神经胶质增殖。眼底可见:视盘直径增大、为正常的 2~3 倍,中央的圆形凹陷呈胶质组织外观,从隆起的视盘内侧边缘放射状发出 20~30 支血管,这些血管的形态相似、动静脉不易分辨,视盘周围环绕一圈脉络膜、视网膜色素,类似盛开的牵牛花。有时会合并视网膜脱离。B 超:视盘凹陷加大加深,伴视网膜脱离,玻璃体混浊。FFA 视盘早期弱荧光,周围萎缩区透见强荧光,脉络膜毛细血管无灌注,晚期视盘表面组织着染,持续强荧光。B 超可以很好地显示凹陷的深度(图 13-5-1)。如果伴有视网膜脱离可以进行手术治疗。

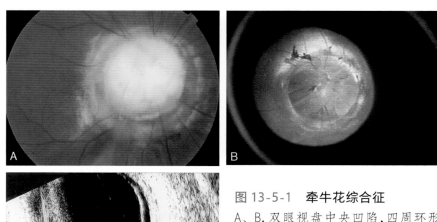

图 13-5-1　**牵牛花综合征**

A、B. 双眼视盘中央凹陷,四周环形嵴及众多血管爬出,类似盛开的牵牛花;C.B 超示是视盘凹陷加大加深,有视网膜脱离,玻璃体混浊、后脱离。

第六节　视盘水肿/视乳头水肿

视盘水肿/视乳头水肿(papilloedema)是指视盘被动性水肿,无原发炎症,早期视功能正常。主要原因是颅内压升高,因此分为两大类:颅内压增高和正常颅内压,见表 13-6-1。

表 13-6-1　视盘水肿/视乳头水肿常见原因

颅内压增加	正常颅内压
颅内占位病变	先天性视盘异常
颅内肿瘤	Leber 视神经病变
颅内水肿	炎性视神经病变
大脑假瘤	视盘炎
炎症	视神经周围炎
脑膜炎	缺血性视神经病变
脑炎	中毒性视神经病变(铅、砷和维生素 A 中毒)
脑脓肿	眶部压迫性视神经病变(TAO)
吉兰-巴雷综合征	浸润性视神经病变
尿毒症	白血病
颅骨狭窄症	淋巴瘤
脑动静脉畸形	多发性骨髓瘤
严重慢性阻塞性肺疾病	局部血管性视神经病变
严重过敏性脑部病变(蜂蜇伤)	恶性高血压
脊髓肿瘤伴脑脊液增加	视网膜中央静脉阻塞
	视盘血管炎
	低眼压
	葡萄膜炎
	黏多糖症
	代谢性疾病
	肥胖
	糖尿病酮症酸中毒

视盘水肿/视乳头水肿视力中长期多无影响,是该病一特征,但是波及黄斑区或者进展到视神经萎缩则视力下降。根据发生速度和临床形态,可以分为早期型、中期发展型和晚期萎缩型。早期视盘充血,表层毛细血管扩张,视盘边界模糊,可有少量出血。中期视盘隆起明显,视盘呈毛绒样外观,直径扩大,表面微血管瘤和毛细血管扩张明显(图 13-6-1)。可以有火焰状出血和灰白色渗出,静脉怒张弯曲,严重者可有 Paton 线,即视盘旁有 3~4 圈纤细的同心圆线条,是由于水肿将视网膜向周围移位形成皱褶。晚期视神经萎缩,视盘颜色逐渐苍白,动脉血管纤细有白鞘,静脉恢复正常或变细,由于长期炎症,渗出物可能导致视盘边界不清。对视盘水肿/视乳头水肿应尽量寻找病因及时治疗。

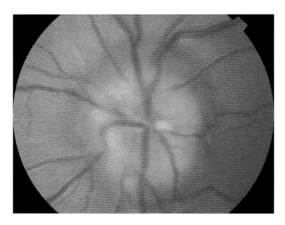

图 13-6-1　视盘水肿

图示视盘边界不清,其上毛细血管充血,隆起约 3PD。

第七节　视盘血管炎

视盘血管炎(optic disc vasculitis)是发生在视盘上的轻型血管炎症,主要是静脉炎。患者主诉视物模糊,但是视力大致正常。Ⅰ型有严重的视盘水肿、充血,可见棉绒斑和火焰状出血,视网膜静脉非常显著的扩张迂曲。Ⅱ型视盘充血轻,视网膜静脉迂曲扩张,可有浅层视网膜出血(图 13-7-1)。需要同视乳头水肿、视网膜中央静脉阻塞、缺血性视神经病变等相鉴别。

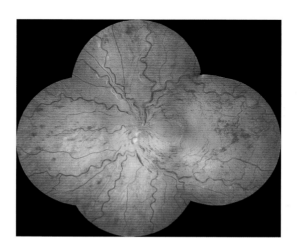

图 13-7-1　视盘血管炎Ⅱ型

视盘充血水肿,静脉迂曲扩张,视网膜血管片状出血。

第八节　视神经炎

视神经炎（optic neuritis）泛指视神经的炎症、蜕变及脱髓鞘疾病。因病变部位不同，可以分为球内段的视盘炎和球后视神经炎，大多为单侧发病。脱髓鞘疾病包括多发性硬化、视神经脊髓炎；视神经炎常为多发性硬化的首发症状。脑膜、眼眶或鼻窦的炎症，眼内炎症如葡萄膜炎和视网膜炎，儿童期的传染病如麻疹、腮腺炎、水痘等都可以引起视神经炎。但是约有半数以上的视神经炎查不出明确原因。表现为视力1周之内急剧下降，甚至无光感，随后逐渐恢复。可有闪光感、眼眶痛和眼球转动疼。有的患者在运动或热水浴后视力下降，称Uhthoff征。眼科检查瞳孔常散大，RAPD（相对性传入性瞳孔障碍）阳性。视盘充血，可有少量出血点，视网膜静脉增粗（图13-8-1）。如果是球后视神经炎，眼底可能没有异常表现。视

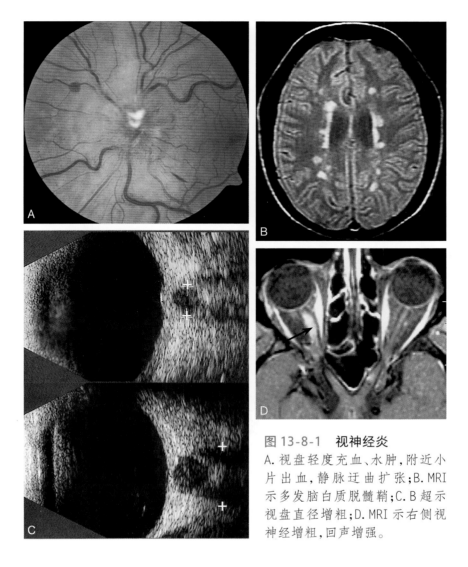

图13-8-1　视神经炎

A. 视盘轻度充血、水肿，附近小片出血，静脉迂曲扩张；B. MRI示多发脑白质脱髓鞘；C. B超示视盘直径增粗；D. MRI示右侧视神经增粗，回声增强。

217

野有中心暗点或者向心性缩小。VEP(视觉诱发电位)示 P_{100} 波潜伏期延长,振幅降低。部分患者 B 超检查视神经增粗。该类患者常常须行 CT/MRI 检查,排除占位性病变。

第九节　前部缺血性视神经病变

前部缺血性视神经病变(anterior ischemic optic neuropathy,AION)是供应视盘筛板前区及筛板区的睫状后短动脉小分支发生缺血,致使供应区发生局部梗死。表现为突然视力减退,视盘水肿和特征性视野缺损。常见于视盘局部血管病变,比如炎症、动脉硬化或者血栓,眼压升高,系统性低血压眼部供血障碍,血液黏稠度增加等。常常单眼发病,突发无痛性视力剧降,数周或者数年后可在此眼发作,视野缺损扩大,或者对侧眼出现类似表现。眼底检查视盘局限性灰白色水肿,可有线状出血。视野表现为与生理盲点相连的弓形或者扇形暗点。急性期 FFA 显示视盘局部充盈迟缓,晚期荧光轻度渗漏(图 13-9-1)。

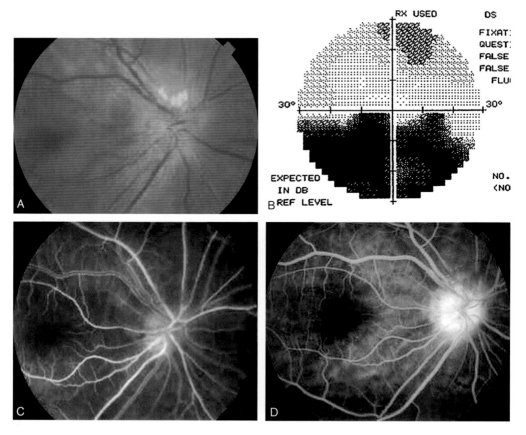

图 13-9-1　缺血性视神经病变

A. 视盘局灶充血,附近少量出血渗出;B. 与生理盲点相连的束状视野缺损,齐水平中线;
C、D. FFA 示造影早期视盘上方弱荧光,晚期视盘强荧光。

第十节 视交叉及视交叉以上病变

视交叉（optic chiasm）位于鞍膈上方，其后缘为第三脑室漏斗隐窝，下方为垂体，位于颅底的蝶鞍内。鞍区肿瘤可以从不同的方向直接压迫视交叉或者引起视交叉腹面中央区供血，造成视野缺损甚至视力下降。常见视交叉病变有垂体腺瘤、颅咽管瘤、鞍结节脑膜瘤和血管性病变。典型视野缺损是双眼颞侧偏盲（图 13-10-1）。

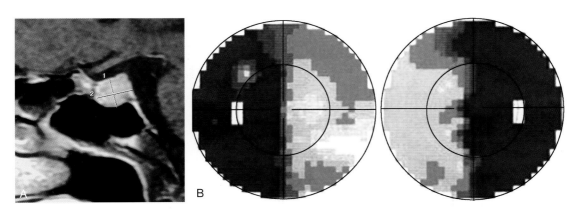

图 13-10-1　垂体瘤及双颞侧偏盲

A. MRI 示垂体瘤；B. 双颞侧偏盲。

视交叉以上包括视束病变、外侧膝状体病、视放射病。后者又常分为内囊病、颞叶病变、顶叶病变和枕叶皮质病变（图 13-10-2）。其因为神经纤维走向不同，有不同的典型视野改变（图 13-10-3）。

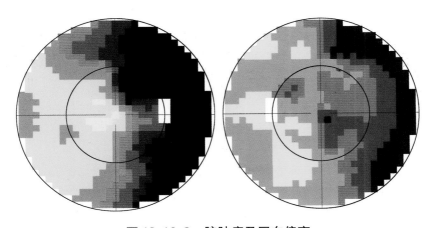

图 13-10-2　脑肿瘤及同向偏盲

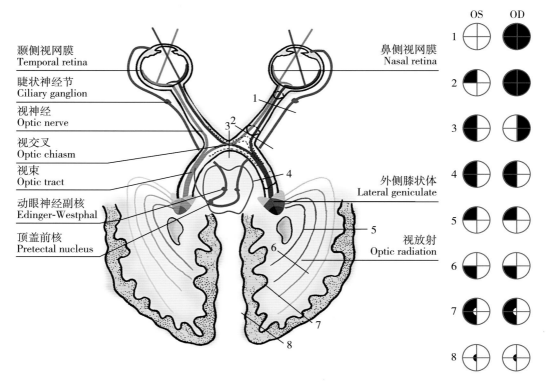

图 13-10-3 视神经走行及视觉通路上典型病变的视野改变

皮质盲又称为大脑盲,外侧膝状体以上的病变都可以发生皮质盲。表现为:①视力完全丧失(无光感或者黑矇);②强光照射或者外界各种刺激均不引起眼睑闭合反应;③眼底视盘无异常。黄斑回避是指同侧偏盲的患者其视野内中央注视区可保留 1°~3° 或者更大的视觉功能区。如果垂直分界线将黄斑中心注视区一分为二称为黄斑分裂。

第十一节 双 视 盘

双视盘是眼底的一种先天异常,发病原因不明,可分为真性及假性。真性双视盘极为罕见,为两个独立的视盘,并有各自的血管和神经系统(图 13-11-1)。现有的报道病例多为假性双视盘,即由脉络膜视网膜缺损形成的双视盘外观。眼眶 CT、FFA 可以鉴别:假性双视盘眼眶内仅有一束视神经,FFA 表现为一套血管供应系统。双视盘如果不伴有其他眼部异常,则中心视力及周边视野大致正常,但可查到两个生理盲点。个别患者还伴有其他眼部异常,如虹膜缺损、先天性白内障、瞳孔异位、脉络膜缺损等,此外,还可出现斜视、眼球震颤等。

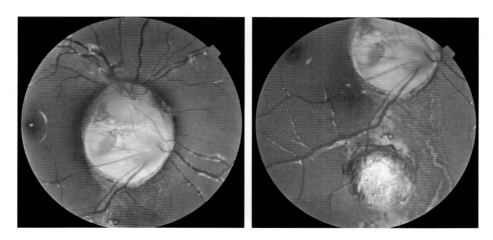

图 13-11-1 **双视盘**

右眼可见两个视盘,周围区域脉络膜缺损,正常的视盘位于上方,下方 1/3PD 略偏鼻侧有一直径 2/3PD 的副视盘,边界欠清,两个视盘各有一套视网膜中央血管系统,其间有血管相连接。

第十四章

眼视光学

14

第一节　眼　球　光　学

从光学角度来讲,眼是一种具有自身调节能力的复合光学系统。眼光学系统的组成从外向里分别为泪膜、角膜、房水、晶状体和玻璃体。为了分析眼的成像和计算,常用 Gullstrand 精密模型眼和简易模型眼(图 14-1-1)。前者认为眼在静止状态下总屈光力为58.64D,最大调节力 70.57D,主要屈光成分是角膜(43D)和晶状体(19D),眼轴长度为 24mm。

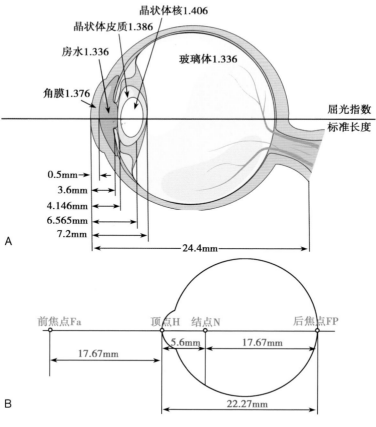

图 14-1-1　Gullstrand 精密模型眼和简易模型眼
A.Gullstrand 精密模型眼;B. 简易模型眼。

为了看清近处的物体,睫状肌收缩,悬韧带松弛,晶状体因弹性变凸,曲率增加,使近处的物体在视网膜清晰成像称作调节。看远时,作用相反(图14-1-2)。调节力以屈光度为单位,如一正视患者阅读20cm的目标,调节力为1/0.2m=5D。

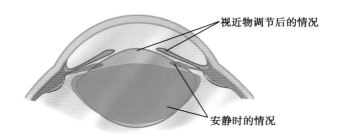

图 14-1-2 调节示意图

眼调节前后睫状体位置和晶状体形状的改变。

眼最大的调节力称为调节幅度。眼在放松状态下所能看清的最远点称为远点,最大调节力所能看清的最近点称为近点,远近点之间的间距称为调节范围(图14-1-3)。产生调节时,双眼球内转,产生集合,同时瞳孔缩小,称为三联动现象。

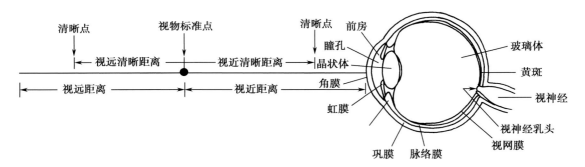

图 14-1-3 调节幅度、远点和近点

婴幼儿出生时都处于远视状态,随生长发育,逐渐到正视称为正视化(图14-1-4)。

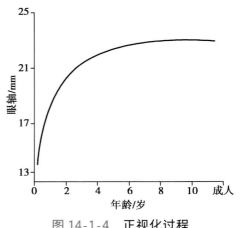

图 14-1-4 正视化过程

第二节　屈　光　不　正

当调节静止时,外界平行光线经眼屈光系统后聚焦于黄斑中心凹的这种状态称为正视,此时远点无限远。如果不能聚焦中心凹,成像不清晰,称为屈光不正。包括近视、远视和散光(表14-2-1)。

近视是调节静止状态下,平行光线聚焦在视网膜之前。按屈光度成分分为屈光性近视和轴性近视。前者主要指角膜和晶状体曲度过大,后者指眼轴过长。按照近视度数分为轻度(<-3.00D),中度(-3.00~-6.00D)和高度近视(>6.00D)。近视度数较高者,可出现飞蚊征,闪光感,并有眼底改变(图14-2-1A),比如近视弧,豹纹状眼底;眼轴变长,眼球向前凸,后极部扩张形成巩膜后葡萄肿;脉络膜萎缩露出巩膜,呈现白色萎缩斑;黄斑有色素沉着呈圆形黑色斑(Fuchs斑),黄斑出血或者出现新生血管膜,周边视网膜格子样变性和囊样变性,甚至发生视网膜裂孔和视网膜脱离。高度近视是视网膜脱离的最常见高危因素。

表14-2-1　各种类型屈光不正

正视眼的屈光	眼球的轴心为24mm	平行光线在无调节状态下经过眼的屈光系统的屈折后焦点准确落在视网膜上	正常眼
近视的屈光	眼球的轴心大于24mm	平行光线在无调节状态下经过眼的屈光系统的屈折后聚焦在视网膜前	近视
远视的屈光	眼球的轴心小于24mm	平行光线在无调节状态下经过眼的屈光系统的屈折后聚焦在视网膜后	远视
散光的屈光	眼球的轴心不等	眼球在不同子午线上屈光力不同,形成两条焦线和最小弥散斑	散光

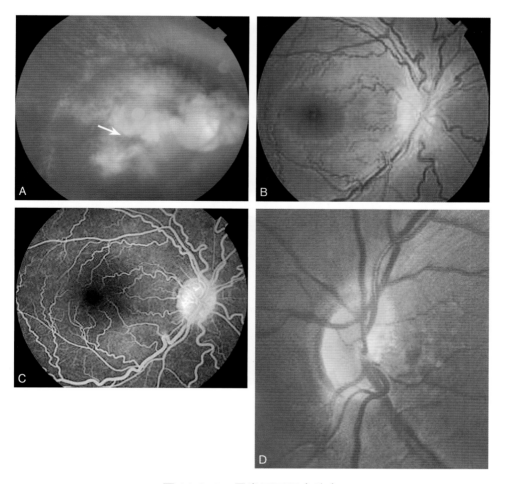

图 14-2-1 屈光不正眼底改变

A.高度近视眼底,豹纹状眼底,萎缩斑,Fuchs斑;B、C.远视眼眼底,视盘小、色红,
FFA造影无荧光渗漏;D.散光眼底,视盘斜行。

远视是调节静止时,平行光线经屈光系统后聚焦在视网膜之后。典型远视眼看远看近
都不清楚。根据度数分为轻度(<+3.00D),中度(+3.00~+5.00D)和高度远视(>+5.00D)。远
视眼底(图 14-2-1B)常表现为视盘小、色红、边界不清,甚至被误诊为视盘水肿。远视的临
床表现与年龄密切相关,年龄小时,调节能力强,可无任何症状;随年龄增加,显性远视逐渐
增加,出现眼酸、头疼等。远视常合并屈光性弱视、斜视、小眼球和浅前房等。

散光是指不同子午线上屈光力不同,形成两条焦线和最小弥散圆的屈光状态
(图 14-2-2)。散光分为规则散光和不规则散光。前者最大屈光力子午线和最小屈光力子午
线相互垂直,后者不垂直。

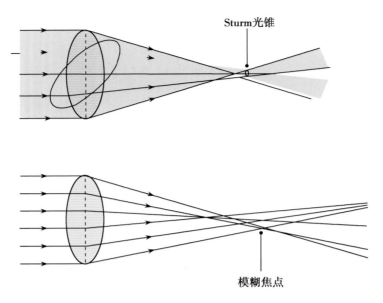

图 14-2-2　散光和 Sturm 光锥

　　屈光不正还包括屈光参差、老视。屈光不正通过客观的验光法(检影和验光仪)或者主觉验光法(直接试镜法、云雾法、综合验光仪)等获得最佳矫正视力,并达到双眼平衡(图 14-2-3)。对睫状肌调节能力强者,如儿童,尤其是内斜的远视儿童,以及有视疲劳远视老人等需要阿托品麻痹睫状肌获得准确的屈光度数。

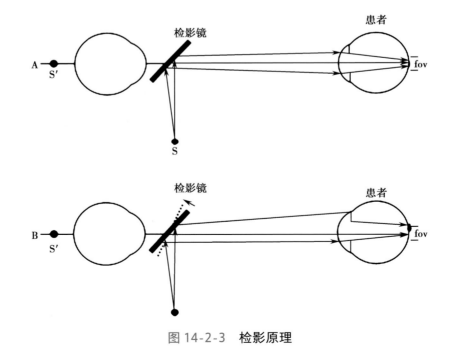

图 14-2-3　检影原理

第三节　屈光不正矫治

目前,矫治屈光不正的方法主要有框架眼镜、角膜接触镜和屈光手术。屈光手术又分为角膜屈光手术、眼内屈光手术和巩膜屈光手术。屈光手术的分类见图14-3-1,手术原理见示意图14-3-2~图14-3-4。

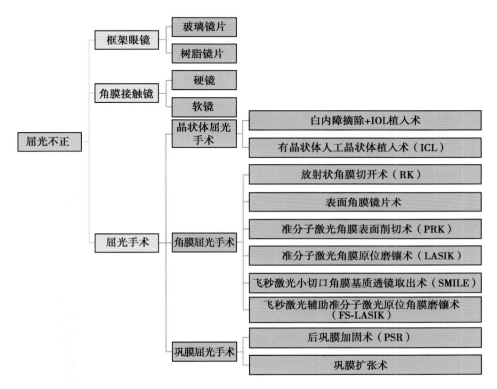

图 14-3-1　屈光手术的分类

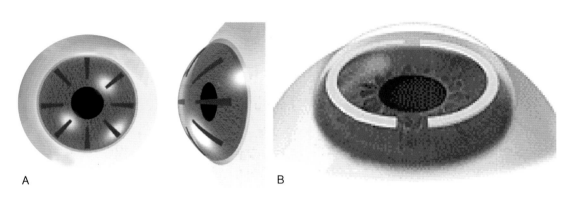

图 14-3-2　角膜屈光手术

A.放射状角膜切开;B.角膜基质环植入术;

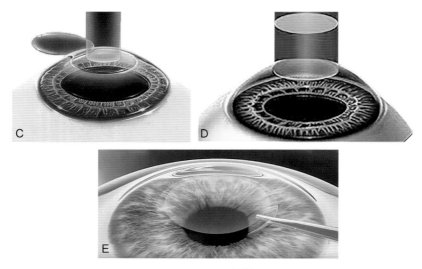

图 14-3-2(续)

C. 准分子激光角膜表面切削术(photorefractive keratectomy,PRK);D. 准分子激光原位角膜磨镶术(laser in situ keratomileusis,LASIK);E. 飞秒激光小切口角膜基质透镜取出术(femtosecond small incision lenticule extraction,SMILE)。

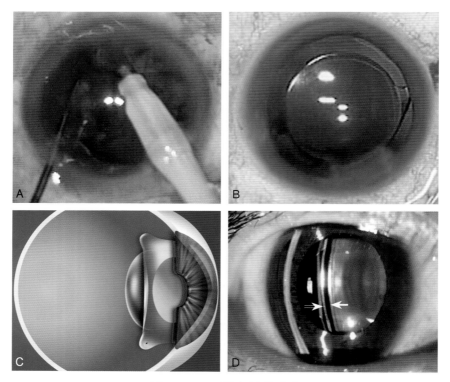

图 14-3-3　眼内屈光手术

A. 白内障超声乳化术;B.IOL 植入术后;C. 透明晶状体人工晶状体植入术示意图;
D.ICL 植入术后,单线箭头示晶状体前表面,双线箭头示植入术后的人工晶状体。

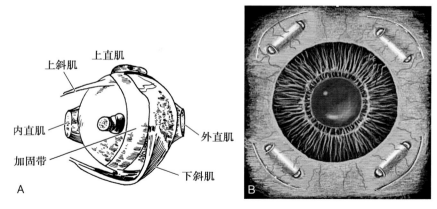

图 14-3-4　巩膜屈光手术

A.后巩膜加固术示意图;B.巩膜扩张术示意图。

第十五章

斜视

在正常双眼同时注视的情况下,被注视物体于双眼的视网膜黄斑中心凹成像;在异常情况下,双眼不协调,在双眼注视时,一只眼的眼位出现了偏斜,称为斜视(strabismus)。双眼注视状态下,被干预出现的眼位偏斜称为隐斜(heterophoria)。斜视不同分类方法,名称不一致,互有交叉。一般根据眼球运动和斜视角有无显著变化分为共同性斜视和非共同性斜视。共同性斜视又包括内斜视、外斜视、垂直斜视、A 型和 V 型斜视。非共同性斜视大多数为麻痹性和限制性。此外,有些斜视病因不详且临床分类困难,统称为特殊类型斜视,如眼球后退综合征(Duane 综合征)等。

第一节 内 斜 视

内斜视主要分为先天性内斜视和共同性内斜视。先天性内斜视可以合并下斜肌亢进、垂直分离性斜视(DVD)和眼球震颤(图 15-1-1)。共同性内斜视(图 15-1-2)包括调节性、非调节性两大类。调节性又包括屈光调节性、部分调节性、高 AC/A(accommodative convergence/accommodation)和混合型调节性内斜视。

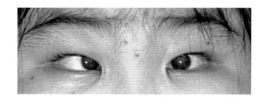

图 15-1-1　先天性内斜视

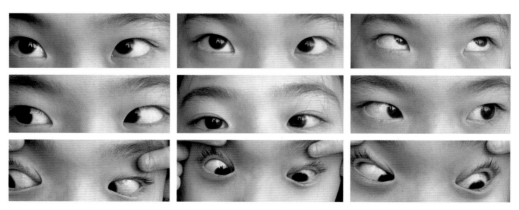

图 15-1-2　左眼共同性内斜视九个眼位图

右眼注视,+30$^{\triangle}$,双眼各方向运动正常。

第二节　共同性外斜视

共同性外斜视（图15-2-1）可分为间歇性和恒定性外斜视。

间歇性外斜视可控制正位，程度随年龄增加而加重，远距离注视时明显，视近双眼融像，不表现为偏斜。较少发生弱视。恒定性外斜视较间歇性外斜视少见（图15-2-2，图15-2-3），其外斜程度较大，外斜视恒定存在，不能被融合机制控制，治疗以手术为主，常有潜在的神经性疾患。

此外，共同性斜外视中，有一类由于存在感觉性缺陷，引起单侧视觉障碍，导致融合功能丧失的斜视，在临床上称为废用性外斜视，此种斜视常因影响患者外观而行手术矫正（图15-2-4，图15-2-5）。

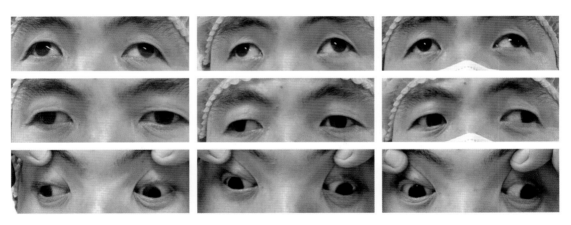

图 15-2-1　共同性外斜视九眼位图

左眼注视，右眼外斜−100^，各方向运动正常。

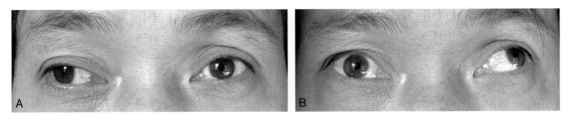

图 15-2-2　恒定性外斜视

A. 左眼注视，右眼外斜；B. 右眼注视，左眼外斜。

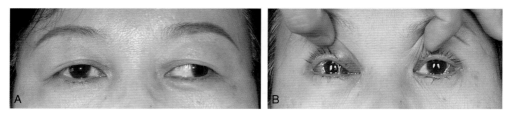

图 15-2-3　恒定性外斜视治疗前后

A. 术前,角膜映光法左眼斜视角约为 45°;B. 术后,行双眼外直肌后退术 + 右眼内直肌缩短术后,眼位恢复正常。

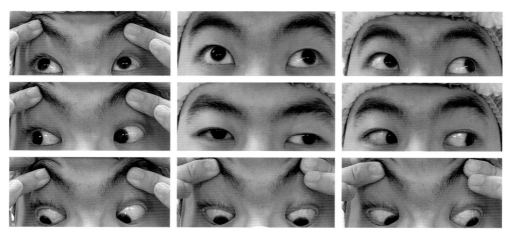

图 15-2-4　废用性外斜视九眼位

右眼注视,左眼外斜 −45°,各方向运动正常。

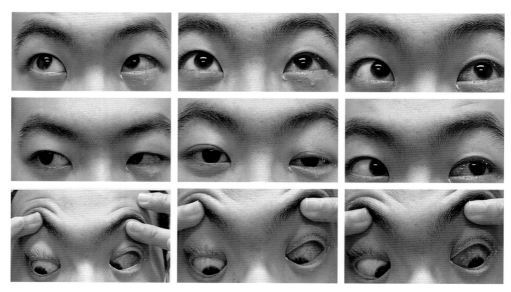

图 15-2-5　废用性外斜视术后

双眼正位,各方向运动正常。

第三节　垂 直 斜 视

垂直型斜视是双眼眼位不等(图 15-3-1)。先天性多由眼外肌起止点异位所致,颅内损伤、颅内或者眶内肿瘤、多发性硬化和甲状腺相关眼病都可以导致垂直斜视。

A 型和 V 型斜视是指眼水平位的偏斜程度与垂直方向有关,当向上注视时的水平斜视角度数和向下注视时的水平斜视角度数不同,向上注视时内斜程度多余向下注视时称为 A 型斜视,相反称为 V 型斜视。

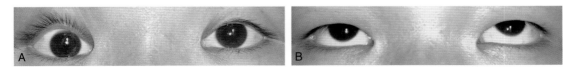

图 15-3-1　**垂直斜视**

A. 正前方注视;B. 向上注视。

第四节　非共同性斜视

非共同性斜视眼位偏斜随注视方向的改变而变化,其临床主要存在两种形式:一种是以神经肌肉麻痹引起(图 15-4-1~图 15-4-3),常见病因为相关组织炎症、先天性异常、外伤、占位性疾病等;另一种是限制因素引起的限制性斜视(图 15-4-4),常见原因为外伤后组织嵌顿、肌肉变性、手术后组织粘连,如甲状腺相关眼病等。

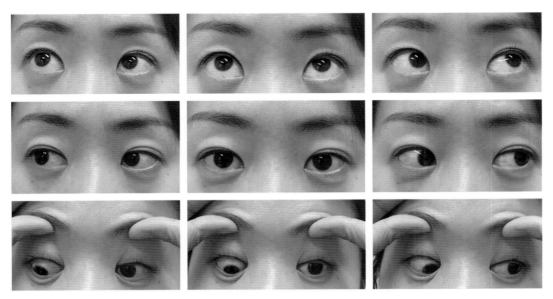

图 15-4-1　**左眼下直肌麻痹九眼位**

左眼注视,右眼外斜 $-5^{\triangle}$,左眼下直肌力弱,下转不能。

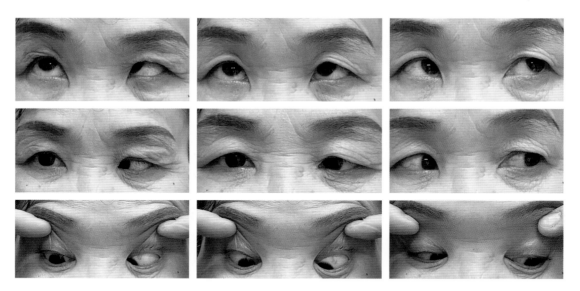

图 15-4-2 右眼展神经麻痹性内斜视九眼位

右眼注视,左眼内斜 +20°,右眼外直肌力弱,外转不能。

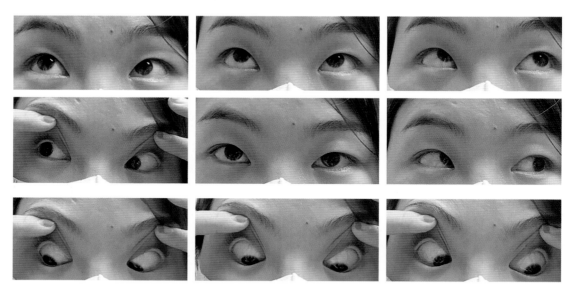

图 15-4-3 右眼上斜肌麻痹性内斜视九眼位

左眼注视,+5°R/L15ᐃ,右眼上斜肌力弱,下斜肌亢进。

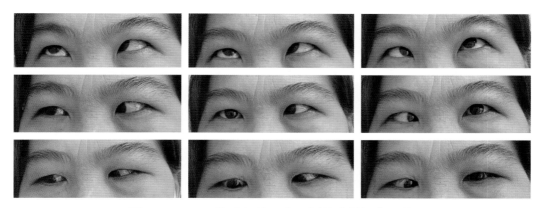

图 15-4-4　甲状腺相关眼病限制性内斜视九眼位

左眼注视,右眼内斜 +40^,双眼外转、下转受限,左眼明显。

非共同性斜视的主要特点是眼球运动受限,第二斜视角大于第一斜视角,多有代偿头位,后天所致常常主诉复视。

第五节　眼球后退综合征

眼球后退综合征(Duane 综合征)的主要临床特征为眼球运动受限,眼球后退及异常头位。可为双眼发病,但多数为单眼异常,其受累眼有明显的外展受限,外转时睑裂开大,内转时眼球后退睑裂缩小,被动牵拉试验阳性,有明显代偿头位(图 15-5-1)。眼球后退综合征病因包括肌肉纤维化、肌肉异常、内外直肌神经支配异常,对于有明显代偿头位和第一眼位斜视患者以手术治疗为主。

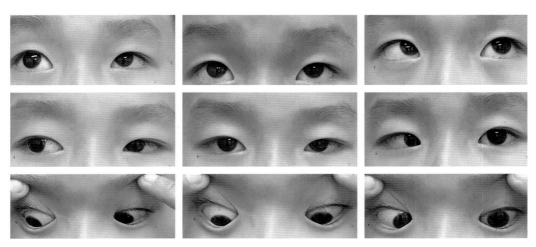

图 15-5-1　眼球后退综合征

左眼内斜视,向左注视,外转受限,只达中线,睑裂增大,向右注视睑裂缩小。

第六节　斜视检查法

斜视的检查法分为定性和定量两大类。前者包括交替遮盖法、遮盖去遮盖法、复视检查、歪头试验（Bielschowsky head-tilting test）等。歪头试验常常用来鉴别上斜肌或者对侧上直肌的麻痹。后者常用的包括角膜映光法（Hirschberg法）、三棱镜法、三棱镜加马氏杆（Maddox）法、视野弧法、同视机检查法（图15-6-1~图15-6-4）。大多数斜视患者需要手术治疗，矫正眼位，恢复视功能。

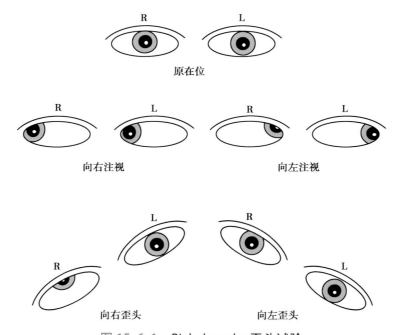

图 15-6-1　Bielschowsky 歪头试验

原在位右眼眼位高，右眼注视时，眼位正常，左眼注视时，右眼内上偏斜；将患者头向右偏斜时，右眼必向上移（右眼上斜肌麻痹，Bielschowsky 阳性），患者头向左偏斜时，眼位保持不动。

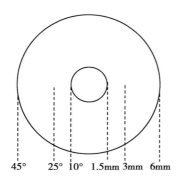

图 15-6-2　**角膜映光法**

患者注视 33cm 处的手电灯光，检查者对面而坐，观察角膜上反光点位置，位于瞳孔缘者 10°~15°，瞳孔缘和角膜缘间距中点为 25°~30°，位于角膜缘时约 45°。

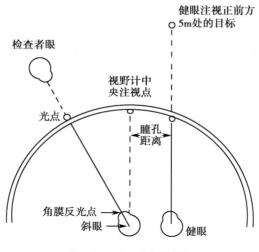

图 15-6-3　视野计法

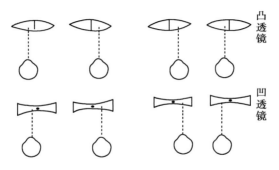

图 15-6-4　三棱镜法

将三棱镜放在被检眼前,尖端指向斜视方向,逐渐增加度数,至遮盖眼眼球移动消除,所加三棱镜度数即为被检眼斜视度。

第十六章

眼眶病

16

眼眶由骨性眼眶和眶内容物组成。常见眼眶病包括炎症(特异性和非特异性)、肿瘤、外伤,以及先天异常等。

第一节　眶蜂窝织炎

眶蜂窝织炎(orbital cellulitis)是眼眶内软组织急性化脓性炎症。一般由邻近组织化脓性细菌感染引起,如面部疖肿、睑腺炎、眶骨膜炎、眼眶骨折、眼外伤伴异物残留、手术后感染、牙龈炎、鼻窦炎等。血源性途径少见。病原菌主要包括金黄色葡萄球菌、链球菌、溶血性流感嗜血杆菌等。

根据发病部位分为眶隔前蜂窝织炎和眶隔后蜂窝织炎。眶隔前蜂窝织炎是指炎症或者感染局限在眶隔之前,眼睑和眶周,主要表现为眼睑水肿,眼球未受累及(图 16-1-1)。

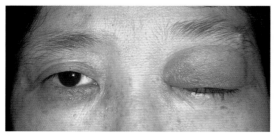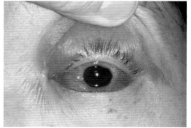

图 16-1-1　眶隔前蜂窝织炎
示左眼眼睑显著水肿,球结膜充血、水肿,眼球未受累及。

眶隔后蜂窝织炎临床症状严重,有发热、恶心、呕吐、眼疼、头疼,甚至视力下降。眼球明显突出,眼睑红肿,球结膜高度水肿,眼球运动受限。累及视神经者,见视盘水肿、渗出,静脉扩张,如果感染延伸到海绵窦,可造成海绵窦血栓,耳后乳突部水肿是其表现之一(图 16-1-2)。如果脓毒血症进一步蔓延,扩散到颅内,引起脓毒性海绵窦血栓、脑膜炎、脑脓肿或败血症,严重危及生命。

治疗强调早期足量广谱抗生素。如有脓肿,波动感明确,可进行引流手术。

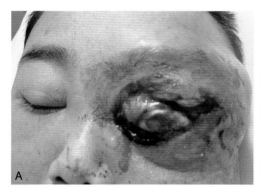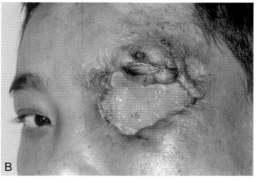

图 16-1-2 眶蜂窝织炎

A. 严重眶蜂窝织炎,眼球高度突出,眼组织坏死、液化,波动感明确,该患者还伴有脓毒血症;B. 眶组织清创后肉芽增生替代。

第二节 炎 性 假 瘤

炎性假瘤(inflammatory pseudotumor)是原发于眼眶组织的慢性非特异性炎症,组织学表现属于特发性炎症,临床特征类似肿瘤,故称炎性假瘤。临床表现为眼眶内软组织或者单一部位的急性炎症,眼眶痛,眼球运动障碍,眼球突出,复视,眼睑和结膜可充血肿胀。部分患者可扪及不规则、多发、可推动、轻度压疼的结节。晚期可发生上睑下垂、眼球运动受限、视神经萎缩、视力下降。B 超可发现眼眶不规则多发结节,边界不清楚,回声低。CT 示眶内多个高密度占位,大小、形状不规则,可绕眼球生长,合并眼环和肌腱肥厚。MRI 显示如果淋巴细胞成分较多时,T_1 加权像呈中信号,T_2 加权像呈中高信号。纤维组织为主时 T_2 加权像呈中低信号(图 16-2-1,图 16-2-2)。临床上分为肿块型、泪腺型、肌炎型、视神经周围型和弥漫型。组织病理分为淋巴细胞浸润型、纤维增生型和混合型。

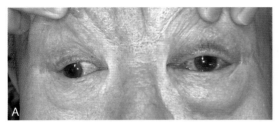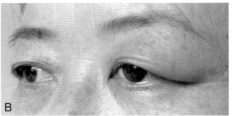

图 16-2-1

A. 轻度结膜充血;B. 眼睑呈 S 形肿胀;

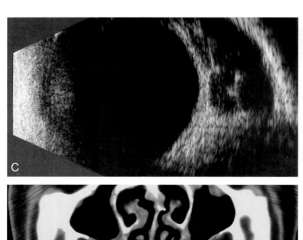

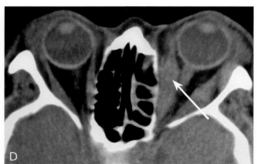

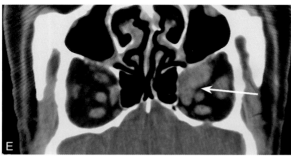

图 16-2-1(续)

C.B 超示球后不规则低回声区;D、E.CT 示眼外肌增厚,累及肌腱,眼环部分增粗。

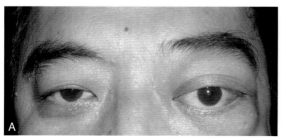

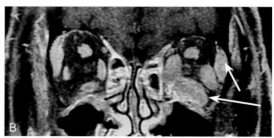

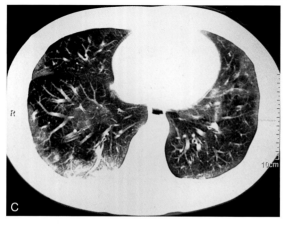

图 16-2-2 合并肺部炎症的炎性假瘤

A. 眼球突出;B. MRI 示眼外肌不规则增厚,眼眶结节;C.CT 示肺纹理增厚,支气管扩张,片状阴影。

第三节　甲状腺相关眼病

甲状腺相关眼病(thyroid associated ophthalmopathy,TAO)又称 Graves 眼病,浸润性突眼,是一类以与甲状腺具有共同抗原的眼眶组织为靶器官的自身免疫性疾病,是引起成人单眼和双眼眼球突出的最常见原因。病理显示眼外肌水肿,淋巴细胞浸润,肌肉坏死变性纤维化,结缔组织成纤维细胞增生,黏多糖沉积和水肿。主要眼征有:①Stellwag 征,也称凝视征,上睑退缩,睑裂开大,瞬目减少;②von Graefe 征,上睑迟滞,向下看时上睑不能随眼球向下移动;③Joffroy 征,眼球向上看时,前额皮肤不能皱起;④Mobius 征,双眼看近物时,眼球辐辏不良。眼外肌早期水肿、肥大,眼球突出,晚期纤维化,眼球运动受限,导致复视。受累肌肉依次为下直肌、内直肌、上直肌,外直肌少见。眼组织水肿可以引起静脉回流障碍,导致球结膜充血水肿、外突睑裂之外,眼睑闭合不全,导致暴露性角膜炎、角膜溃疡甚至穿孔;可引起眼压升高,长时间导致视野缺损;压迫视神经,造成视功能损害,严重威胁视力。B 超和 CT 均可显示眼外肌肌腹增厚,回声减弱,但肌腱不受累及(图 16-3-1)。

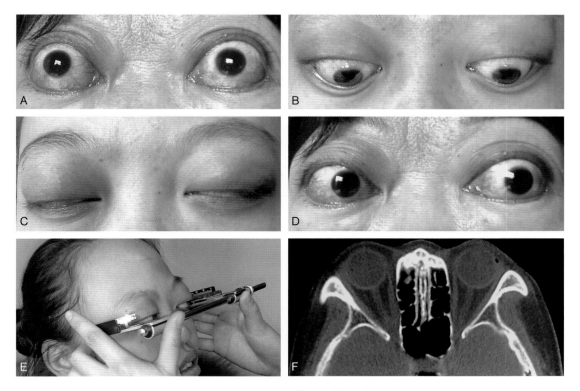

图 16-3-1　甲状腺相关眼病

A. Stellwag 征;B. von Graefe 征;C. 眼睑闭合不全;D. 眼球运动受限;E. 眼球突出计测眼突程度;F. CT 显示眼球突出,眼外肌肌腹肥厚;

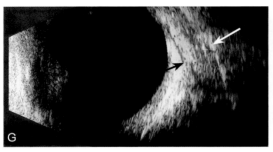
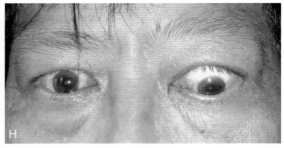

图 16-3-1(续)

G.B 超示眼外肌肌腹肥厚,回声降低;H.恢复期患者左眼球固定在左下斜位。

第四节　眼眶海绵状血管瘤

眼眶海绵状血管瘤(cavernous hemangioma)是成人最常见良性肿瘤,因眶内见较大血管窦腔呈海绵状得名(图 16-4-1)。肿瘤位于眶深部或肌锥内,表现为无痛性、缓慢、单侧、进展性眼球突出。压迫眼球后极部可以导致脉络膜皱褶,黄斑变性等。发生在眶尖可以致视神经萎缩。在眶周或者眶前可以引起眼球移位。

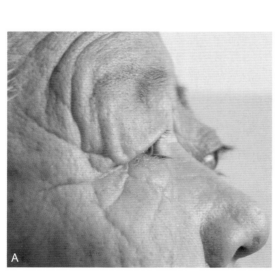
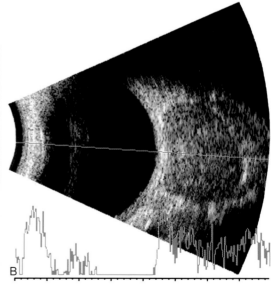

图 16-4-1　眼眶海绵状血管瘤

A.左眼球显著突出,向颞下移位;B.B 超示血管瘤边界清楚,类圆形,内回声均匀,中等衰减,A超示肿瘤内部中高均匀反射,Kappa 角约 45°;

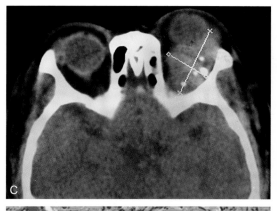
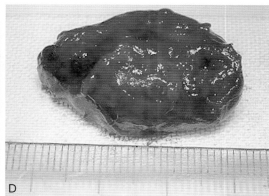
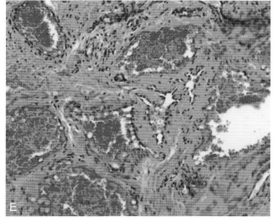

图 16-4-1(续)

C.CT 示血管瘤见于肌锥内、眶尖,边界清,光滑,内密度均匀,密度值 +30~+50Hu;D. 大体,肿瘤呈深紫红色,边界光滑,完整;E.病理,肿瘤多呈圆形或椭圆形,包膜完整,切片暗红色,海绵状窦腔充满血液,间隔由结缔组织和平滑肌细胞组成,内壁由内皮细胞内衬。

A 超可见肿瘤内中高反射,排列均匀,衰减均匀,Kappa 角 45°。B 超可见眶内圆形或者椭圆形边界清楚,光滑肿瘤。内部回声丰富、均匀、中等衰减。轻度可压缩。CT 可见不同位置(肌锥内、眶周、眶尖)的海绵窦血管瘤,边界清、光滑,内密度均匀,密度值 +30~+50Hu,造影剂可增强。MRI 扫描 T_1 加权像中等信号,T_2 加权像中或者中高信号。注射造影剂渐进性加强可使其特征更加的显著。注意同神经鞘瘤、泪腺多形性腺瘤、血管外皮瘤、皮样囊肿和炎性假瘤鉴别。

第五节　颈动脉海绵窦瘘

颈动脉海绵窦瘘(carotid cavernous fistula,CCF)是指海绵窦段内颈内动脉本身或者颈动脉分支与海绵窦形成异常的动静脉沟通。按照病因可分为外伤性和自发性两种,按照供血来源可以分为颈内动脉海绵窦瘘和硬脑膜海绵窦瘘。多有外伤史,主诉眼痛、复视、耳鸣、视力下降甚至丧失。在眶内上方可以听到与脉搏同周期的吹风样杂音,结膜血管迂曲扩张,以角膜为中心呈放射状排列(图 16-5-1),可有眼球突出,运动障碍,眼压升高。眼底静脉迂曲扩张,可有小片出血。展神经麻痹可见。B 超、CT 可见 S 形眼上静脉;MRI、T_1 和 T_2 加权像呈低信号,磁共振血管成像(MR angiography,MRA)显示扩大的海绵窦和眼上静脉(图 16-5-2~图 16-5-4)。

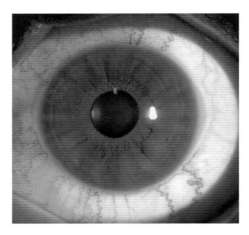

图 16-5-1　颈内动脉海绵窦瘘

以角膜为中心呈放射状排列的结膜血管迂曲扩张。

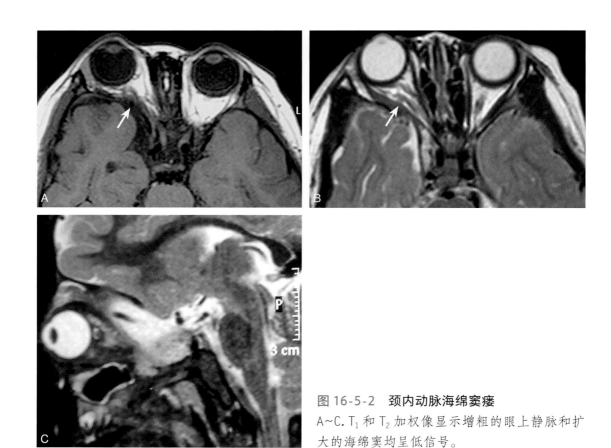

图 16-5-2　颈内动脉海绵窦瘘

A~C. T_1 和 T_2 加权像显示增粗的眼上静脉和扩
大的海绵窦均呈低信号。

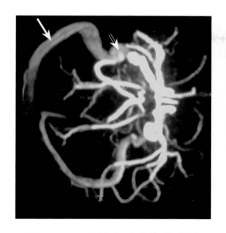

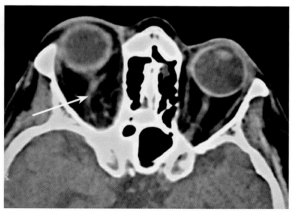

图 16-5-3　颈内动脉海绵窦瘘
MRA 显示增粗的眼上静脉和扩大的海绵窦。

图 16-5-4　颈内动脉海绵窦瘘
CT 示扩张的眼上静脉。

第六节　视神经鞘瘤

　　视神经鞘瘤(neurilemoma)是指周围神经的鞘膜细胞(施万细胞)形成的良性肿瘤,表现为慢性进展性眼球突出,视力缓慢下降。多发于肌锥内或者眶上部,眼球轴向突出或者向下移位。部分表浅肿瘤可触及,中等硬度,轻度活动度。巨大肿瘤眼球运动受限,出现复视。如果肿瘤位于眶尖长期压迫视神经,可导致原发性视神经萎缩。CT 显示肿瘤形状不一,边界清楚,内密度均匀,CT 值 +20~+30Hu,包绕视神经,呈车轨征。MRI 示 T_1WI 中低信号,T_2WI 可呈不等信号,有液化腔信号不均匀,增强 MRI 可显示其颅内蔓延范围,应作为常规检查。根据组织病理瘤细胞的排列,视神经鞘瘤可分为 Antoni A 和 Antoni B 两型。前者细胞排列紧密成束,同束细胞的胞核,呈栅栏状或阅兵式样。Antoni B 型瘤细胞疏松地散在于黏液基质内,细胞间有许多小囊存在(图 16-6-1)。需要和视神经胶质瘤、脑膜瘤、泪腺多形性腺瘤、血管外皮瘤相鉴别。完整手术切除是最好的治疗办法,一旦肿瘤复发,切除非常困难。对包绕视神经的肿瘤,可行放射治疗。

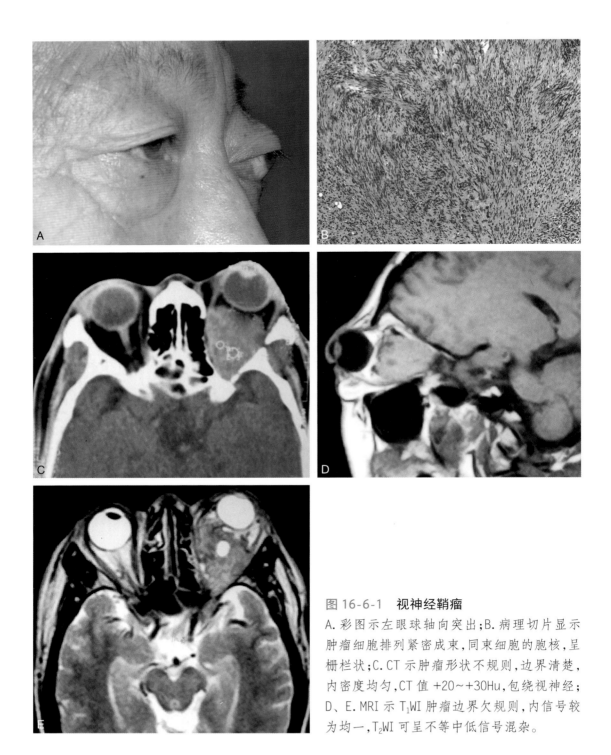

图 16-6-1 视神经鞘瘤

A. 彩图示左眼球轴向突出;B. 病理切片显示肿瘤细胞排列紧密成束,同束细胞的胞核,呈栅栏状;C. CT 示肿瘤形状不规则,边界清楚,内密度均匀,CT 值 +20~+30Hu,包绕视神经;D、E. MRI 示 T_1WI 肿瘤边界欠规则,内信号较为均一,T_2WI 可呈不等中低信号混杂。

第七节　眶内纤维肉瘤

眶内纤维肉瘤(fibrosarcoma)可以眶内原发,也可以从鼻腔或者鼻窦侵犯,或者继发于眶大剂量放射治疗如视网膜母细胞瘤放射治疗后。多见于 3~10 岁青少年或者 60 岁以上老年患者。表现为眼球突出、眼睑肿胀,发展较迅速。CT 示眶内边界不清楚,高密度占位影,眶壁骨质破坏。MRI 显示纤维肉瘤是位于肌锥外的实性软组织肿块,边界清楚,T_1WI 呈低信号,T_2WI 多数病变信号均匀,少数伴囊变、坏死及出血,增强后中度强化(图 16-7-1)。可包绕或侵犯眼外肌或视神经,也可侵犯鼻窦等邻近结构,增强扫描联合脂肪抑制技术显示更清楚。

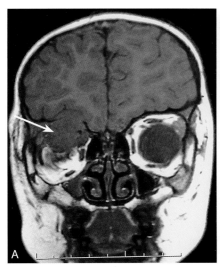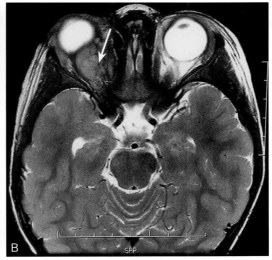

图 16-7-1　眶内纤维肉瘤

A. T_1WI 冠状面,可见眶内实性低信号软组织块,侵犯颅内;B. T_2WI 矢状面,软组织块呈高信号,侵及附近鼻窦。

第八节　IgG4 相关性眼病

IgG4 相关性眼病是 IgG4 相关性疾病的眼部表现,是一种自身免疫性疾病,常伴有颌下腺等涎腺的肿大,既往称为米库利兹病(Mikulicz disease),其特征性的改变是泪腺肿大、硬化,患者亦可伴有眼外肌肥大,眼睑水肿肥厚等各个眶内组织的损伤(图 16-8-1)。血清 IgG4 常大于 1.35g/L,组织活检可发现组织内大量 IgG4 阳性的浆细胞浸润,每个视野超过 50 个,且 IgG4+/IgG+ 细胞 >40%,并可见席纹状纤维化和闭塞性静脉炎等特征性的病理改变。

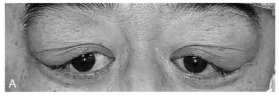

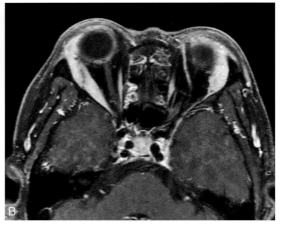

图 16-8-1 IgG4 相关性眼病

A.IgG4 相关性眼病患者双眼泪腺肿大,眼睑肿胀,外侧下垂呈 S 形外观;B.眼眶 MRI 显示双侧泪腺肿大,外直肌肥厚。

第十七章

眼外伤

眼外伤按照致伤原因分为机械性(如钝挫伤、穿通伤和异物伤)和非机械性(如热烧伤、化学伤、毒气伤和辐射伤等)眼外伤。国际眼外伤学会将眼外伤分为闭合性眼外伤和开放性眼外伤,前者包括眼球钝挫伤和板层撕裂伤,后者分为眼球破裂伤和眼球裂伤,眼球裂伤可分为穿通伤、眼内异物和穿透伤。

第一节　眼球钝挫伤

眼球钝挫伤是指机械性钝力所致眼球附属器及眼球的损伤,受伤程度不一,可累及所有眼组织结构。任何眼外伤都要详细检查各个组织部位,防止遗漏。常见的损伤有角结膜异物(图 17-1-1)、瞳孔变性、虹膜根部离断、前房积血、房角后退、晶状体脱位、外伤性白内障、玻璃体积血、脉络膜破裂、视网膜震荡、视网膜裂孔和脱离、视神经撕脱,甚至眼球破裂(图 17-1-2~图 17-1-4)。

前房积血(hyphema)分为三级:少于 1/3 为Ⅰ级,1/3~2/3 为Ⅱ级,多于 2/3 为Ⅲ级。严重前房积血可继发青光眼、角膜内皮损害、高眼压和角膜血染(图 17-1-2A)。角膜血染时角膜呈棕黄色,以后逐渐变为黄白色(图 17-1-2B)。

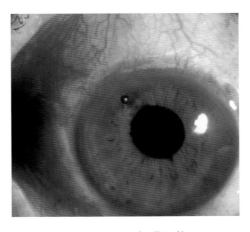

图 17-1-1　角膜异物

角膜边缘异物,有新生血管伸入(长期异物所致)。

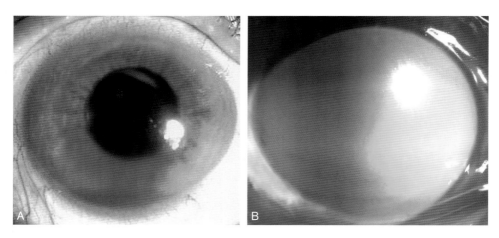

图 17-1-2 前房积血

A. 前房下方可见血性液平,角膜内皮部分血性 KP;B. 角膜血染,整个角膜呈棕色,下方仍可见血性液平。

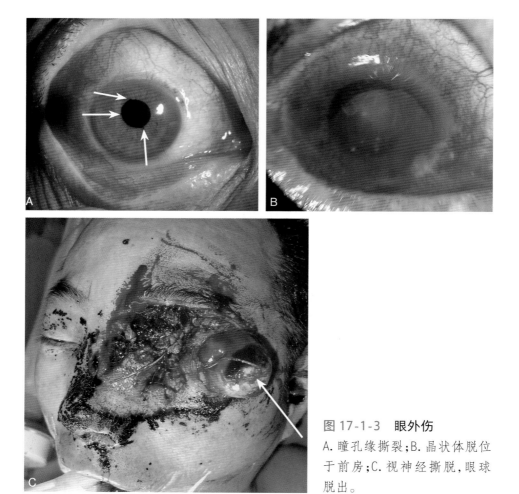

图 17-1-3 眼外伤

A. 瞳孔缘撕裂;B. 晶状体脱位于前房;C. 视神经撕脱,眼球脱出。

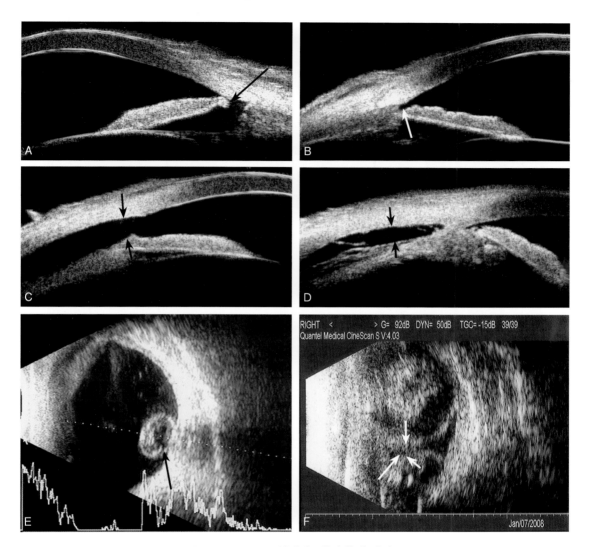

图 17-1-4　眼外伤虹膜睫状体改变

A.虹膜根部离断;B.房角后退;C.虹膜睫状体脱离;D.睫状体脱离;E.晶状体脱位;F.外伤性出血性脉络膜脱离,可见吻合征。

房角后退是外伤导致睫状肌环行纤维和纵行纤维的分离,虹膜向后移位,前房角加深加宽,可以继发房角后退性青光眼。

视网膜震荡(commotio retinae)是指钝挫伤后,后极部视网膜一过性的视网膜水肿,视网膜变白,视力下降。严重的一些病例在 3~4 周水肿消退后,视力恢复较好,属于视网膜震荡。严重者可有光感受器损伤、视网膜外层变性坏死,黄斑部色素紊乱,视网膜出血,视力明显减退,可称为视网膜挫伤。

第二节　眼球穿通伤

　　眼球穿通伤是指由锐器的刺入、切割造成眼球壁的全层裂开,伴或者不伴眼内组织的损伤或者组织脱出(图 17-2-1)。预后取决于伤口的部位、范围、损伤程度和感染与否。

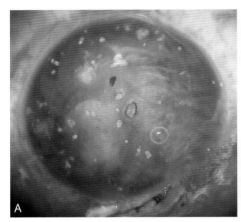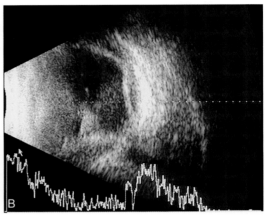

图 17-2-1　眼球穿通伤

A. 下方角膜缘撕裂伤伴角膜多发异物;B. 钝挫伤致脉络膜出血性脱离,伴玻璃体积血。

第三节　眼 内 异 物

　　眼内异物(intraocular foreign body,IOF)是一种严重危害视力的眼外伤,任何眼部穿通伤都应该怀疑眼内异物的存在。异物的损害包括机械性破坏、化学及毒性反应、继发感染等。常见眼内异物包括惰性物如石子、玻璃、瓷器、塑料、沙、木片等。眼内异物长期留存危害较大的包括铁、铜等异物(图 17-3-1,图 17-3-2),分别引起铁质沉着症(siderosis)和铜质沉着症(chalcosis)。铁质容易沉着在上皮、瞳孔括约肌、开大肌、晶状体上皮和视网膜上等,导致角膜铁质沉着、虹膜异色、瞳孔反应迟钝、白内障、玻璃体混浊、视网膜色素增生、视网膜血管变窄、视神经萎缩。发生机制是铁离子氧化扩散发生 Haber-Weiss 反应,形成强氧化剂如羟自由基、超氧自由基、过氧化氢,引起脂质氧化、细胞膜损伤、酶失活。光感受器和 RPE 对铁质沉着敏感,导致夜盲,向心性视野缺损甚至失明。ERG 示 b 波降低。铜质沉着症表现为后弹力层铜质沉着、虹膜变绿、向日葵样白内障、棕红色玻璃体混浊、视网膜血管和黄斑区金属斑等。眼外伤尤其是穿通伤要及时进行检查,发现伤口,判断异物位置,并进行各种影像学检查,如 B 超、CT 和 MRI,明确诊断,及早进行处理。

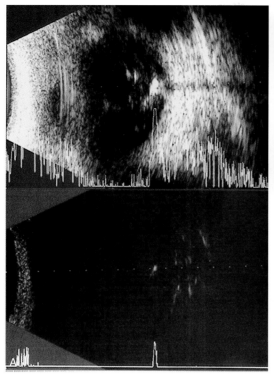
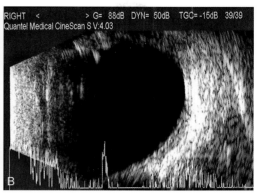

图 17-3-1 眼内异物 B 超检查

A.上图示玻璃体混浊、积血,高回声(眼内异物),下图示将增益降低,异物回声仍很强;B.B超示晶状体脱位于玻璃体腔,玻璃体积血。

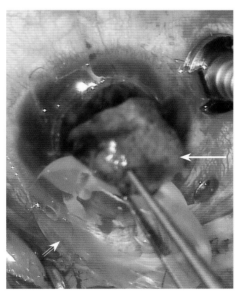

图 17-3-2 眼内异物取出术中手术截图

开罐式取出 8mm×6mm×5mm 大小铁矿石类异物,其下可见辅助手术的人工角膜。

第四节 眼 眶 骨 折

眼眶骨折(orbital fractures)是头部外伤常见的一种。按照 Converse 分类可分为爆裂性(blowout)眼眶骨折和非爆裂性眼眶骨折。爆裂性骨折时,在外力作用下,眶内压升高,传导至眶壁骨质薄弱处发生眶壁骨折,眶缘完整,软组织嵌顿。最常见于眶下壁和眶内壁骨折。X 线柯-瓦氏位以及 CT 能够很好地显示骨折的部位、范围、是否移位、眼肌、出血、气肿和视神经的改变(图 17-4-1)。泪滴征是指眶内容物脱入上颌窦腔,悬垂组织形似泪滴而得名。非爆裂性骨折包括上颌骨骨折、颧骨线状骨折、眶底粉碎性骨折、颧骨骨折及颧颌骨分离。

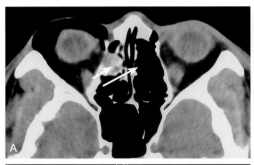

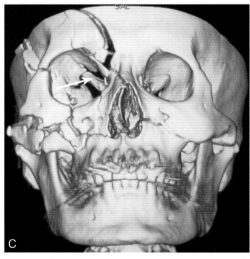

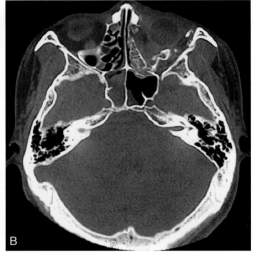

图 17-4-1 爆裂性骨折

A.CT 示眶内壁骨折,内直肌及软组织嵌顿,眼球外转,眶内积气征;B.眶内侧壁骨折,内直肌嵌顿,视神经扭曲;C.眶骨骨折三维成像示颅骨骨折。

第五节 酸碱化学伤

化学伤为化学物品的溶液、粉尘或者气体接触眼部所致。常见酸碱烧伤。酸烧伤,因酸对蛋白质有凝固作用,阻滞酸继续向深层渗透,组织损伤相对较轻。碱烧伤常见于氢氧化钠、生石灰和氨水等,碱可以溶解脂肪和蛋白质,容易渗透到深层和眼内,导致细胞坏死,后果要严重(图 17-5-1)。于现场就地取材,争分夺秒彻底冲洗眼部是酸碱伤急救最重要的一步。

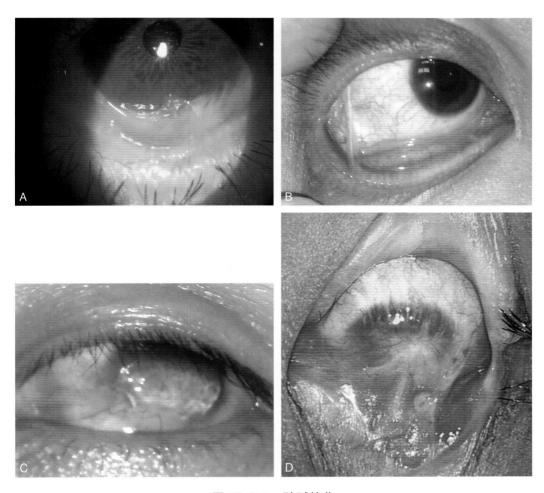

图 17-5-1 酸碱烧伤

A.酸烧伤后球结膜大面积充血、水肿;B.酸烧伤后下方睑结膜粘连;C.碱烧伤后角膜变性,新生血管长入;D.碱烧伤后秃睑,睑球粘连,角膜白斑,新生血管。

第六节 脉络膜裂伤

脉络膜裂伤(choroidal rupture)多为因眼球闭合伤或者钝挫伤,球内压力剧增,导致脉络膜呈弧形裂开。眼底检查后极部或者跨黄斑一淡黄色新月形裂痕,凹面朝向视盘,其上可见视网膜及其血管横过,部分患者可见出血。晚期瘢痕处色素增生,少见新生血管(图 17-6-1)。

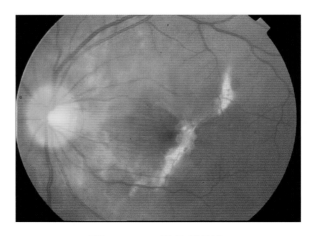

图 17-6-1　脉络膜裂伤

可见凹面朝向视盘的近弧形淡黄色脉络膜裂伤,
少许出血,视网膜在位。

第十八章

全身病的眼部表现

18

第一节 糖尿病性视网膜病变

糖尿病(diabetes mellitus, DM)是多种因素(遗传因素、免疫功能紊乱、微生物感染及其毒素、自由基毒素、精神因素)作用于机体导致胰岛功能减退和胰岛素抵抗而引发的以高血糖为主要特点,同时伴蛋白质、脂肪、水和电解质等一系列代谢紊乱的临床综合征,典型表现为多尿、多饮、多食、消瘦,即"三多一少"症状。糖尿病分为1型糖尿病[胰岛素依赖型糖尿病(IDDM)或青少年糖尿病]和2型糖尿病(成人发病型糖尿病),后者约占95%。糖尿病可以引起眼部各组织异常,如白内障、虹膜新生血管和糖尿病性视网膜病变(diabetic retinopathy, DR)。DR是糖尿病常见的严重并发症之一,美国威斯康星州糖尿病视网膜病变的流行病学研究(WESDR)发现,在病程大于15年的患者中,97%的1型糖尿病患者、80%使用胰岛素的2型糖尿病患者和55%未使用胰岛素的2型糖尿病患者出现视网膜病变。DR眼底主要表现为视网膜微血管瘤、出血、硬性渗出、软性渗出(棉绒斑)、视网膜内微血管异常(IRMA)、静脉串珠样改变(VB),甚至静脉襻、距离视盘1个视盘直径范围内的新生血管(NVD)、其他部位新生血管(NVE)、玻璃体积血、视网膜前出血、纤维增殖和视网膜脱离。糖尿病黄斑水肿(DME)也引起了临床工作者高度重视。目前有国内(表18-1-1,图18-1-1)和国际(表18-1-2,图18-1-2)两种DR分期。糖尿病黄斑水肿是视力下降的重要原因,其表现和国际分期见表18-1-3和图18-1-3。

表18-1-1　糖尿病性视网膜病变国内分期(1985)

单纯性	
I期	有微动脉瘤或伴有小出血点
II期	有类白色硬性渗出或伴有出血斑
III期	有白色软性渗出或伴有出血斑
增殖性	
IV期	眼底有新生血管或伴有玻璃体积血
V期	眼底有新生血管和纤维增殖
VI期	眼底有新生血管和纤维增殖,并发视网膜脱离

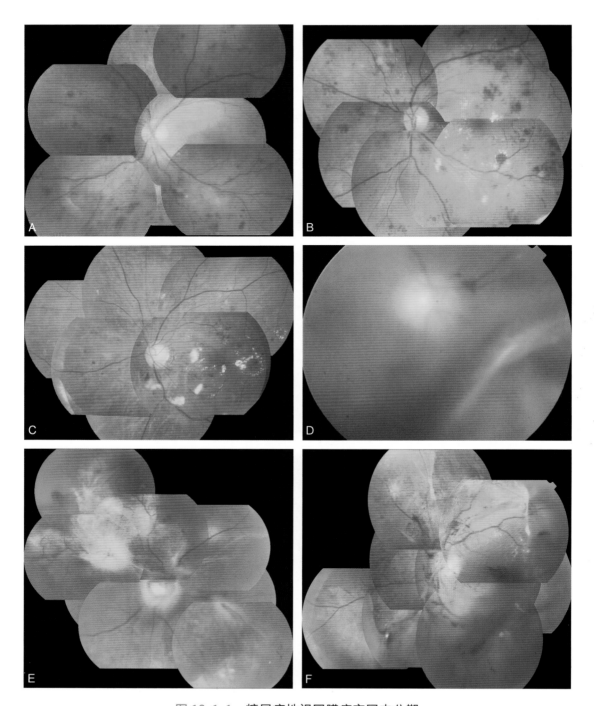

图 18-1-1 糖尿病性视网膜病变国内分期

A.Ⅰ期,有少量出血和微血管瘤;B.Ⅱ期,可见出血和硬性渗出;C.Ⅲ期,白色软性渗出,同时有出血斑和环形硬性渗出;D.Ⅳ期,可见新生血管和/或玻璃体积血;E.Ⅴ期,视网膜上方和颞上方可见新生血管和纤维增殖;F.Ⅵ期,视网膜颞上方新生血管和纤维增殖,牵拉视网膜脱离。

表 18-1-2　糖尿病性视网膜病变国际分期(2002)

1. 无明显视网膜病变(无 NPDR)	
2. 轻度非增殖型糖尿病性视网膜病变(轻度 NPDR)	眼底仅见微动脉瘤
3. 中度非增殖型糖尿病性视网膜病变(中度 NPDR)	眼底病变介于轻、重度非增殖型糖尿病性视网膜病变之间
4. 重度非增殖型糖尿病性视网膜病变(重度 NPDR)	眼底出现以下任一改变:4 个象限任一象限出现多于 20 处视网膜内出血;2 个以上象限出现明确的静脉串珠样改变;1 个以上象限出现明显的视网膜内微血管异常
5. 增殖型糖尿病性视网膜病变(PDR)	眼底出现如下一个或一个以上改变:新生血管形成;玻璃体积血;视网膜前出血

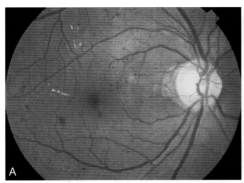
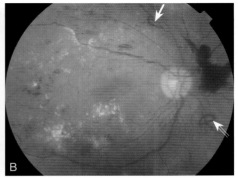
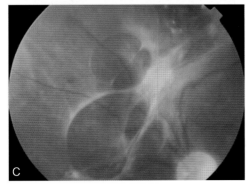

图 18-1-2　糖尿病性视网膜病变国际分期

A. 中度非增殖型糖尿病性视网膜病变,可见微血管瘤、硬性渗出和出血;B. 重度非增殖型糖尿病性视网膜病变(重度 NPDR),可见视网膜内微血管异常、静脉串珠等典型改变;C. 增殖型糖尿病性视网膜病变(PDR),可见视盘鼻上方纤维增殖膜。

表 18-1-3　糖尿病黄斑水肿(DME)分期

无明显 DME	无明显视网膜增厚或后极部硬性渗出
有明显 DME	有明显视网膜增厚或后极部硬性渗出
轻度 DME	视网膜增厚或者后极部远离黄斑中心硬性渗出
中度 DME	视网膜增厚或后极部靠近黄斑中心但不累及中心的硬性渗出
重度 DME	视网膜增厚或累及黄斑中心凹的硬性渗出

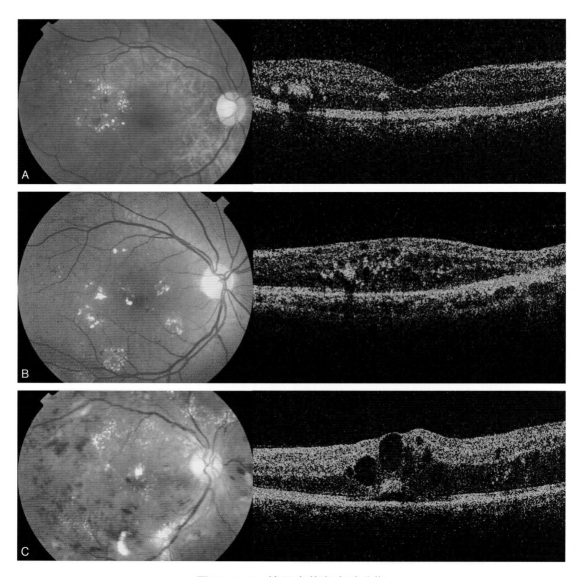

图 18-1-3　糖尿病黄斑水肿分期

A.轻度黄斑水肿,远离黄斑硬性渗出和轻度视网膜增厚;B.中度黄斑水肿,靠近黄斑有硬性渗出,视网膜增厚;C.重度黄斑水肿,视网膜显著增厚,中心凹下硬性渗出。

第二节　高血压性视网膜病变

高血压导致的眼底改变可细分为三种:高血压性视网膜病变(hypertensive retinopathy)、高血压性脉络膜病变(hypertensive choroidopathy)、高血压性视神经病变(hypertensive neuropathy)。其中,高血压性视网膜病变更为常见,主要表现为不同程度的视网膜小动脉硬化(表18-2-1)。主要包括:小动脉变细,动脉硬化、反光增强,呈铜丝或银丝样,动静脉比例为1:2甚至1:3;动静脉交叉压迫(图18-2-1)。小动脉硬化进一步加剧,血-视网膜屏障破坏导致视网膜线状或火焰状出血、棉绒斑、硬性渗出(图18-2-2)。更严重者可导致视网膜水肿和视盘水肿。视盘水肿提示发生了高血压性视神经病变(图18-2-3)。血压高所致缺血或机械性压迫引起轴浆成分聚积而形成水肿,长期缺血导致视盘苍白及视神经萎缩。

表 18-2-1　Scheie(1953)高血压性视网膜病变及视网膜小动脉硬化分度

分度	高血压性视网膜病变	小动脉硬化
1度	小动脉轻微狭窄	小动脉反光轻微增强
2度	小动脉明显狭窄并有局部口径不规则	小动脉反光明显增强
3度	2度 + 视网膜出血或渗出	小动脉铜丝样反光
4度	3度 + 视盘水肿	小动脉银丝样反光

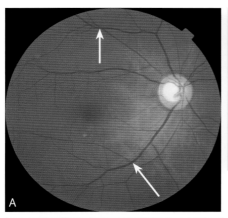

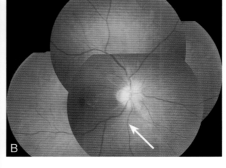

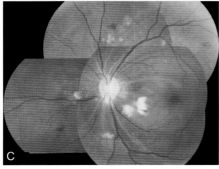

图 18-2-1　高血压性视网膜动脉硬化

A.轻度视网膜动脉硬化,动脉走行平直,A/V=1/2,可有弓形交叉征;B.中度视网膜动脉硬化,视网膜动脉呈铜丝状,可见 Salus 征;C.重度视网膜动脉硬化,视网膜动脉呈银丝状,走行僵直,A/V=1/3,伴视网膜出血、渗出。

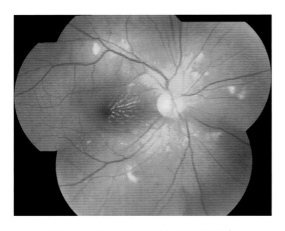

图 18-2-2　高血压性视网膜病变
图示动脉细、反光增强,A/V=1/2,黄斑区星芒样硬性渗出、视盘周围散在的棉绒斑。

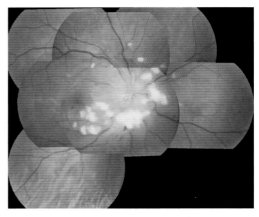

图 18-2-3　重度高血压性视网膜病变
彩图示视盘边界不清,FFA 示视盘荧光素渗漏。

第三节　结　节　病

　　结节病(sarcoidosis)是一种多系统多器官受累的肉芽肿性疾病。常侵犯肺、双侧肺门淋巴结,临床上 90% 以上有肺的改变,其次是皮肤和眼的病变。本病为一种自限性疾病,大多预后良好,有自然缓解的趋势。诊断标准包括:①结节病是一种多种器官及组织受损害的疾病,临床表现多种多样,应排除结核病及淋巴系统肿瘤或其他肉芽肿性疾病;②X 线检查可见肺门及纵隔淋巴结肿大,并呈对称性,伴有或不伴有肺内网状、片状或结节状阴影;③Kvein 试验呈阳性反应;④组织活检病理证实或符合结节病;⑤高血钙、高尿钙、碱性磷酸酶升高、血浆免疫球蛋白增高;⑥血清血管紧张素转换酶活性增高。病理主要可见为上皮样细胞形成的肉芽肿。结节均匀分布,形态、大小相一致,结节内不发生干酪样坏死,偶见小灶性纤维素性坏死,常见多核巨细胞(朗格汉斯细胞和异物巨细胞常同时存在),结节内少量淋巴细胞散在,巨细胞内偶见舒曼小体或星状小体,抗酸染色阴性,嗜银染色结节内及四周有较多的网状纤维,而结节灶中网状纤维多被破坏,结节内有时可见薄壁小血管。眼部最常见是肉芽肿性葡萄膜炎、慢性肉芽肿性虹膜睫状体炎、Koeppe 结节和 Busacca 结节、玻璃体内雪球样混浊。后节表现为脉络膜肉芽肿、脉络膜炎、视网膜炎、视网膜血管炎(蜡烛斑)。可见黄白色结节,静脉旁血管白鞘,视网膜出血,伴发黄斑囊样水肿,视盘水肿等(图 18-3-1)。外眼也可见结节侵犯。

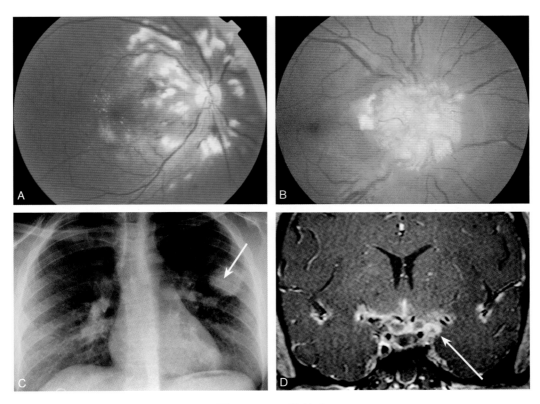

图 18-3-1　结节病

A. 视网膜脉络膜黄白色结节;B. 视神经肉芽肿;C. 肺部 X 线可见肺门及纵隔淋巴结肿大,肺内结节状阴影;D. MRI 示脑实质、脑室和导水管周围结节影。

第四节　系统性红斑狼疮

　　系统性红斑狼疮(systemic lupus erythematosus,SLE)是一种累及全身各个系统组织的自身免疫性疾病,多见于 20~40 岁女性。我国在美国风湿病协会 SLE 11 个表现(简称 SOAP BRAIN MD)的基础上提出了我国的 SLE 诊断标准:①蝶形红斑或盘状红斑;②光敏感;③口腔黏膜溃疡;④非畸形性关节炎或多关节痛;⑤胸膜炎或心包炎;⑥癫痫或精神症状;⑦蛋白尿、管型尿或血尿;⑧白细胞少于 4×10^9 个/L 或血小板少于 100×10^9 个/L 或溶血性贫血;⑨免疫荧光抗核抗体阳性;⑩抗双链 DNA 抗体阳性或狼疮细胞现象;⑪ 抗 Sm 抗体阳性;⑫C3 降低;⑬ 皮肤狼疮带试验(非皮损部位)阳性或肾活检阳性。符合上述 13 项中任何 4 项或 4 项以上者,可诊断为系统性红斑狼疮。眼部表现包括侵犯皮肤;视网膜血管病变,出现视网膜血管炎、出血、渗出;视神经病变,表现为视神经炎、缺血性视神经病变(图 18-4-1)。

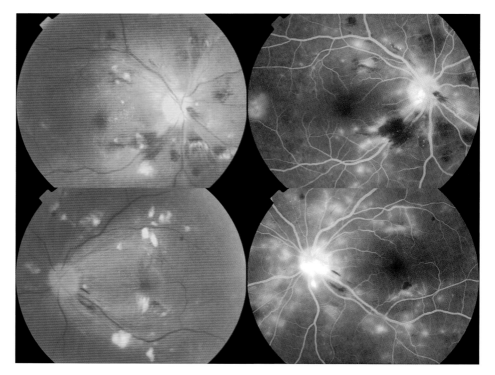

图 18-4-1　系统性红斑狼疮眼底表现

可见视网膜出血、渗出，FFA 显示视盘荧光渗漏（视神经炎）。

第五节　血　液　病

白血病是一种造血系统的恶性疾病，其特征是不同时期白细胞及其幼稚细胞（即白血病细胞）在骨髓或其他造血组织中呈肿瘤性异常增生，使正常血细胞生成减少。白血病细胞可浸润全身各组织与脏器，产生相应的临床表现。

白血病眼底表现有视网膜神经纤维层或视网膜前出血，部分出血斑中心可见白色点（Roth 斑）。如出血位于黄斑部可引起视力减退。白血病也表现有眼底血管的扩张、迂曲，血管颜色变暗，并有微动脉瘤及毛细血管闭塞，以及视网膜深层点状出血等改变（图 18-5-1）。白血病的白细胞浸润增殖可引起眼眶占位病变，从而发生眼球突出，称为绿色瘤。如果浸润发生在视神经处，可引起失明。

红细胞增多症是指各种原因导致的红细胞数显著增加（男性 $>6.5 \times 10^{12}$/L，女性 $>6.0 \times 10^{12}$/L）。主要是血容量增加、血黏滞度增高、血流迟缓所致。眼底检查视网膜呈青紫色，静脉迂曲扩张，血柱暗红，如果有严重缺氧，可以有毛细血管扩张、微血管瘤、视网膜出血和视盘淤血水肿，长期缺氧可以有新生血管（图 18-5-2）。

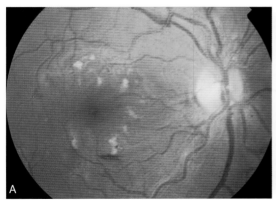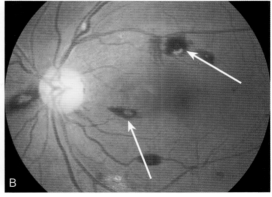

图 18-5-1　白血病眼底

A.眼底多个灰白色病灶,可有散在出血;B.Roth斑,多处出血斑中央可见白色点状改变。

　　贫血是指外周血血红蛋白含量低于正常值(男性 <120g/L,女性 <110g/L)。眼底表现与贫血程度有关,可以发生结膜苍白,眼底色泽暗,视网膜血管变细、水肿、渗出、出血、视盘水肿,也可以发生缺血性视神经病变,眼球运动障碍,瞳孔反应迟钝等(图 18-5-3)。

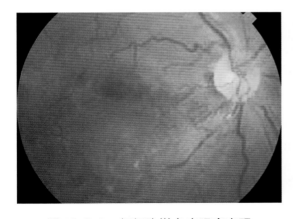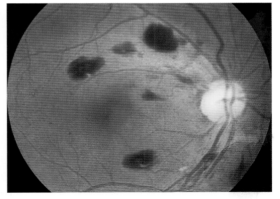

图 18-5-2　红细胞增多症眼底表现

视网膜静脉血管迂曲,轻度扩张,有少量出血和渗出。

图 18-5-3　贫血眼底改变

视网膜颜色偏暗,视盘色浅,血管偏细,散在出血,少量渗出。

　　血小板减少性紫癜是指因血小板免疫性破坏,以广泛的皮肤黏膜及内脏出血、血小板减少、骨髓巨核细胞发育成熟障碍、血小板生存时间缩短为特征的一种出血性疾病。其主要特征是发热、血小板减少性紫癜、微血管性溶血性贫血、中枢神经系统和肾脏受累等五联征。眼底主要表现为不同程度的出血(图 18-5-4)。

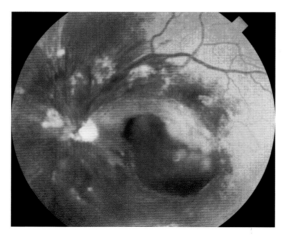

图 18-5-4　血小板减少性紫癜

眼底大量出血,视网膜前出血和少量渗出。

第六节　肝豆状核变性

肝豆状核变性(hepatolenticular degeneration,HLD)又称 Wilson 病,是一种常染色体隐性遗传的铜代谢障碍(P 型铜转运 ATP 酶缺陷)所致的肝硬化和以基底节为主的脑部变性疾病。临床上表现为进行性加重的锥体外系症状、肝硬化、精神症状、肾功能损害及角膜色素环(Kayser-Fleischer 环,K-F 环),伴有血浆铜蓝蛋白缺少和氨基酸尿症。K-F 环位于角膜后弹力层,呈棕色、环形(图 18-6-1)。

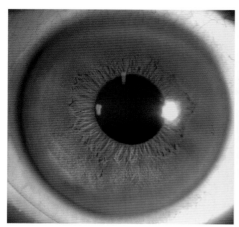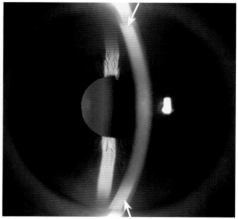

图 18-6-1　肝豆状核变性

弥散照明和裂隙照明示角膜周边部后弹力层环形棕色物沉积。

第七节　获得性免疫缺陷综合征

　　获得性免疫缺陷综合征(acquired immuno-deficiency syndrome,AIDS)又称艾滋病,是由人类免疫缺陷病毒(HIV)所引起,以细胞免疫缺陷为主的慢性致死性传染性疾病。常并发难以控制的多脏器条件致病菌感染如巨细胞病毒感染、真菌感染、恶性肿瘤如 Kaposi 肉瘤和 Burkitt 淋巴瘤。

　　艾滋病传染主要是通过性行为、体液的交流而传播。体液主要有:精液、血液、阴道分泌物、乳汁、脑脊液和有神经症状者的脑组织。其他体液如眼泪、唾液和汗液,存在的数量很少,一般不会导致艾滋病的传播。HIV 非常脆弱,如果离开人体暴露在空气中,没有几分钟就会死亡。目前主要通过安全性行为、不要共用针头、安全使用血制品来避免感染 HIV。

　　40%~92.3% 的 AIDS 并发眼部病变,尤以眼底损害更常见。①HIV 本身所致的棉绒斑,是由 HIV 感染所致视网膜毛细血管前动脉炎症阻塞导致视网膜局灶性坏死,主要分布在视盘以及后极部血管弓附近的视网膜浅层。②巨细胞病毒性视网膜炎(CMV),表现为中周部或者后极部视网膜血管弓附近、边界不清、灰白色、逐渐融合的坏死灶和渗出,其上有火焰状出血,类似奶酪 + 番茄样外观,血管节段状受损,可有视盘水肿、渗出性视网膜脱离(图 18-7-1),视力可以完全丧失。晚期视神经视网膜萎缩,色素增生(图 18-7-2)。

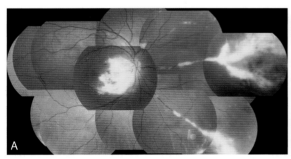

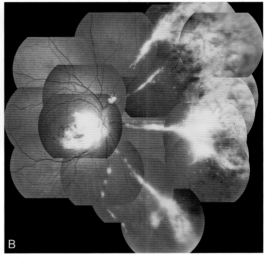

图 18-7-1　AIDS 并发巨细胞病毒性视网膜炎进展期
A. 早期,后极部和中周边部视网膜坏死,血管节段状渗出;B.1 周内,病情向后极部和周边部扩展,进展迅速。

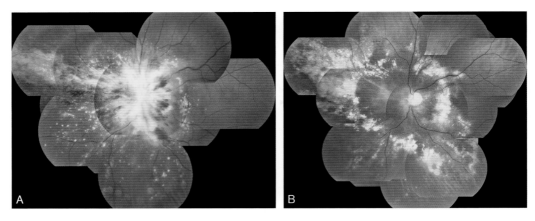

图 18-7-2 AIDS 并发巨细胞病毒性视网膜炎

A. 治疗前见奶酪 + 番茄状眼底;B. 治疗后色素增生,视网膜萎缩。

第八节 多发性大动脉炎

多发性大动脉炎,又称无脉症、缩窄性大动脉炎,是主动脉及其分支的慢性进行性闭塞性炎症。多发生于女性,表现为单侧或双侧肢体脉搏减弱或消失,血压不对称,颈动脉搏动减弱,眩晕,头痛,发作性昏厥,偏瘫。如果上肢无脉伴随视网膜血管系统或者睫状血管系统损害,称为高安氏病(Takayasu's disease)。

高安氏病按照病程分为四期:①视网膜血管扩张期,视网膜静脉和细小分支血管不均匀扩张,色暗紫;②视网膜微血管瘤期,视网膜血管末端扩张,见葡萄状和串珠状小血管瘤,血流缓慢,可有视网膜出血和棉绒斑(图 18-8-1);③视网膜血管吻合期,视网膜尤其是视盘周围可见血管吻合和新生血管;④合并症期,瞳孔散大,固定,虹膜红变,白内障,眼底发生增殖性玻璃体视网膜病变(图 18-8-2)。

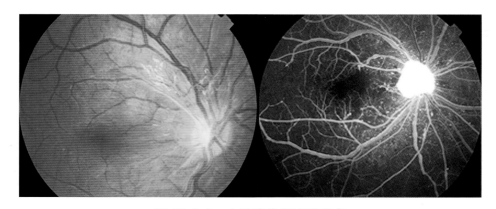

图 18-8-1 大动脉炎视网膜病变

大动脉炎视网膜微血管瘤期眼底改变。

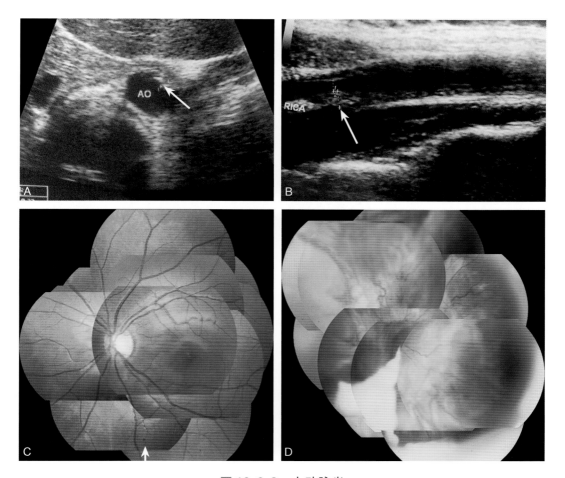

图 18-8-2　大动脉炎

A. 主动脉腔内斑块；B. 锁骨下动脉缩窄、斑块；C. 左眼下方视网膜可见几个出血点；D. 右眼表现为增殖性玻璃体视网膜病变，广泛视网膜增殖膜，玻璃体积血，视网膜脱离。

第九节　妊娠高血压综合征

　　妊娠高血压综合征（pregnancy induced hypertension，PIH，简称妊高征）是一组怀孕 20 周后出现的高血压、水肿、蛋白尿综合病征。妊高征可造成全身多器官的损害，包括视网膜病变。眼底变化是反映妊高征严重程度的重要参考指标，严重视网膜病变可作为终止妊娠的重要依据。妊娠高血压眼底改变分为三级：第一级，视网膜动脉功能性（痉挛性）狭窄；第二级，视网膜动脉硬化（器质性狭窄）；第三级，出现视网膜病变，包括 A 级局部视网膜水肿、渗出和出血，B 级病变趋向弥漫，有黄斑星芒状渗出，甚至渗出性视网膜脱离，或者合并视盘水肿（图 18-9-1）。出现第三级病变原则上应该及时终止妊娠，以上病变在终止妊娠后，血压正常，病变自行消失。

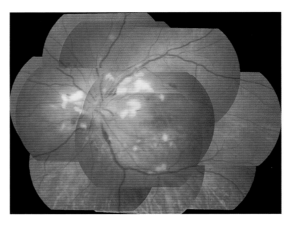

图 18-9-1 妊高征患者眼底

视盘边界不清、水肿,视网膜动脉走行平直、变细,A/V=1/2,后极部灰白色渗出,少量出血。

第十节 细菌性心内膜炎的视网膜改变

细菌性心内膜炎(bacterial endocarditis)分为急性和亚急性两种,急性心内膜炎(acute endocarditis)来势凶猛,主要致病菌为金黄色葡萄球菌、溶血性链球菌、肺炎双球菌等。亚急性心内膜炎(subacute endocarditis)的常见致病菌为甲性溶血性链球菌。细菌性心内膜炎的眼底病变有视网膜内出血、Roth 斑。不足 5% 的患者会出现 Roth 斑,Roth 斑又称白芯出血,在出血斑中有灰白色斑,<1PD。Roth 斑并非亚急性细菌性心内膜炎的特殊病症,同样可见于白血病、贫血等(图 18-10-1)。

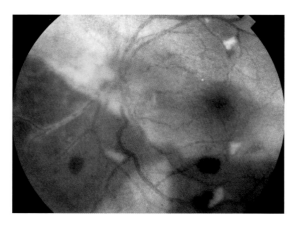

图 18-10-1 亚急性细菌性心内膜炎

视网膜可见 Roth 斑。

第十一节 结 核 病

结核性眼病在结核感染者中并不常见,但因其表现多样、缺乏典型性和对眼部组织的破坏较大,因此,需要引起眼科医生的注意。结核分枝杆菌能够感染除晶状体外的所有眼部组织,在眼部最常见的病变是葡萄膜炎,主要表现为以下几点(图 18-11-1):①播散性脉络膜炎,眼底出现数个至几十个黄白色或灰白色结节,可伴有视盘水肿和神经纤维层出血;②局限性脉络膜结核,后极部局限的渗出呈灰白色或黄白色、微隆、边界不清;③团块状脉络膜结核,病变位于后极部,呈灰白色,3~5 个视盘直径大小,可逐渐增大呈半球状隆起,附近有卫星样小结节和出血灶,可伴有浆液性视网膜脱离;④局限性视网膜炎;⑤视网膜血管炎,特别是视网膜静脉周围炎。急性或慢性前葡萄膜炎可伴随上述眼底病变或单独出现。由于部分患者找不到眼外结核感染灶,在实际操作中也不可能对大量患者进行眼内液结核分枝杆菌培养或眼部活检,因此,眼结核的诊断并不易,对于顽固的葡萄膜炎,需想到结核性葡萄膜炎

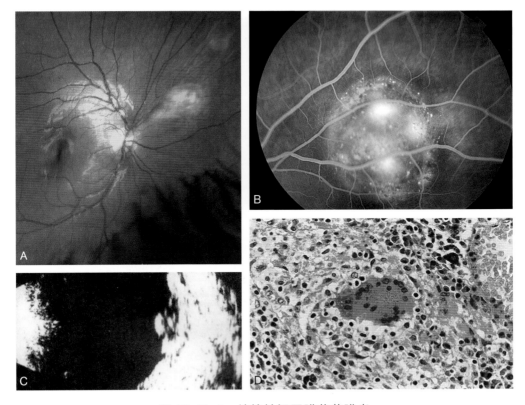

图 18-11-1 结核性视网膜葡萄膜炎
A. 视网膜鼻上方一灰白色隆起,呈半球状,边界不清;B. 造影示结核病灶,其内可见数个强荧光渗漏;C. B 超示视网膜结核球;D. 玻璃体标本:炎性肉芽肿,可见典型上皮样细胞结节(HE 染色,×400)。

的可能。有学者提出在诊断时需满足以下条件：①能够排除其他原因所致的葡萄膜炎；②符合结核性葡萄膜炎的临床特点；③眼内液分离培养出结核分枝杆菌；④抗结核治疗可使眼病减轻；⑤存在眼外结核病变或病史；⑥结核菌素皮肤试验阳性；⑦眼内液标本经 PCR 检测出结核分枝杆菌；⑧眼内活检标本发现抗酸杆菌。其中，①②为必备条件，③④⑤⑥⑦条中如具备③或其他任意两条即可确诊。

第十二节　梅　毒

梅毒（syphilis）是由苍白密螺旋体引起的性传播或血源性感染的疾病，分为先天性和获得性两种。先天性梅毒在眼部主要表现为角膜基质炎、角膜葡萄膜炎、急性虹膜睫状体炎、脉络膜视网膜炎，眼底出现典型的椒盐样改变，此外患者还会出现其他先天性梅毒的体征，如 Hutchinson 牙齿、马鞍鼻、前额膨隆、神经性耳聋等。获得性梅毒分为四期。一期可出现结节性结膜炎、眼睑下疳。二期和三期在眼部主要引起葡萄膜炎，前葡萄膜炎是常见的眼部表现，可呈急性或慢性病程；后葡萄膜炎也相当常见，可表现为脉络膜视网膜炎，典型的病灶为眼底后极部和接近赤道部数个至数十个灰黄色病变，直径 1/2~1PD，可伴有浆液性视网膜脱离、视盘水肿和视网膜血管炎（图 18-12-1）。有些患者发生坏死性视网膜血管炎，病变位于中周部和周边视网膜，呈白色斑块状、可融合，可伴有血管闭塞，与急性视网膜坏死相类似，但在使用青霉素后病变很快消退。亦有表现为中间葡萄膜炎出现玻璃体炎症反应，伴有黄斑囊样水肿、周边视网膜血管炎和视盘水肿，但无玻璃体基底部的雪堤样改变。和眼结核一样，从眼内液标本中寻找病原体困难，但血清学检查对于梅毒的诊断有重要辅助价值，梅毒螺旋体颗粒凝集试验（TPPA）诊断梅毒感染的灵敏度和特异度均在 95% 以上，快速血浆反应素试验能够测定血清中抗体的滴度，以确定有无全身活动性感染。

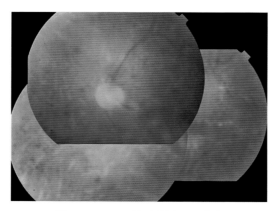

图 18-12-1　**梅毒性视网膜炎**
玻璃体混浊，视盘色浅，周边不均一色素增生。

第十三节 白 化 病

白化病(albinism)为先天性皮肤、毛发和眼部脱色素(眼皮肤白化病)或仅眼部受影响(眼白化病)。眼部表现为眼球震颤、畏光、葡萄膜脱色素及黄斑营养不良(图 18-13-1)。虹膜具有透光性,眼底可见脉络膜血管(图 18-13-2)。

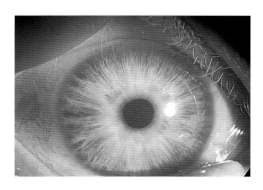

图 18-13-1 白化病患者眼部表现
皮肤、睫毛、虹膜色素缺失,眼底色红,暴露脉络膜大血管和巩膜。

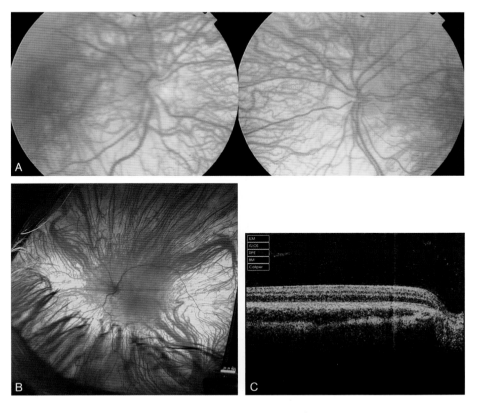

图 18-13-2 白化病眼底

A.眼底缺乏色素,呈红色,暴露其下脉络膜血管;B.全景 200 广角激光眼底彩照示眼底缺乏色素,视网膜血管可见,粗大脉络膜血管暴露明显;C.OCT 提示黄斑未发育出中心凹形态。

第十四节　硬　皮　病

硬皮病（scleroderma）是一种以血管病变和严重纤维化为特征的结缔组织病，以皮肤和多脏器的纤维化为特征。硬皮病合并的眼部病变包括眼睑皮肤肿胀或硬化、斜视、运动受限、角结膜浸润、葡萄膜炎，以及视网膜水肿、渗出，动脉细、静脉迂曲（图 18-14-1）。

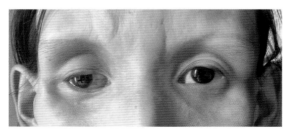

图 18-14-1　硬皮病

眼部皮肤纤维化，眼球内陷，右眼外斜，运动受限。

第十五节　弹力纤维假黄瘤

弹力纤维假黄瘤（pseudoxanthoma elasticum）也称为弥漫性黄色斑瘤、营养不良性弹力纤维病、弹性假黄瘤、弥漫性黄斑瘤等，是一种以全身弹力组织受累的遗传性疾病。该病以弹力纤维变性为特点，在皮肤、心血管和眼均具有特殊变化。常于青春期前后或成年后在颈旁、腋下、腹股沟、肘窝等皱襞处出现进行性皮肤局限性米粒至绿豆大小的淡黄色小丘疹，沿皮纹排列，性质柔软，可融合成松弛性斑块，呈橘皮样外观，局部弹性消失，损害边缘不清。眼部表现为眼底视网膜呈浅灰色，早期以视盘为中心，出现有较宽的血管条纹，可伴中心性视力缺失（图 18-15-1）。

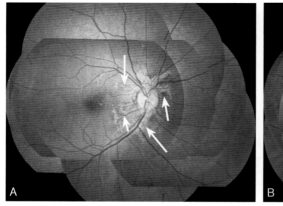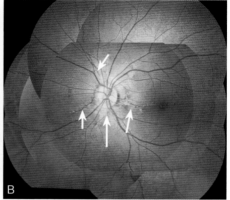

图 18-15-1　弹力纤维假黄瘤

双眼出现以视盘为中心的血管样条纹。

第十六节　Horner 综合征

Horner 综合征又称颈交感神经系统麻痹综合征，交感神经通路任何一部分受累均可出现此征。常见病因有炎症、创伤、手术、肿瘤、血栓形成或动脉瘤等。临床表现为瞳孔缩小、眼睑下垂、眼球内陷、眼压低、同侧面部无汗和温度升高、泪腺分泌增多或减少（图 18-16-1）。

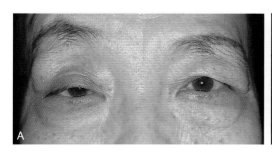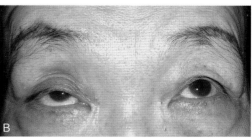

图 18-16-1　Horner 综合征

A、B. 右侧瞳孔缩小、眼睑下垂、眼球内陷、同侧少汗、额纹变浅。

第十七节　Mikulicz 综合征

Mikulicz 病是一种原因不明的双侧慢性泪腺炎，同时伴有双侧腮腺肿大。最早由波兰医生 Mikulicz 在 1888 年首先报道 1 例双侧无痛性泪腺和涎腺对称性肿大。多见于青壮年，泪腺肿大柔软（图 18-17-1），有的病例还有肝、脾、淋巴结肿大。合并全身白血病、结核、淋巴肉瘤、肉样瘤等病时，则为 Mikulicz 综合征。

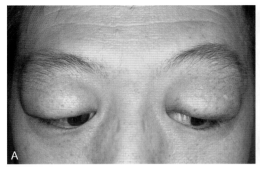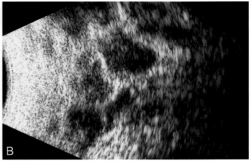

图 18-17-1　Mikulicz 病

A. 可见双眼泪腺区及眼睑显著肿大，其下可触及柔软的组织增生；B. B 超显示泪腺肿大，呈蜂窝状不规则低回声区。

第十八节 Purtscher 综合征

Purtscher 综合征,也称远达性视网膜病变。眼科医生 Otmar Purtscher 于 1910 年首次描述了远达性视网膜病变(Purtscher's retinopathy)。Purtscher 视网膜病变是指胸腹部严重的挤压伤或粉碎性骨折后发生的一种特殊的视网膜病变,眼底表现为视盘周围、浅层视网膜的多发 Purtscher 斑,同时可伴有视盘炎、视网膜内和视网膜前出血,偶尔也可见到黄斑区的樱桃红斑(图 18-18-1)。患者多为双眼患病,亦有少数单眼患病的报道,视力可大致正常或明显下降至眼前指数。目前,多数人认为 Purtscher 斑是视网膜神经纤维层毛细血管阻塞、缺血导致的棉绒斑。而 Purtscher 样视网膜病变是指在非外伤的全身性疾病中出现 Purtscher 视网膜病变的眼底表现(图 18-18-2),见于系统性红斑狼疮、急性胰腺炎、血小板减少性紫癜、皮肌炎和慢性肾功能衰竭等疾病。

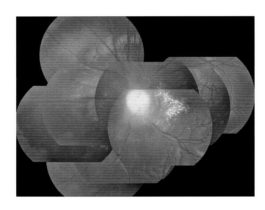

图 18-18-1 Purtscher 视网膜病变
视盘周围和后极部多发灰白色斑。

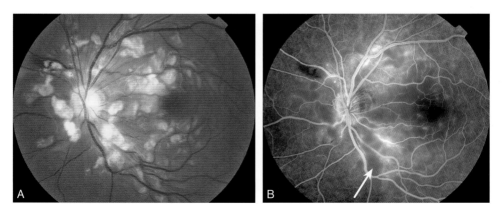

图 18-18-2 Purtscher 样视网膜病变
A. 后极部可见多个片状棉绒斑;B. FFA 显示对应区域弱荧光(视网膜缺血坏死)。

第十九节　朗格汉斯组织细胞增多症

朗格汉斯组织细胞增多症（Langerhans cell histiocytosis，LCH），也称传统组织细胞病 X，网状内皮细胞增生症和组织细胞增生症，包括莱特勒-西韦病（Letterer-Siwe disease，LCD），汉-许-克病（Hand-Schuller-Christian disease，HSC）和嗜酸性肉芽肿（eosinophilic granuloma，EG）。它们是一种病变的不同阶段，界限不十分清晰。LCH 是一种原因不明的较罕见的多器官组织细胞浸润性肉芽肿疾病，发病率为 4/10 000，多见于婴幼儿或者青少年，成人较少见，男性多于女性。LCH 临床表现多种多样，依据受累器官、系统、部位、数目，主要分为局限性病变（嗜酸性肉芽肿、原发性肺 LCH 及眼眶 LCH），多灶性病变（多灶性是酸性肉芽肿、汉-许-克综合征）及弥漫性病变（勒-雪病）。主要累及骨骼如颅骨、脊椎、长骨和颌骨，以及肺脏、肝脏、脾脏、淋巴结和皮肤。眼部累及罕见，可累及眼眶和结膜下（图 18-19-1A）。病理可见朗格汉斯组织细胞的大量增生、浸润，同时还有网状结构等，病变中可见广泛的坏死及纤维化。LCH 细胞直径为 $10{\sim}12\mu m$，含中等量的酸性胞质溶胶，核是空泡状，含颗粒状的染色质，可见到一个或者多个明显的核仁，大多数核呈典型的沟槽状或者卷曲状外观（图 18-19-1B）。X 线及 CT 可见相应的结节病灶。

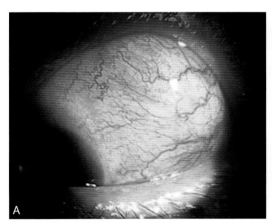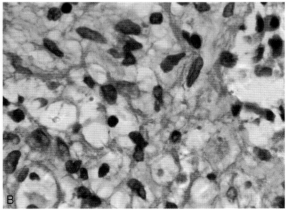

图 18-19-1　结膜下组织细胞增多症

A. 颞侧球结膜局限隆起，表面充血，其下实性增生；B. 典型 LCH 细胞，核可见核沟（×600）。

第二十节　弓形虫感染

弓形虫感染（toxoplasmosis）是一种由刚地弓形虫所引起的人畜共患病。在人体多为隐性感染，可以累及全身多个器官、组织，主要侵犯眼、脑、心、肝、淋巴结等。眼部主要表现为视网膜脉络膜炎，眼底检查可见局灶性肉芽肿性坏死灶，呈青灰色或者黄白色。可见视网膜动脉血管炎的表现，如血管白鞘、视网膜出血和水肿（图 18-20-1）。由于症状和体征缺乏特异性，容易被误诊和漏诊。临床工作中还要注意先天性弓形虫感染和可能合并 AIDS。

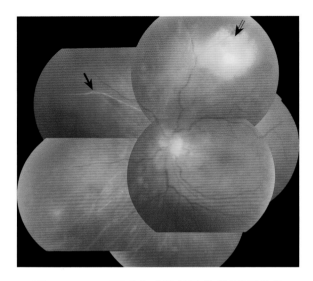

图 18-20-1　**弓形虫感染性脉络膜视网膜炎**
颞上方 2.5PD 大小黄白色隆起，边界不清，鼻上方
动脉血管白鞘。

第十九章

眼科手术并发症

19

第一节　结膜肉芽肿

结膜血管丰富,手术切口附近炎症反应活跃,以及自身对异物如缝线刺激的炎症反应,叠加效应可致切口处肉芽增生明显,部分导致被包裹的缝线外露。除加强抗炎以外,部分患者需要手术切除。注意预防此类情况发生,比如避免切口附近眼内组织嵌顿,分层缝合切口,切口按层对合,内外切口错位等(图 19-1-1)。

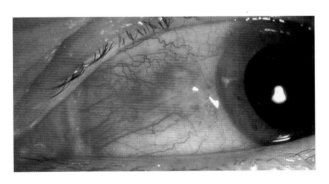

图 19-1-1　结膜肉芽肿

第二节　硅海绵外露

硅海绵是外加压重要材料之一,由于其较厚、富有弹性、内结构疏松,如果发生排斥反应、感染或者自身组织水肿、薄脆,其容易穿破组织,暴露在结膜外(图 19-2-1A~C)。

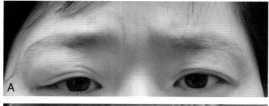

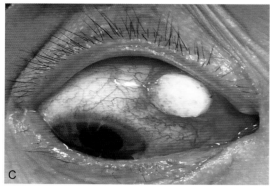

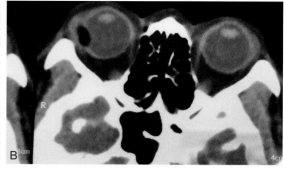

图 19-2-1　硅海绵外露

A.右眼颞上象限硅海绵加压后眼睑局部隆起；
B.CT 示球壁外类似硅海绵椭圆形无回声区；
C.暴露的硅海绵。

第三节　Dellen 斑

　　Dellen 斑是由于泪膜的连续性中断导致角膜局灶性脱水而引起的角膜缘盘状凹陷斑，也称角膜干凹斑，重要特征是其上角膜上皮完整，无炎症性浸润（图 19-3-1）。Ernst Fuchs 于 1911 年首次提出。病因多样，比如角膜缘皮样囊肿、翼状胬肉、隆起滤过泡、直肌术后结膜不光滑、结膜下硅油等都可以导致角膜缘局部隆起，眨眼不能够完整润滑组织表面，导致局部角膜实质脱水、干燥。严重者可引起后弹力层膨出，甚至角膜穿孔。治疗主要是补充润滑剂，配戴绷带镜，必要时切除部分隆起组织。

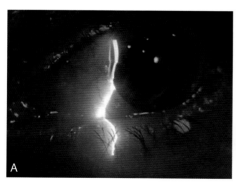

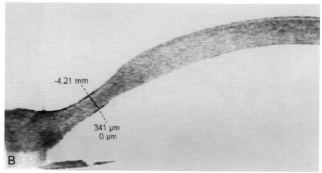

图 19-3-1　Dellen 斑

A.角膜边缘凹陷；B.前节 OCT 示角膜边缘变薄，上皮正常。

第四节　角膜血染

由于外伤、手术或者自发性前房大量出血,长期或者伴随眼压高,导致血铁蛋白穿过内皮细胞进入实质层沉积导致角膜透明度、色泽及功能改变(图 19-4-1)。

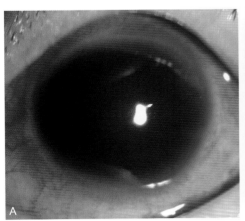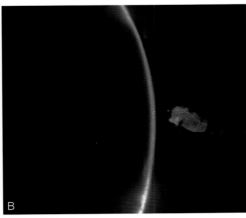

图 19-4-1　角膜血染

A. 角膜血染;B. 裂隙照明示角膜血染。

第五节　角膜后弹力层脱离

常见于前房内眼手术操作过程中,比如白内障、青光眼等,可在与切口相关位置出现透明膜状漂浮物,与角膜内表面相连。可能被误认为晶状体囊膜而被取出。前节 OCT 或者UBM 有助于识别(图 19-5-1,图 19-5-2)。

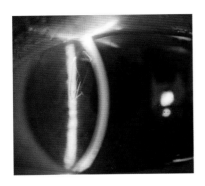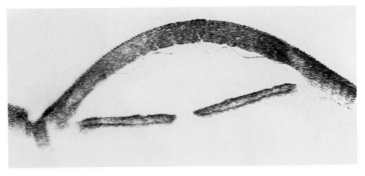

图 19-5-1　白内障术后切口附近后弹力层局部脱离

图 19-5-2　前节 OCT 示白内障术后后弹力层广泛脱离

第六节 晶状体囊膜裂伤

晶状体位于前后节之间,任何手术,比如前房穿刺、虹膜切除、房角分离或者玻璃体切除类手术,都有可能发生器械不慎碰触到晶状体前囊或者后囊,导致晶状体透明度改变,需要直接摘除(图 19-6-1~图 19-6-3)。部分患者会发生晶状体混浊,皮质外溢导致膨胀期青光眼。

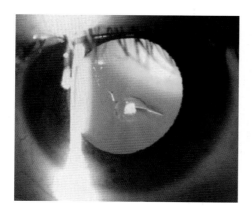

图 19-6-1　前房穿刺导致透明晶状体前囊破裂

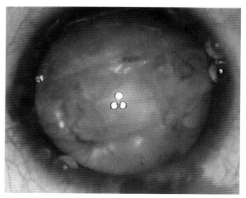

图 19-6-2　前房穿刺后晶状体前囊破裂,晶状体完全混浊,ICG 染色后可见囊膜撕裂后的边缘

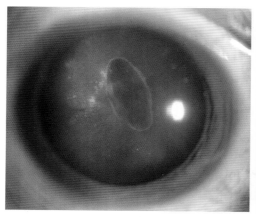

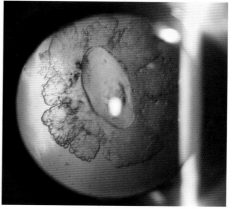

图 19-6-3　玻璃体切除术后晶状体后囊钝挫伤

第七节 硅 油 残 留

硅油是眼内重要填充物,一般来讲需要在乳化前定期取出。由于各种原因,硅油滴非计划进入结膜下、前房、房角甚至小梁中;部分报道可迁移到颅内;长期眼内硅油导致乳化明显,前房形成反向液平;手术不成功或者牵拉明显,有视网膜裂孔,硅油可以进入视网膜下。硅油取出不彻底,也可以导致硅油眼内滞留,部分患者需要再次手术(图 19-7-1)。

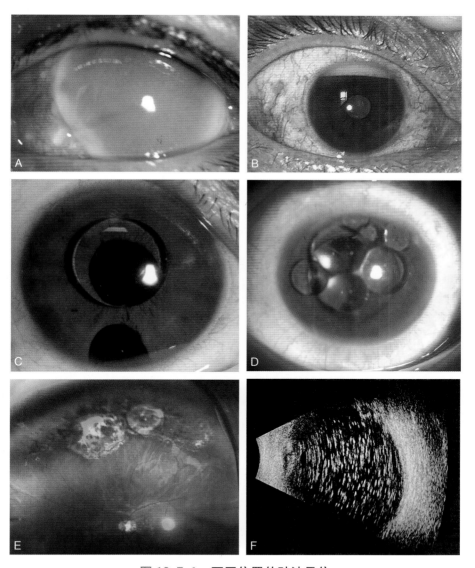

图 19-7-1 不同位置的硅油异位

A. 鼻侧结膜下硅油;B. 前房硅油乳化,反向液平,注意部分患者需要将上睑提起观察;C. 瞳孔区硅油;D. 前房数个硅油小滴;E. 视网膜周边硅油残留;F. B 超示玻璃体腔硅油残留。

第八节 重 水 残 留

重水常用于玻璃体视网膜手术,起到铺平视网膜的作用。在术毕气液交换不彻底,术后在前房下方房角可见重水滴残留(图19-8-1)。视网膜和/或黄斑下重水是指在玻璃体视网膜手术过程中,各种原因导致重水滴进入视网膜下或者重水没有完全置换,导致其残留在视网膜下(图19-8-2),引起相应视网膜神经上皮、锥杆细胞机械压迫、萎缩,色素上皮细胞脱色素、萎缩、迁移等病变。建议及时采用38~41G针头取出视网膜下重水。检眼镜和OCT能够很好地显示。作者曾见一例玻璃体腔重水填充病例,B超示玻璃体内强声影(图19-8-3),取出重水后声影消失。

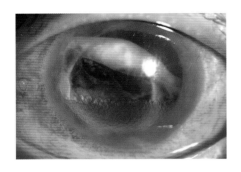

图 19-8-1 前房角重水

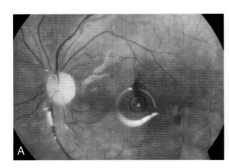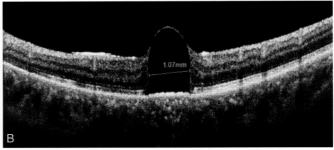

图 19-8-2 视网膜下重水滴

A.眼底彩照示重水滴;B.OCT示重水滴

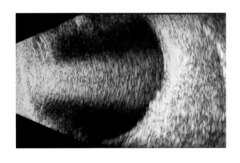

图 19-8-3 玻璃体切除术后,玻璃体腔充满重水

B超显示晶状体后强回声影。

第九节 人工晶状体相关诊断

人工晶状体(IOL)按照手术计划,可位于虹膜表面、睫状沟、囊袋内,以及有位于睫状沟固定于巩膜壁的缝合人工晶状体(图 19-9-1)。各种原因可以导致 IOL 夹持、IOL 脱位以及 IOL 襻折叠、断襻等(图 19-9-2),脱位的晶状体可以在赤道部和瞳孔缘之间看到悬韧带(图 19-9-3)。极少数 IOL 可能会出现眼内物沉积于晶状体前后表面,甚至晶状体本身变性和混浊(图 19-9-4)。

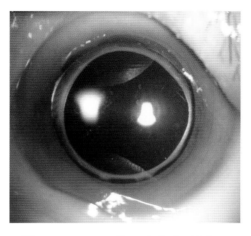

图 19-9-1 IOL 位于囊袋内,前囊圆

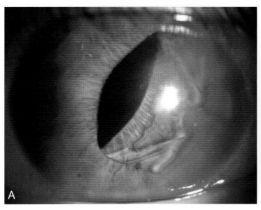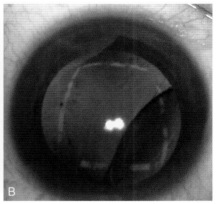

图 19-9-2 IOL 位置异常
A.IOL 夹持;B、C.IOL 脱位;

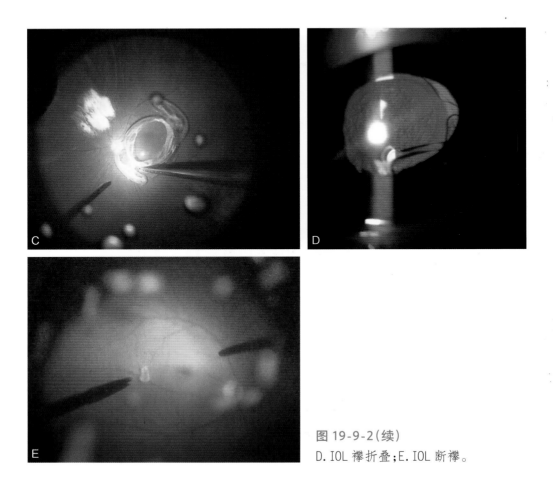

图 19-9-2(续)

D.IOL 襻折叠;E.IOL 断襻。

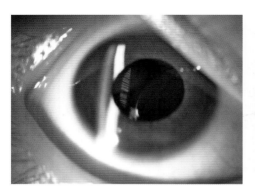

图 19-9-3　晶状体悬韧带

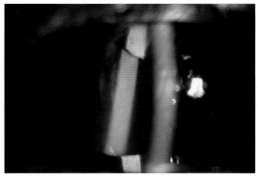

图 19-9-4　IOL 变性混浊

第十节 视网膜脓肿

多见于内源性眼内炎。细菌通过血液循环,进入脉络膜,形成脓肿。病灶进一步加重,累及视网膜,甚至造成穿孔,进入玻璃体腔,引起内源性眼内炎。多数患者在玻璃体切除术中可以观察到眼内局灶性脓肿的存在(图 19-10-1)。人工晶状体眼可见囊袋内感染灶的存在。肺炎克雷伯菌、铜绿假单胞菌及真菌都有报道。

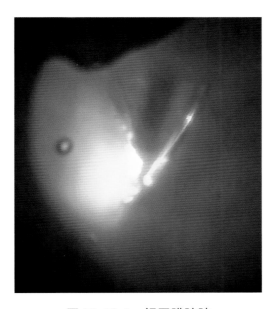

图 19-10-1　视网膜脓肿

第十一节 闭合漏斗状视网膜脱离

闭合漏斗状视网膜脱离见于晚期严重增殖性玻璃体视网膜病变,比如眼外伤、增殖型糖尿病性视网膜病变、严重葡萄膜炎、长期视网膜脱离、早产儿视网膜病变等。视网膜前或者视网膜后纤维膜增殖,视网膜僵硬、收窄、卷曲呈漏斗状,发展为宽漏斗、窄漏斗甚至闭合状漏斗(图 19-11-1)。经平坦部玻璃体切除手术时,灌注通常进入视网膜下,通过导光纤维可以看到卷曲的视网膜漏斗、机化膜和其下的脉络膜。常伴角膜带状变性、虹膜前后粘连、白内障等。

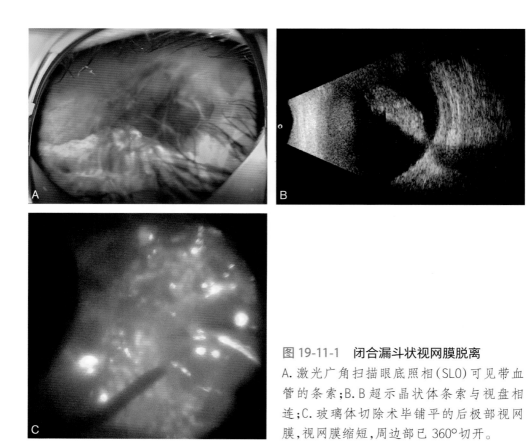

图 19-11-1　闭合漏斗状视网膜脱离
A. 激光广角扫描眼底照相(SLO)可见带血管的条索;B.B 超示晶状体条索与视盘相连;C.玻璃体切除术毕铺平的后极部视网膜,视网膜缩短,周边部已 360°切开。

第十二节　医源性眼球穿透伤

　　高度近视患者接受手术时,由于眼球壁变形、变薄,出现巩膜后葡萄肿,眼球位置异于正常人,在进行球后注射、巩膜缝合时,可能导致眼球被锐利针头扎穿(图 19-12-1)。注意这些危险因素和操作过程中异常的征兆,术毕及时检查眼底,做到早预防、早诊断和早治疗。

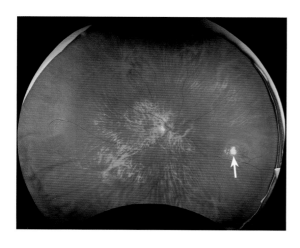

图 19-12-1　高度近视后巩膜加固术致鼻侧眼球穿通伤
箭头示鼻侧周边部巩膜暴露,周围激光斑封闭。

第十三节　巩膜外加压术后

巩膜外加压术是常见的外路手术,适用于孔源性视网膜脱离、硅油下视网膜脱离、早产儿视网膜病变,以及部分牵拉性视网膜脱离。加压物有硅胶、硅海绵、被硅胶包绕的钛板,以及异体巩膜等。图 19-13-1 示以硅海绵作为加压物的 CT 表现,巩膜壁外局部低回声区。

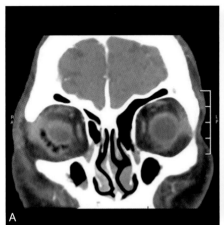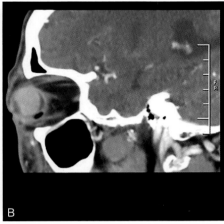

图 19-13-1　硅海绵巩膜外加压术后 CT 表现

A. 冠状面;B. 矢状面。